The Physiology of the Joints

骨关节功能解剖学

第二卷 下肢 The Lower Limb

原书第 7 版
7th Edition

原 著　[法] A. I. Kapandji
主 审　王　岩
主 译　刘　晖

中国科学技术出版社
·北 京·

图书在版编目（CIP）数据

骨关节功能解剖学 . 第二卷，下肢：原书第 7 版 /(法) A. I. 卡潘吉 (A. I. Kapandji) 原著；刘晖主译 . — 北京：中国科学技术出版社，2020.9（2022.4 重印）

ISBN 978-7-5046-8690-9

Ⅰ . ①骨⋯ Ⅱ . ① A⋯ ②刘⋯ Ⅲ . ①下肢—关节—人体解剖 Ⅳ . ① R322.7

中国版本图书馆 CIP 数据核字 (2020) 第 099313 号

著作权合同登记号：01-2020-0733

Seventh edition first published in 2018 in French by Éditions Maloine under the title
Anatomie fonctionnelle: 2. Membre supérieur by A. I. Kapandji.
Copyright © Éditions Maloine 2018 — ISBN: 978-2-224-03495-5

《骨关节功能解剖学：第二卷 下肢》（第 7 版）法文原版由法国 Éditions Maloine 出版社于 2018 年出版，版权归其所有。作者：[法] A. I. 卡潘吉（A. I. Kapandji）。

策划编辑	丁亚红　焦健姿
责任编辑	丁亚红
装帧设计	佳木水轩
责任印制	徐　飞

出　版	中国科学技术出版社
发　行	中国科学技术出版社有限公司发行部
地　址	北京市海淀区中关村南大街 16 号
邮　编	100081
发行电话	010-62173865
传　真	010-62179148
网　址	http://www.cspbooks.com.cn

开　本	889mm×1194mm　1/16
字　数	322 千字
印　张	20
版　次	2020 年 9 月第 1 版
印　次	2022 年 4 月第 2 次印刷
印　刷	天津翔远印刷有限公司
书　号	ISBN 978-7-5046-8690-9 / R · 2551
定　价	236.00 元

（凡购买本社图书，如有缺页、倒页、脱页者，本社发行部负责调换）

Translators List

译校者名单

主 审　王　岩

主 译　刘　晖

副主译　柴　伟　吴　进

译校者　（以姓氏笔画为序）

王胜群　杨敏之　宋　平　郭人文

曹　正

内容提要　Abstract

　　本书引进自法国 Éditions Maloine 出版社，是一套全面系统、提纲挈领又深入浅出的骨关节功能解剖经典著作。全套共 3 卷，内容覆盖上肢、下肢、脊柱、骨盆及头部的所有骨关节系统，本书为全新第 7 版的下肢分卷。著者从髋、膝、踝、足、足底穹窿等下肢解剖结构的发育特点及解剖功能、运动特点、临床生物力学等多角度进行了通俗易懂的阐述，还增设了与临床密切相关的行走、步态等功能解剖章节，同时配有丰富精美的大体图示和三维图示，书末附录还有简单的模型剪纸图解，便于读者直观操作和试验操作，更有利于功能解剖的理解。本书内容系统、阐述简洁，让人一读就懂，可作为内科医师、外科医师，尤其是骨科医师、康复理疗师和初入临床的医学生不可多得的骨关节功能解剖案头参考书。

中文版序

　　骨关节疾病是我国重要的公共卫生问题之一。21世纪人口老龄化问题严重，骨关节疾病在老年人群中发病率居高不下，而且此类疾病严重影响患者的生存期和生活质量。因此，提高此类疾病治疗和教学的整体水平，降低骨关节疾病致残率具有重要意义。

　　随着社会经济水平的提高，骨关节疾病患者对生活质量的要求也日渐增长，这对临床医师的标准化训练和成长也提出了更高的要求。尽管计算机导航、3D打印等先进技术手段大量引入临床应用，节省了大量的人力、物力，减少了许多人为的错误和误差，但所有的疾病诊断、治疗和康复，甚至软件设计原理和基础都来源于人体的解剖结构、功能解剖和生物力学。因此，所有临床医师和康复理疗师、初入临床的医学生，都应该备有一部通俗易懂、图文并茂的参考工具书。值此背景下，在联勤保障部队第909医院刘晖、吴进教授和解放军总医院柴伟教授的积极推动下，联合全国多家医疗单位的骨科专业人员完成了这部全新第7版 *Physiology of the Joints* 的翻译工作。

　　法国骨科学教授 Adalbert Kapandji 编著的 *Physiology of the Joints*（《骨关节功能解剖学》）是一部关于骨关节基础、功能解剖和临床生物力学的经典著作。全新第7版涉及上肢、下肢、脊柱、骨盆、头部等所有人体骨关节结构，力求从基本解剖结构、结构发育特点、生理解剖功能、临床查体解剖要点和生物力学等多角度为临床医师阐述骨关节疾病的发生和病理状态解剖来源，同时还与时俱进地介绍了骨科最为关注的热点，如腰椎、骨盆功能相关性、步态等内容。书中内容通俗易懂、图片精美细致，且紧密结合行为功能和病理生理状态，贴近临床实际，非常适合国内从事内科、外科，尤其是骨科、康复理疗相关专业人员和医学生阅读参考，特此推荐。

中国骨科继续教育（专委会）主任委员

中国医师协会骨科医师分会　前会长

解放军总医院第一医学中心骨科　主任医师　技术一级专家

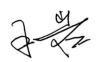

原书序

"在 Kapandji 的书里找找看，你一定会找到答案。"

我们那一代人，基本都曾用相当长的时间研读过 Kapandji 这部书，很多人都曾对新同事说过上面这样的话。当我们试图去理解一种症状、一种临床诊断过程或手术操作时，从这部 *Physiology of the Joints*（《骨关节功能解剖学》）中获得的解剖和生物力学知识始终贯穿于我们整个执业过程中。探寻那些遥不可及甚至令人望而却步的伟大解剖学家的足迹，Adalbert Kapandji 从一开始就知道该如何从一个全新的角度帮助更多人理解并进行功能解剖学的教学；其著作的内容非常简洁易懂，这是大家看过之后最直接的感受。

感谢 Kapandji 教授，犹如天才隐于幕后，令更多人学习骨关节功能解剖学变得易如反掌。本书确实是一部百科全书似的杰出著作。本卷主要介绍了除上肢和脊柱之外的下肢部分，细致地描述了完美的运动学和高效的外科操作。

本书最大的特色在于配有大量便于外科操作参考的精美图示，并且利用功能解剖学向读者解释"为什么"及"如何做"，这使本书的应用前景更加深远。毋庸置疑，本书将是一部完美的教学工具书。

全新第 7 版更富创新，扩大和丰富了旧版的很多内容。无论是摆放在医学生、执业医师、外科医师的案头，还是风湿病学家、康复专家和理疗师的书架上，都将令人引以为豪。

Thierry Judet 教授

补充说明

书中参考文献条目众多，为方便读者查阅，已将本书参考文献更新至网络，读者可扫描右侧二维码，关注出版社"焦点医学"官方公众号，后台回复"骨关节功能解剖学：第二卷"，即可获取。

译者前言

在我国，骨关节疾病是临床常见病。21 世纪以来，骨关节疾病的治疗，尤其是手术、康复治疗技术突飞猛进，大大改善了患者的功能和生活质量。因此，深入了解骨关节疾病的生理功能解剖，从疾病的发生、发展角度拟定既符合标准化又富有个体特性的治疗策略，对于内科医师、外科医师、康复理疗师和初入临床的医学生来说都具有重要意义。

Physiology of the Joints 是一部兼顾生理功能解剖与临床功能行为的骨科经典著作，原著者 Adalbert Kapandji 教授不仅是一位卓越的临床骨科医师，更是一名优秀的人体解剖教育学家和艺术家。他通过朴素、通俗的语言和精美的绘图将复杂的解剖基础和临床问题解释得易学易懂。对于初入医学殿堂的临床医生、医学生和准备进行生动病患教育的工作人员，本书将是一部不可多得的案头教材。本书全套共 3 卷，分别为"第一卷　上肢""第二卷　下肢""第三卷　脊柱、骨盆及头部"。从基本人体解剖结构出发，结合发育、生理功能解剖、病理功能解剖等多角度，以图片形式将最基础的解剖名词生动地诠释为关节的解剖和生物力学。本书为全新第 7 版，引入了更多功能解剖章节和精美的计算机辅助设计图示、三维模型图示，与前几版相比，图片更加丰富精美、内容更加"与时俱进"。

本书的翻译工作得到国内骨关节领域多位专家和一线临床工作人员的支持，来自不同骨科亚专科的专家学者对本书进行了细致的翻译、审校工作。整个翻译过程历时 1 年。最大限度地保留了著者的行文思路，并准确到位地翻译了众多复杂的解剖学名词。感谢中国科学技术出版社的大力支持，特别感谢编辑团队付出的巨大努力。

尽管翻译过程，译者团队反复斟酌，力求做到"信、达、雅"，但由于解剖名称复杂、中外语言表达习惯差异，中文翻译版中可能存在一些表达欠妥之处，恳请各位同行和读者批评指正。由衷希望本书能为基础和临床解剖功能之间构建更好的理论桥梁，让更多临床医师和患者获益。

联勤保障部队第 909 医院
厦门大学附属东南医院

原书前言

原书第 7 版前言

全新第 7 版是在前几版的基础上经认真修订及改进而成的，增补了新的论述内容，包括跟腱弹性问题、孕期妇女的重心、步态的说明、上肢的摇摆、普通和军人步态的差异和跳跃。相信全新第 7 版一定能为读者带来耳目一新的感受。

原书第 6 版前言

我们对前一版 *Physiology of the Joints* 的 3 卷内容都进行了重新排版和更新。我们利用计算机辅助制图技术，将图示改为彩图，使其更加简洁明了。此次改进可以被认为是一种"进化"，当然文字部分我们也进行了细致修订。新版不仅在原来章节基础上进行了改进和增补，还对部分图表进行了删减或简化，设置了一些新的图表，添加了新章节"行走"和附录部分的"下肢神经"。出于对三维图示的钟爱，我们还在书末为读者提供了机械模型，帮助读者在具体生物力学环境下进行实践。

Contents

目　录

第 3 章　踝关节

第 4 章　足

第 5 章　足底穹窿

第 6 章　行　走

附　录

第 1 章　髋关节

Chapter 1　The Hip

王胜群　译

髋关节（髋股关节）

当四足动物进化为两足动物时，髋关节，即后肢近端关节，成为下肢根部的关节，而前肢的近端关节（肩关节）成为上肢根部的关节。上肢失去了支撑和运动功能，成为一个自由悬挂的肢体，为手的抓握提供支持。

同时，下肢保留了运动功能，成为唯一负责身体支撑和运动的肢体。因此，髋关节已经成为唯一能够在休息和运动时支撑身体的关节。这一新角色导致了其结构的巨大变化。

肩关节在功能上是一个多关节的复合体，而髋关节作为一个单一关节，既能保证下肢的方向和支撑，也能拥有广泛的运动范围（部分由腰椎弥补），以及更大程度的稳定性（是全身最难脱臼的关节）。这些特征反映了它在身体支撑和运动中的作用。

人工髋关节置换术开创了人工关节时代，使骨科发生了革命性的变化。髋关节假体似乎是最简单的关节机械模型，因为它的关节表面非常类似于球体，但仍然存在许多突出的问题，如假体头部的适当大小，接触表面的分数系数，及其耐磨损性和磨损碎片的潜在毒性。然而，更重要的问题是假体与机体骨的连接方式，即是否骨水泥黏结，特别是当一些假体的表面被活细胞覆盖时，它们可能会二次融合。人工髋关节的研究是最先进的，也有最多的拟建模型。

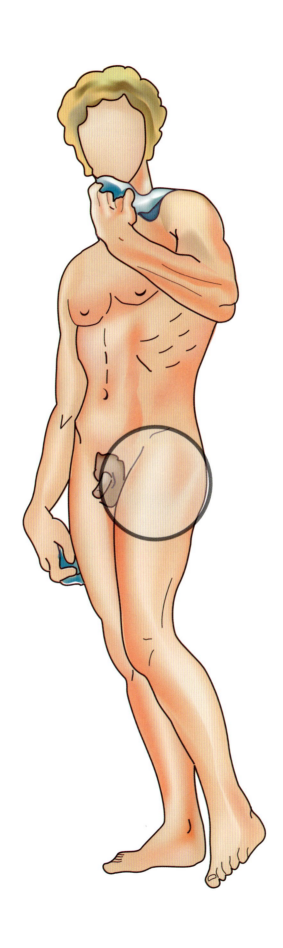

髋关节：下肢根部的关节

髋关节是位于下肢根部的下肢近端关节，并负责其在空间中的全方向活动；因此它有三个轴和三个自由度（图 1–1）。

- 横轴 XOX' 位于冠状面上，控制屈 – 伸运动。
- 矢状轴 YO'，位于前后平面通过关节的中心 O，控制外展 – 内收运动。
- 垂直轴 OZ，当髋部垂直时，它与下肢长轴 OR 共线。它控制下肢整体的外旋和内旋运动。

髋关节运动发生在单个关节，髋关节或称髋股关节。这是一种紧密配合的球窝关节，不同于肩关节，肩关节是一个疏松配合的具有很大的灵活性而牺牲稳定性的球窝关节。髋关节的活动范围更为有限，部分被腰椎的贡献所弥补。稳定性的增强弥补了这一缺点。

在支撑身体时髋关节承受压缩力，而肩关节承受拉伸力。

虽然髋关节像肩关节一样是拥有三个自由度的三轴关节，但它的运动，尤其是在外展时，并没有达到肩关节出现 Codman 悖论所必要的范围。因此，在下肢不存在这种伪悖论（见第一卷）。

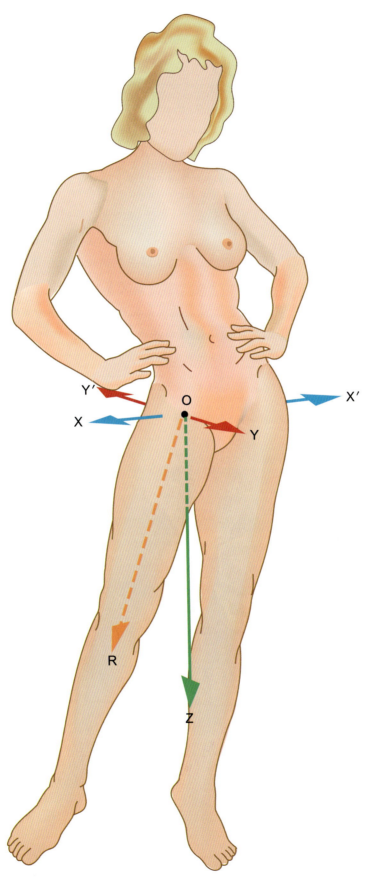

图 1-1

髋关节屈曲运动

　　髋关节屈曲是使大腿前部更靠近躯干的运动，使整个下肢位于通过关节的冠状面的前方。屈曲的范围取决于多种因素。

- 总的来说，主动屈曲的范围比被动屈曲小。膝关节的位置也决定了髋关节屈曲的范围：膝关节伸直（图 1–2），髋屈曲达到 90°；膝关节屈曲（图 1–3），髋屈曲可达到 120° 或更高。

- 被动屈曲的范围总是能超过 120°，但仍然取决于膝关节的位置。如果膝关节伸展（图 1–4），髋屈曲的范围显然比膝关节屈曲时更小（图 1–5）：后者幅度为 145°，大腿几乎触及胸部。后文将展示（见第 146 页）膝关节屈曲如何通过放松腘绳肌来实现更大程度的髋关节屈曲。

- 如果两侧髋关节在膝关节已经屈曲的同时被动屈曲（图 1–6），大腿的前部与胸部接触，因为髋关节屈曲同时伴随骨盆后倾和腰椎前凸的变平（箭）。

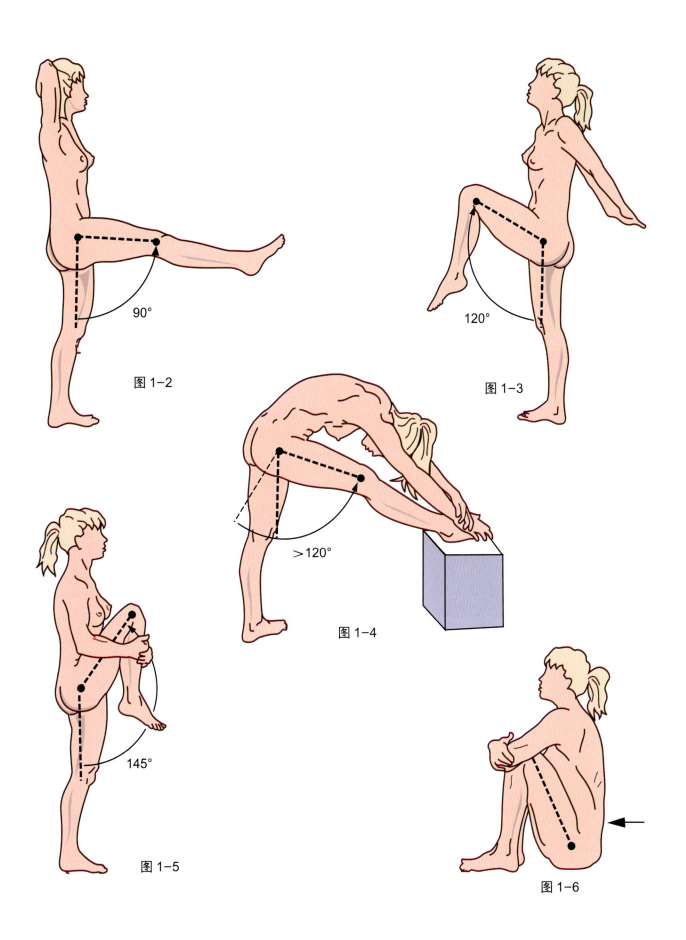

图 1-2

90°

图 1-3

120°

图 1-4

>120°

图 1-5

145°

图 1-6

髋关节伸展运动

伸展使下肢位于冠状面后方。伸展的范围明显小于屈曲的范围,并且受髂股韧带张力的限制(见第 28 页)。主动伸展的范围比被动伸展的范围小。当膝关节伸展(图 1-7)时,髋关节伸展的范围(20°)大于膝关节屈曲时髋关节伸展的范围(10°)(图 1-8)。这源于这样一个事实:腘绳肌失去了部分作为髋关节伸肌的作用,因为它们的大部分收缩已经被用来屈曲膝关节(见第 146 页)。

当身体做弓步时被动伸展达到 20°(图 1-9),当同侧手用力向后拉下肢时被动伸展达到 30°(图 1-10)。

注意,伴随着腰椎前凸导致的骨盆前倾,髋关节伸展明显增加。腰椎的这种贡献可以测量(图 1-7 和图 1-8)为垂直线(细虚线)和大腿直位(中虚线)之间的角度。后者很容易确定,因为大腿该位置和连接髋关节中心到髂前上棘的线之间的角度是恒定的。然而,这个角度因个体而异,因为它取决于骨盆的静态特性,即前后倾角度。

这里给出的范围适用于正常的未经训练的受试者。通过锻炼和训练,运动范围能够大大增加。例如,由于其髂股韧带的柔韧性强,即使离地状态,芭蕾舞女演员也通常可以做纵向劈叉(图 1-11)。然而,值得注意的是,她们通过显著的骨盆前倾来弥补大腿后伸的不足。

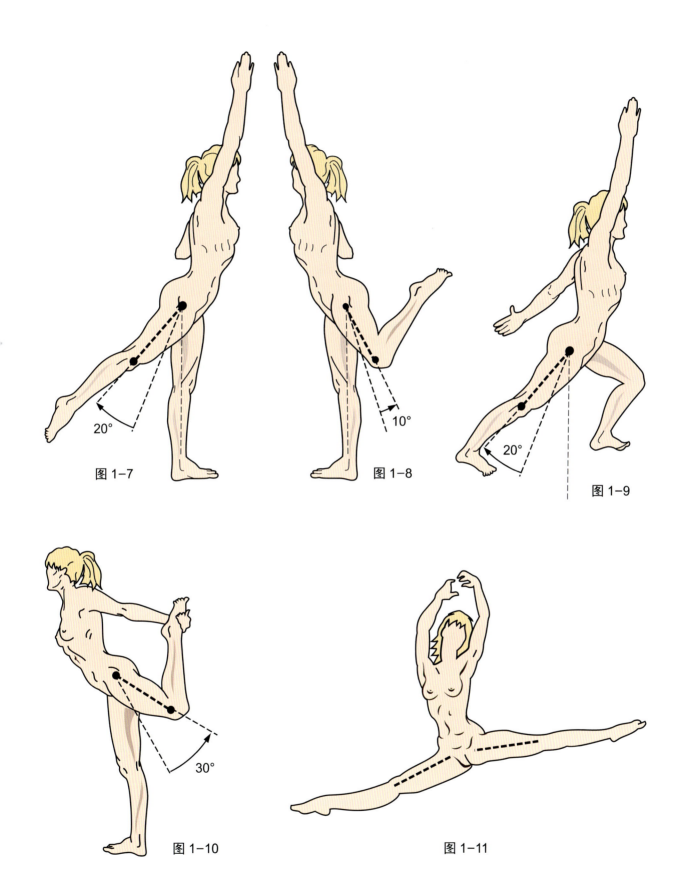

图 1-7

图 1-8

图 1-9

图 1-10

图 1-11

髋关节外展运动

外展使下肢侧向移位，远离身体的对称平面。

理论上完全有可能只外展一个髋关节，但实际上，一个髋关节外展后，另一个髋关节的外展程度会自动相似。这在外展 30° 后变得明显（图 1–12），骨盆的倾斜可通过髂后上棘连线的倾斜被清楚地观察到。如果做出两个下肢的长轴，则可以看到它们在骨盆对称轴上相交。这表明在该位置上，每个髋关节都处于 15° 外展。

当髋外展达到绝对最大值（图 1–13）时，两下肢之间的角度为直角。可再次观察到双髋对称地外展，从而得出每个髋关节最大 45° 外展的结论。注意，骨盆现在在支撑髋一侧以 45° 的角度与水平面倾斜成角。脊柱作为一个整体，通过向支撑肢体横向弯曲来抵消骨盆的倾斜。此时能再次看到脊柱参与髋关节运动。

外展是通过股骨颈对髋臼边缘的撞击来检查的（见第 26 页），但在这之前，它已经被内收肌、髂股韧带和耻股韧带所限制（见第 34 页）。

运动和训练可以显著增加外展的最大范围：例如，芭蕾舞女演员可以在没有任何支持的情况下达到 120°（图 1–14）～130°（图 1–15）主动外展。经过训练的受试者可以通过侧方进行横向劈叉来实现 180° 被动外展（图 1–16）。事实上，这不再是单纯的外展，因为髂股韧带放松，骨盆向前倾斜（图 1–17），而腰椎则过度伸展（箭）；此时髋处于外展 – 屈曲的位置。

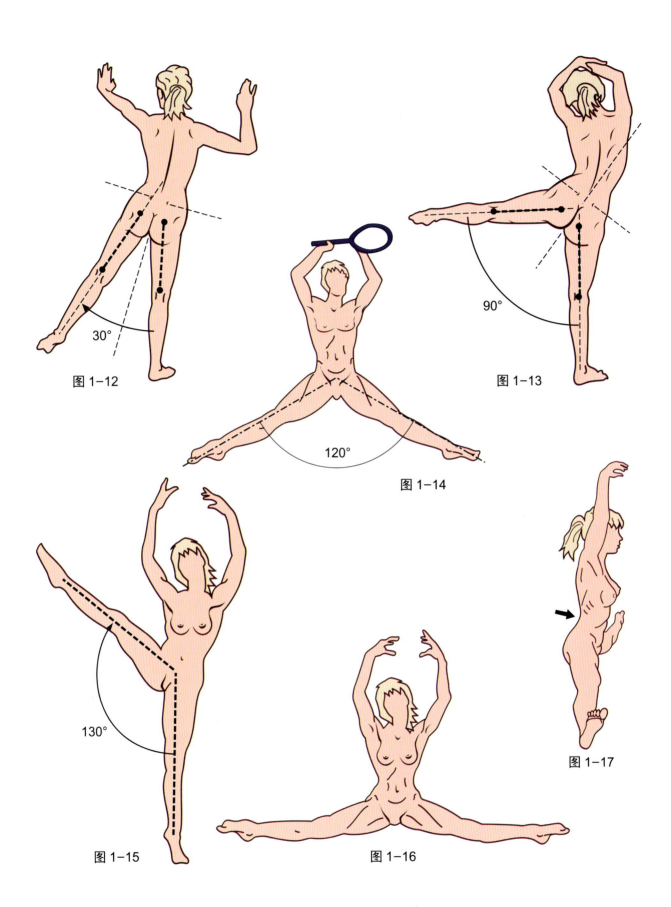

图 1-12

30°

图 1-14

120°

图 1-13

90°

图 1-15

130°

图 1-16

图 1-17

髋关节内收运动

内收是指下肢向身体对称平面内侧的运动。因为在参考位置，双下肢是接触的，因此没有"纯"内收。

另一方面，相对内收（图1-18）发生在肢体从任何外展位置向内侧移动时。

髋内收运动方式还有内收伴伸展（图1-19）和内收伴屈曲（图1-20）。

最后，还有一个髋关节的内收伴另一个髋关节的外展运动（图1-21）；这些运动与骨盆倾斜和腰椎前凸有关。注意，当双脚分开时（为保持平衡所必需），一个髋关节的内收角不等于另一个髋关节的外展角（图1-22）。这两个角度之间的差异等于两下肢长轴之间的角度，因为它们位于对称的初始位置。在所有这些包括内收的联合运动中，内收的最大范围是30°。

在所有这些联合内收运动中，最常见的一种姿势（图1-23）为盘腿坐姿，髋内收伴有屈曲和外旋，这是髋关节不稳定程度最大的位置（见第38页）。这通常是前排乘客所采用的姿势，从而使他们暴露在仪表盘髋关节脱位风险中。

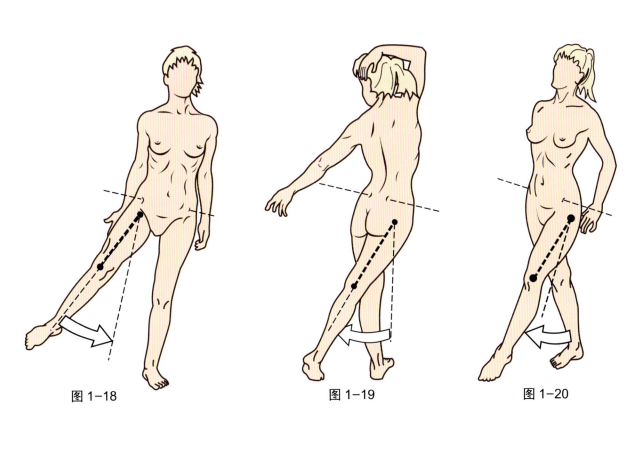

图 1-18

图 1-19

图 1-20

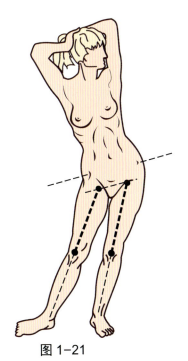

图 1-21

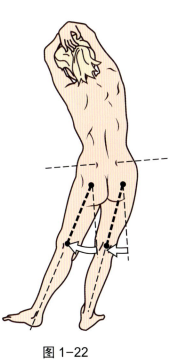

图 1-22

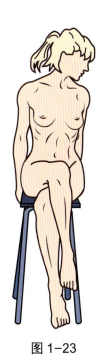

图 1-23

髋关节轴向旋转运动

这些运动围绕下肢的机械轴发生（轴 OR，图 1-1）。在直立位，该轴与髋关节的垂直轴重合（轴 OZ，图 1-1）。在这些情况下，外旋是指使脚趾尖朝向外侧的肢体的运动，而内旋则使脚趾尖朝向内侧。由于膝关节完全伸展（见第 136 页），髋关节是唯一负责这种旋转的关节。

然而，这不是用于评估旋转运动范围的位置，最好是让受试者俯卧或坐在桌子边缘，膝关节弯曲 90°。

当受试者俯卧时，当小腿部几乎与大腿成直角且垂直时为参考位置（图 1-24）。从这个位置开始，当小腿向外侧摆动时，发生髋内旋（图 1-25），总范围为 30°～40°。当小腿向内侧摆动时，发生外旋（图 1-26），总范围为 60°。

当受试者坐在桌子边缘，髋关节和膝关节弯曲 90° 时，同样的标准也适用：当小腿内侧摆动时，发生外旋（图 1-27）；当小腿外侧摆动时，发生内旋（图 1-28）。在这个位置，外旋的总范围可以大于俯卧位置，因为髋关节屈曲放松髂股韧带和耻股韧带，这是限制外旋的主要结构（见第 32 页）。

在蹲位（图 1-29）中，外旋伴有外展和超过 90° 的屈曲。瑜伽的专家们可以达到这样的外旋水平，使他们的两条腿变得平行和水平（"莲花位"）。

旋转的范围取决于股骨颈的前倾角，这在儿童身上很明显。大腿内旋的结果是，儿童表现出趾内翻的步态，经常伴有双侧的扁平足。随着年龄的增长，前倾角降低到正常成人值，这些行走问题消失。然而，当儿童们习惯于（错误地）坐姿，即脚后跟相互挤压，髋部屈曲时，这种大角度的前倾角可以保持甚至增加。由于年轻人骨骼的巨大可塑性，这种姿势会引起股骨的内旋，并增大两侧股骨颈的前倾角。这种缺陷可以通过强迫儿童采用相反的坐姿，即蹲姿或更好的莲花姿势来纠正。随着时间的推移，这将导致股骨颈重建成一个更向后的位置。

这种股骨颈前倾角在常规放射学上很难测量，但目前 CT 扫描可以方便、准确地测量。这种方法应该用于评估下肢旋转不良，通常从髋部开始。

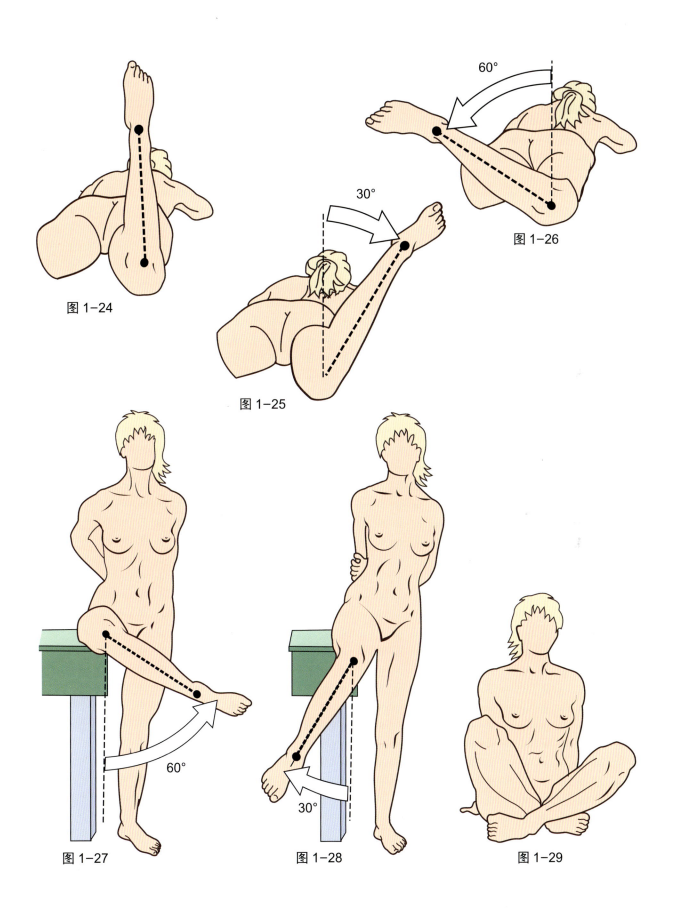

图 1-24

图 1-25

图 1-26

图 1-27

图 1-28

图 1-29

髋关节环绕运动

　　与所有具有三个自由度的关节一样，髋关节的环绕运动被定义为围绕三个轴同时发生的基本运动的组合。当环绕达到其最大振幅时，下肢的轴线在空间中以其顶点位于髋关节中心的圆锥轨迹来运行：这是环绕运动的圆锥体（图 1-30）。

　　这个锥体是非常不对称的，因为空间中各种基本运动的最大范围是不相等的。因此，下肢末端所运行的路径不是一个圆，而是一条通过三个参考平面的交点所确定的空间各部分的波浪曲线。

- 矢状面（S），包含屈伸运动。
- 冠状面（C），包含外展内收运动。
- 水平面（H）。

　　空间的八个扇区编号为 I～VIII，圆锥体依次穿过 III、II、I、IV、V 和 VIII 扇区。请注意曲线如何绕过支撑肢体；如果移除后者，曲线将稍微向内移动。箭 R 表示在第四扇区中下肢的远侧、前侧和外侧，是圆锥的轴，对应于髋关节的功能和固定位置。

　　Strasser 建议曲线内接在球体上（图 1-31），球心 O 位于髋关节中心，半径等于股骨长度，LM 代表赤道。在这个范围内，可以利用纬度和经度系统（图中未显示）来确定不同的范围最大值。

　　他还为肩关节提出了类似的方法，因为上肢的轴向旋转程度更大，所以它更相关。

　　从一个股骨的选定的位置，OL，开始，外展运动（箭 Ab）和内收（箭 Ad）仅发生在水平子午线 HM；内旋（MR）和外旋（LR）的运动围绕在轴 OL 附近。屈曲伸展的运动取决于它们是否沿着平行线 P，即绕极屈曲 F_1，或沿着大圆圈 C，即中心屈曲 F_2 发生。屈曲 F_2 可以分解为 F_1 和赤道 HM 上的 F_3，观察的实用价值不大。

　　另一方面，更重要的是，由于外展范围有限，Codman 的伪悖论（见第一卷）不能发生在髋部。

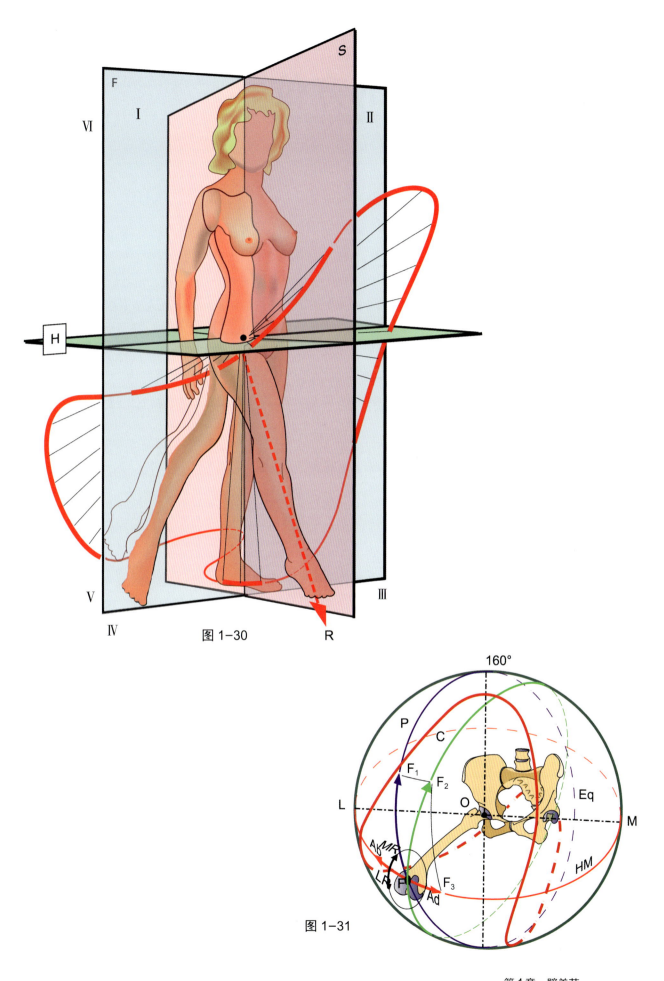

图 1-30

图 1-31

股骨头和髋臼的方位

髋关节是一种关节面球形的杵臼关节（球窝关节）。

股骨头

股骨头（图1–32，前视图）由直径4～5cm的球体的2/3组成。它的几何中心处穿过关节的三个轴：水平轴1、垂直轴2和前后轴3。

股骨头与干之间由股骨颈连接。颈轴（箭A）向上、向内、向前斜行。成人股骨颈与干成125°角（颈干角），与冠状面形成向内、向前的10°～30°角（前倾角）。因此（图1–35，后内侧视图），垂直于股骨头中心和股骨髁轴的垂直冠状面几乎完全位于股骨干及其近端的前面。该平面P包含下肢的机械轴MM′，并且该轴与股骨干的解剖轴D形成5°～7°的角（见第68页）。

头颈的形状因人而异，根据人类学家的说法，这是功能适应的结果。有两种极端类型（图1–36，受保罗·贝卢格启发）。

● 瘦高型：头部超过球体的2/3；颈干角最大（I=125°；A=25°）；股骨干纤细，骨盆小而高。这种形态有利于高度的关节活动性，适应跑步的速度（a和c）。

● 矮胖型：头部略超过球体的一半，颈干角较小（i=115°；a=10°），股骨干较宽，骨盆大而宽。移动范围缩小，速度的损失被力量的增加所抵消。这是强度型（b和d）。

髋臼

髋臼（图1–33，蓝箭；侧视图）位于髋骨的外侧，在其三个组成骨的接合处，容纳股骨头。它是半球形的，以髋臼边缘（Am）为界。只有髋臼的周围被新月形关节软骨覆盖，而新月形关节软骨在髋臼的内部被深的切迹隔断。髋臼的中心部分比关节软骨深，因此不与股骨头接触。它被称为髋臼窝（Af），由一层薄薄的骨头与髋骨内表面分隔（图1–34；骨头显示为透明）。髋臼O的中心位于IP和ST的交叉点(I=髂结节；P=耻骨；S=髂前上棘；T=坐骨结节)。稍后将展示髋臼唇（Al）如何作用于髋臼边缘（第32页）。

髋臼不仅朝向侧方，而且朝向下和前方（图1–38，箭A表示髋臼轴）。在图1–37（垂直于髋臼）中，很明显，髋臼的下表面与水平面成30°～40°的角度，因此髋臼的上部悬于股骨头之上。这种外展是用Wiberg，W角度来测量的，这个角度通常是30°。髋臼穹顶是关节软骨承受与股骨头接触的最高压力的地方，因此髋臼和股骨头的软骨最厚。横断面（图1–38）示髋臼轴线A′和冠状面之间形成向前的30°～40°的角度。还包括位于新月形关节软骨Ca内的髋臼窝Af；附着于髋臼横韧带（TAL）和髋臼缘的髋臼唇Al；与髋臼缘相切的平面（pm）和唇的平行平面（pl）。都是斜向前和内的。

在临床实践中，关节这两个断面可以如下呈现。

● 对于垂直–额叶断面，断层成像能给出一张接近图1–37的图片。

● 对于两个水平断面和垂直–额叶断面，髋关节的CT扫描能给出一个接近图1–38的图像，并允许测量髋臼和股骨颈的前倾角。这些测量对髋关节发育不良的诊断非常有用。

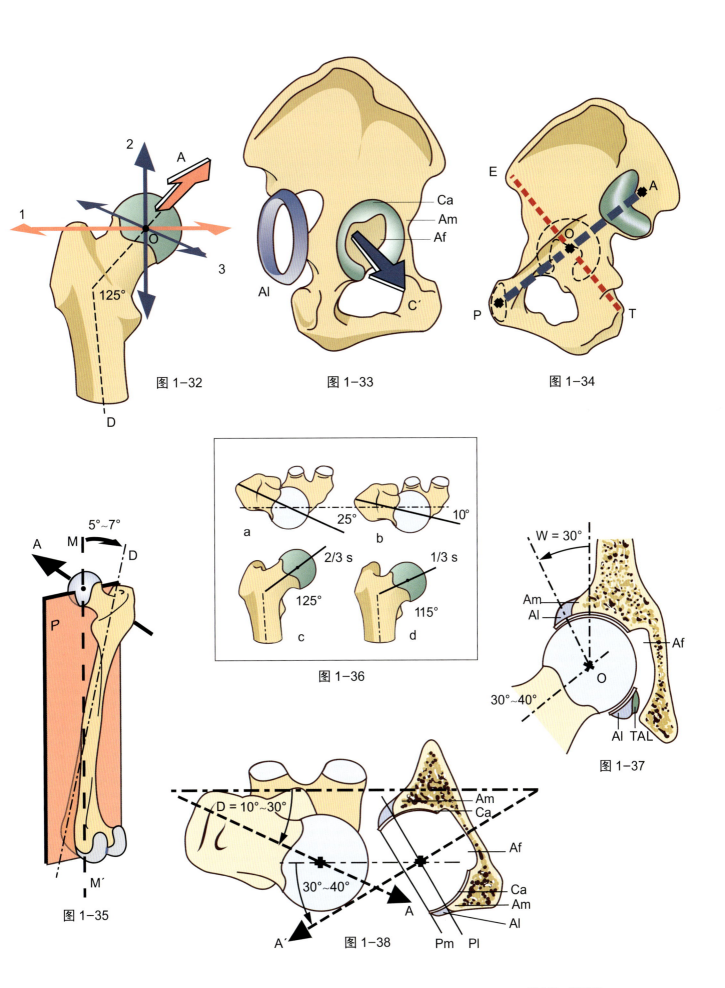

图 1-32

图 1-33

图 1-34

图 1-35

图 1-36

图 1-37

图 1-38

关节面关系

当髋关节处于与直立姿势相对应的直立位（图1-40）时，股骨头没有完全被髋臼覆盖，其覆盖有软骨的前上表面仍暴露在外（图1-39，白箭）。这一结果（图1-45：右髋参考轴的三维图）是由股骨颈（A）轴向上、向前和内侧倾斜与髋臼轴（A′）向下、向前和外侧倾斜不一致造成的。髋关节的机械模型（图1-41）说明了这种排列。一方面，一个球体（股骨头）固定在一个弯曲的轴上，以模拟倾斜角和前倾角；平面D代表穿过股骨轴和股骨髁的横轴的平面。另一方面，髋臼半球相对于矢状面S适当地排列；小平面C表示穿过半球中心的冠状面。

在直立位，球体大部分前上方暴露：深灰蓝色新月代表关节软骨的暴露部分。

通过适当地转动髋臼半球与股骨球（图1-44）的相对位置，暴露在外的深灰蓝色新月体消失后，关节面完全吻合。通过使用参考平面S和C，很容易认识到这种重合是由三个基本运动的组合构成的。

- 屈曲，约90°（箭1）。
- 少量外展（箭2）。
- 少量外旋（箭3）。

在这个新的位置（图1-46），髋臼轴A′和股骨颈轴A′是共线的。

在骨骼（图1-42）上，关节表面的重合通过屈曲、外展和外旋共同运动来实现，使得股骨头完全位于髋臼腔内。髋关节的位置与四足动物的位置相对应（图1-43），因此是髋关节的真正生理位置。在进化过程中，四足动物向两足动物的运动过渡，导致髋关节关节表面的重合度丧失。相反，这种缺乏重合的现象可以被认为是证明人类起源于四足动物祖先的证据。

在向两足运动过渡之后，站立位置的关节面长期不重合会导致髋关节骨性关节炎，尤其是在髋关节发育不良中观察到的关节面方向异常的情况下。

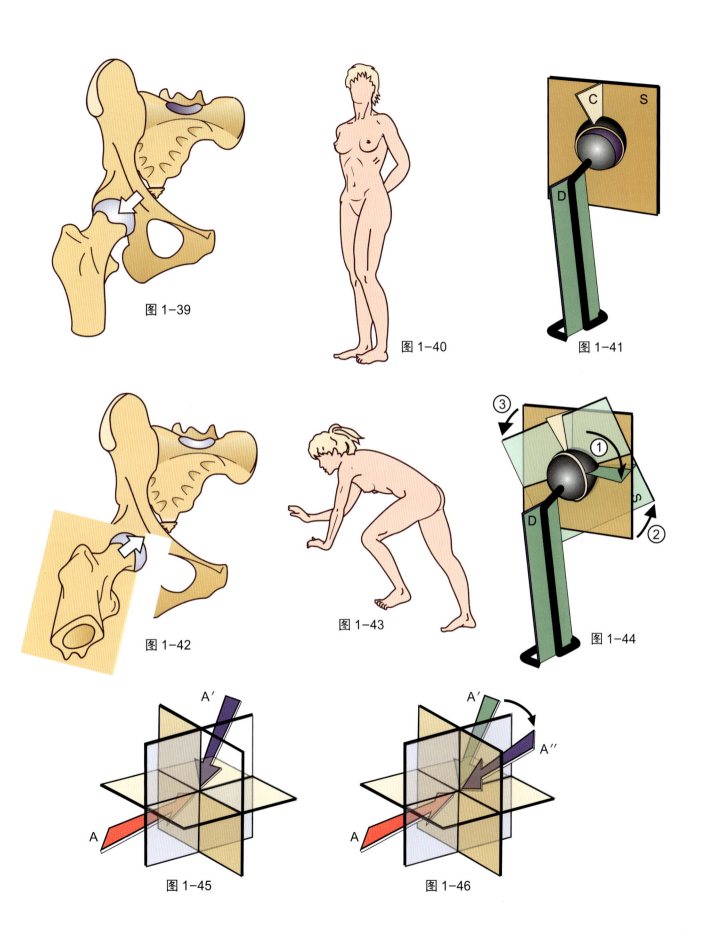

图 1-39

图 1-40

图 1-41

图 1-42

图 1-43

图 1-44

图 1-45

图 1-46

股骨和骨盆的结构

股骨的头、颈和干在工程术语中构成悬臂。事实上，体重作用到股骨头，通过力臂股骨颈传导到股骨干。类似的设置可以在绞刑架上看到（图 1-51），在绞刑架上，垂直作用的重量倾向于剪切水平梁与轴的连接处，从而闭合梁与轴之间的角度。为了防止这种情况发生，而斜插一个支柱。

股骨颈代表"绞刑架"的水平轴，下肢骨骼的整体图示（图 1-49）显示出其三个关节的机械轴（粗折线）在股骨"绞刑架"内侧。还要注意，机械轴与垂线不重合，如点折线所示。这种布置的机械意义将在稍后解释（见第 132 页）。

为了防止股骨颈底部的剪切（图 1-52），股骨上端有一个特殊的结构，在干燥骨的纵剖面很容易识别（图 1-47）。海绵状骨片层排列在两个小梁系统中，对应于力的机械线。

主要的小梁系统由两组小梁组成，在股骨颈和头部扇形分布，如下所示。

- 第一组（1），起自股骨干的外侧皮质，终止于股骨头的下皮质，即所谓的 Gallois 和 Bosquette 弓状束。
- 第二组（2），起自股骨干的内侧皮质和股骨颈的下皮质，垂直向上扇形分布，终止于股骨头皮质，即所谓的头束或支撑束。

Culmann 已经证明，当试管偏心负重并弯曲成拐杖或起重机形状（图 1-50）时，会产生两组力线。

- 凸面上与拉伸力相对应的一组斜向作用力，对应于弓状束。
- 凹面上与压缩力相对应的一组垂直作用力，对应于支撑束（绞刑架支柱）。

副小梁系统由扇形伸入大转子的两束组成。

- 第一束（3）起自股骨干内侧皮质（大转子束）。
- 第二束（4）由垂直小梁组成，平行于股骨干的外侧皮质（皮质下束）。

三点值得注意。

- 在大转子内部，弓状束（1）和大转子束（3）形成一个哥特式拱门结构，它们的交叉点形成一个从股骨颈上皮质向下延伸的更坚固的基石。由于老年性骨质疏松症，内柱随年龄增长而减弱。
- 在股骨颈和股骨头还有另一个哥特式拱门结构，由弓形束（1）和支撑束（2）交叉形成。在这个交叉点，骨密度更高，构成股骨头的核心。这种从股骨颈到股骨头的小梁系统依赖于一个非常强大的支撑物——颈部下半部的厚皮质，即 Merkel（M）颈部下距、Adams 弓或称股骨距（CF）。
- 在股骨粗隆哥特式拱门和支撑束之间，有一个因老年性骨质疏松症而加剧的最小阻力区；它是股骨颈基底骨折的部位（图 1-52）。

骨盆束带的结构（图 1-47）也可以用同样的方法进行研究，因为它形成一个完全闭合的环，将垂直力从腰椎（双红箭）传递到两个髋关节。

两个主要的小梁系统一方面将骶骨耳状面表面的应力传递到髋臼，另一方面传递到坐骨（图 1-47 和图 1-48）。

骶髋臼小梁分为两组。

- 第一组（5）来自耳状面的上部，会聚到坐骨大切迹的后缘，形成坐骨棘，在向髋臼下方扇出之前，横向反射然后与股骨颈中的弓状束张力线（1）混合。
- 第二组（6）起自耳状面的下部，在骨盆入口的水平面会聚形成一个明显的骨嵴（BR），在向髋臼上部扇出前在那里被反射，然后与支撑束（2）的压力线混合。

骶－坐骨小梁（7）与上述两束小梁一起从耳状面产生，然后向下延伸到坐骨。它们与髋臼边缘的小梁相交（8）。坐位时，坐骨小梁支撑着身体的重量。

最后，骨嵴和坐骨棘（图1–47，S）产生的小梁一起进入耻骨横支，完成骨盆环，而骨盆环又被皮质下小梁进一步加强（4）。

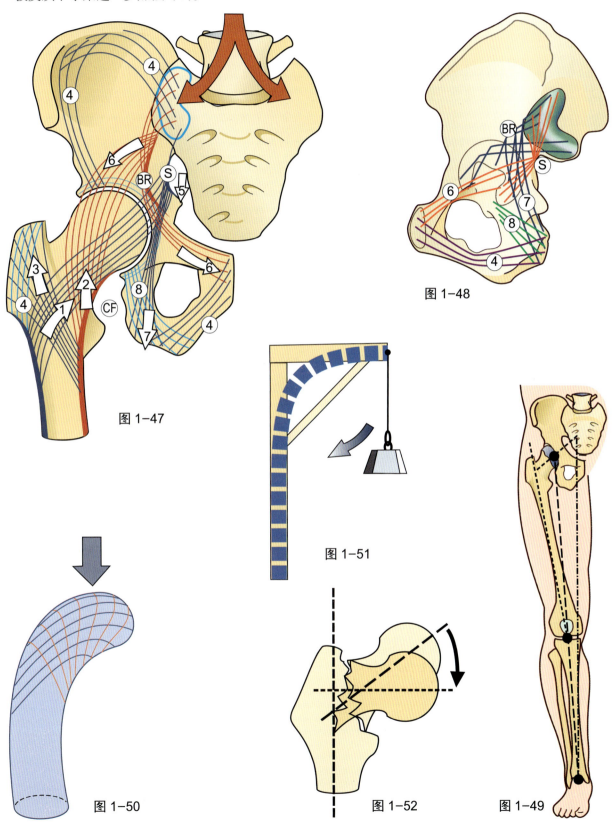

图 1-47

图 1-48

图 1-51

图 1-50

图 1-52

图 1-49

髋臼唇与股骨头韧带

髋臼唇（Al）是一个插入髋臼边缘的纤维软骨环（图 1-53）；它大大加深了髋臼腔（见第 36 页），填补了髋臼边缘的不规则。唇的前后部分被切除，显露出髂前切迹（IPN）。髋臼切迹（An）是三个切迹中最深的一个，当它插入髋臼横韧带（TAL）时，由唇桥接，而髋臼横韧带（TAL）本身附着在切迹的两侧（图中韧带与唇分离）。股直肌肌腱的直头 T_1 起于髂前下棘，其反折头（T_2）沿髋臼上沟弯曲，其复发头（T_3）向关节囊方向与关节囊融合。髋的垂直 - 冠状切面（图 1-54）显示了附着在切迹边缘和横韧带上的唇（图 1-37）。在图 1-54 的上部可以看到，深埋在臀中肌（Gme）、关节囊（C）、髂股韧带上束（ILF）和包埋在囊内的股直肌反折头（T_2）。

事实上，髋臼唇在横切面上呈三角形，有三个面：一个深的面完全插入髋臼边缘和横韧带；一个面向关节的内表面，并覆盖与髋臼连续的关节软骨，以便与股骨头接触；一个外表面，关节囊（C）仅插入其底部，而唇的锐缘游离于关节腔内，并与关节囊一起形成边缘圆形凹陷（图 1-55，R，受 Rouvière 启发）。

股骨头韧带（LHF）（以前称为圆韧带）是一条 3～3.5cm 长的扁平韧带（图 1-57），由髋臼窝（图 1-53）的底部延伸至股骨头（图 1-54）。它插入股骨头中央凹的上部（图 1-56），位于关节软骨中心的正下方和后方，并在中央凹的下部滑动。韧带由三束组成。

- 坐骨后束（pi）最长，穿过横韧带下的髋臼切迹（图 1-53），插入月状关节软骨后角的下方和后方。

- 耻骨前束（ap），插入关节软骨前角后面的髋臼切迹内。

- 中间束（ib）最薄，插入横韧带上缘（图 1-53：横韧带 TAL 和髋臼唇 Al 已去除）。

股骨头韧带位于髋臼窝后部（BAF）的纤维脂肪组织（图 1-54）内，由滑膜覆盖（图 1-55）。滑膜衬里一方面附着在关节软骨的中央边界和横韧带的上边界，另一方面附着在股骨头韧带的中央凹周围。因此，它的形状大致是一个截锥；因此，它的名字是"股骨头韧带的帐篷"（T）。

股骨头韧带虽然很强（断裂所需的力 =45kg），但只起到很小的机械作用，不过有助于股骨头的血液供应。图 1-58（下方视图，受 Rouvière 启发）显示闭孔动脉（1）的后支发出髋臼支，即股骨头韧带的动脉（6），在进入股骨头韧带之前走行在横韧带下方。股骨头和颈部也接受来自股深动脉（2）的旋前动脉（3）和旋后动脉（4）的囊支（5）的动脉供应。因此，股骨颈骨折中断了囊支动脉，将减少股骨头的血液供应，使股骨头只剩股骨头韧带的动脉供应。

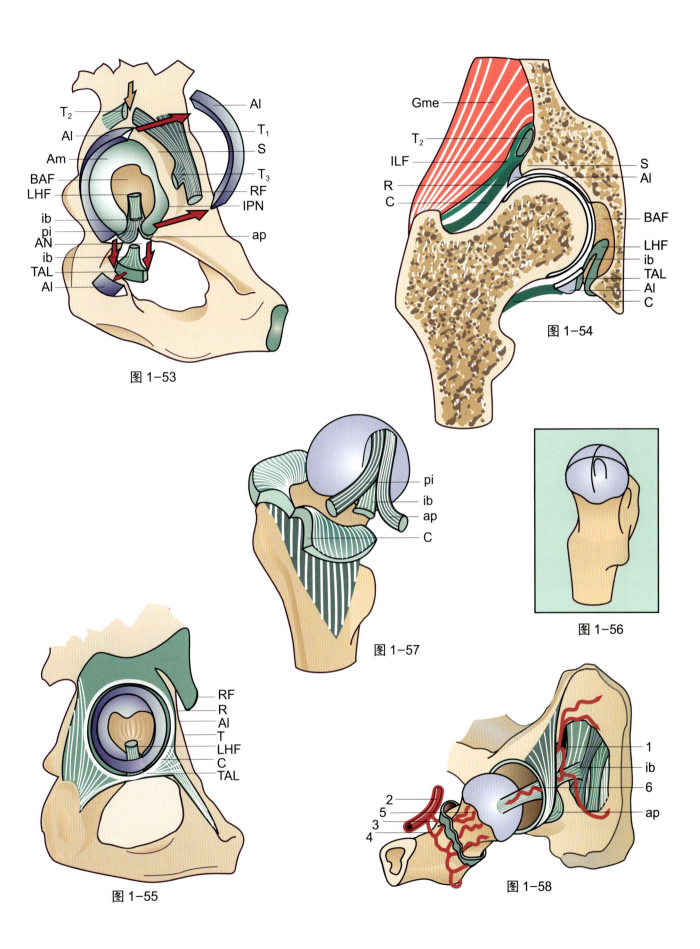

图 1-53

图 1-54

图 1-55

图 1-56

图 1-57

图 1-58

髋关节关节囊

关节囊的形状类似于从髋骨到股骨上端的圆柱形套筒（图1-59），由四种纤维组成。

• 纵向纤维（1），有助于连接关节表面并平行于圆柱体轴线走行。

• 斜行纤维（2），它也连接关节面并绕着圆柱体旋转。

• 弓形纤维（3），附着在髋骨上，从髋臼边缘的一端到另一端纵横交错，形成一个弧形，其顶端与圆柱体的中间平齐。这些纤维抓扣股骨头并帮助它保持在髋臼内。

• 环形纤维（4），无骨性附着，在圆柱体的中间特别丰富，它们使套筒稍微变窄。它们在关节囊的深层表面突出，形成轮匝带（Weber环），抱紧股骨颈。

在内侧，囊膜韧带插入髋臼缘（5），横韧带和髋臼唇外表面（见第24页）。它与如下所述的股直肌肌腱密切相关（图1-53，RF）。

起自髂前下棘的直头（T₁）和起自髋臼上方凹陷后部的反折头（T₂）在进入囊内的狭缝前联合起来（图1-54），囊内的狭缝由髂股韧带（d）的上束加强（见第28页）。它的深返纤维（e）加强了囊的前部。

从侧面看，关节囊不是插入股骨头软骨的边缘，而是沿着一条直线插入股骨颈的底部。

• 向前，沿着粗隆间线（6）。

• 向后（图1-60），不是沿着大转子嵴（7），而是在股骨颈的中外1/3的交界处（8），在插入位于大转子（Gt）内表面的转子窝（Tf）之前，刚好位于闭孔外槽（9）的上方。

• 囊的插入线斜穿过股骨颈的下表面和上表面。从下面看，它在小转子（10）前方的窝上方，然后在小转子（Lt）上方和前方1.5cm处。它最深的纤维在颈部下表面向上延伸，插入股骨头软骨衬里的边缘。这样做，他们提高滑膜皱褶（囊系带11），最突出的是Amantini耻骨肌中心凹皱褶（12）。

这些系带在外展运动中很有用。在内收（图1-61）时，关节囊（1）的下部松弛，而其上部拉紧（2），而在外展（图1-62）时，关节囊的下部太短，因此将限制其运动，除非系带（3）无褶并提供一些额外长度。同时，关节囊（2）的上部被折叠，股骨颈通过弯曲变形的髋臼唇（4）撞击髋臼边缘。这解释了为什么在不限制关节运动的情况下，唇会加深髋臼。

在极度屈曲时，股骨颈的前上部分触及髋臼边缘，在一些个体中，股骨颈（图1-59）在这一点上位于软骨边缘下方出现髂骨印痕（Ii）。

在向关节腔注射放射性不透明物质后，可以获得关节造影图像（图1-63），以突出关节囊和髋臼唇的一些特征。

• 轮匝带（9）在中部明显地紧缩关节囊，并将关节腔分成两个腔：外侧腔（1）和内侧腔（2），这两个腔分别形成上面的上凹部（3）和下面的下凹部（4）。

• 内侧腔还包括：

➤ 上面是一个刺状的隐窝，其顶端指向髋臼边缘，即所谓的边缘上隐窝（5）（与图1-54相比）

➤ 下面，两个圆形的凸起被一个深沟隔开：分别是两个髋臼凹槽（6）和股骨头韧带的囊袋印（7）。

● 最后，可以看到股骨头和髋臼之间的关节间隙（8）。

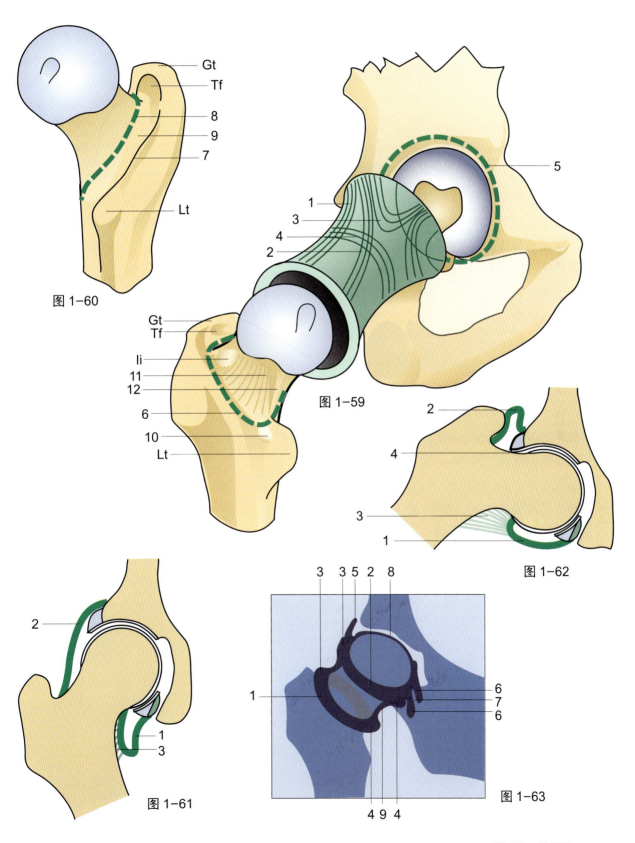

图 1-60

图 1-59

图 1-62

图 1-61

图 1-63

髋关节韧带

（图中的数字指的是相同的结构）髋关节的关节囊由前后强有力的韧带加强。

图 1-64 显示了股骨上段的股外侧肌（VL）和臀小肌（GM）的长入，髋关节的前方由两条韧带覆盖。

● 髂股韧带（1a 和 1b），扇形，其顶端附着于髂前下棘的下部（也是股直肌，RF 的起点），其基部附着于整个粗隆间线。其中心部分（1c）相对较薄且较弱，而其两边通过以下方式得到加强：

➤ 上束或髂转子束（1a），是关节韧带中最强壮的一条，厚度为 8～10mm，它横向附着在粗隆间线的上部和粗隆前结节上。它由另一韧带增强，称作髂－腱－转子韧带（1d），根据 Rouvière 的说法，它是由股直肌的深返纤维（e）和髋臼缘的纤维带（f）融合而成。臀小肌（GM）的深面发出腱膜扩张（g），与上束的外部相融合。

➤ 下束（1b），与上束的起始点相同，但在转子间线的下部有一个侧方长入。

● 耻股韧带（2）内侧附着于髂耻隆起的前部和耻骨弓的前唇，其纤维与耻骨肌的起点融合，并插入小转子前窝前表面。

作为一个整体（图 1-65），这两条韧带，位于髋关节前面，类似于其侧面（Welcker）的一个字母 N，或者更好地说类似于一个字母 Z，其上肢（1a），即髂转子束，接近水平，其中肢（1b），即下束，几乎垂直，其下肢（2），即耻股韧带，几乎水平地走行以完成字母 Z。耻骨股韧带和髂股韧带之间（×）囊壁较薄，与包膜和髂腰肌腱（IP）之间的囊有关。有时关节囊在这个水平上穿孔，关节腔与囊连通。

后方（图 1-66）只有一个韧带，坐股韧带（3），由髋臼缘和上唇的后表面产生。它的纤维，从下和从侧面穿过颈部后表面（h）（图 1-67），进入转子窝前面的大转子内表面，也在那里穿过囊膜插入处的凹槽后插入闭孔外肌腱。图 1-67 还示出其一些纤维（i）直接与轮匝带（j）混合。

在从四足动物到两足动物直立姿势的转变过程中，骨盆相对于股骨移动到一个伸展的位置（见第 20 页），所有的韧带都以相同的方向缠绕在股骨颈上（图 1-68，从外侧看右髋），现在从髂骨到股骨顺时针旋转。因此，伸展使股骨颈周围的韧带缠绕，从而收紧它们；屈曲时解开韧带，从而放松它们。

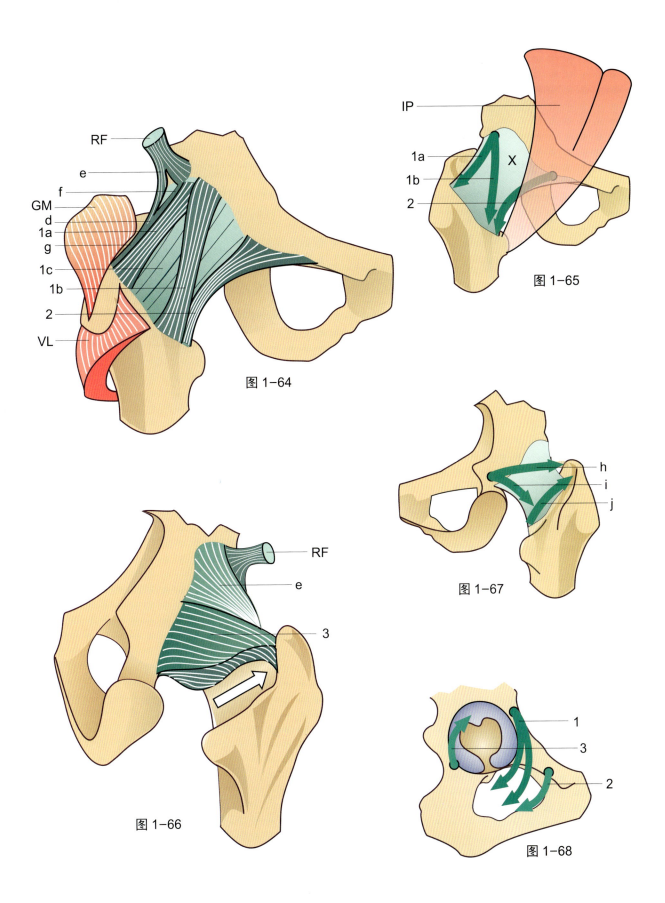

图 1-64

图 1-65

图 1-66

图 1-67

图 1-68

韧带在屈伸中的作用

图1-69（髋关节处于直立位）是韧带张力适中的图示，即髂股韧带（ILF）的两束和耻股韧带（PF）（注意后面的坐股韧带不包括在内）。在图1-70中，蓝色的边缘代表髋臼，中心的圆圈代表股骨头和股骨颈。韧带，像弹簧一样，在边缘和圆圈之间：它们是前面的髂股韧带（ILF）和后面的坐股韧带（ISF）。为简化起见，图中不包括耻股韧带。

在髋关节伸展时（图1-71：髂骨向后旋转，而股骨保持固定），所有韧带绕股骨颈变得拉紧（图1-72）。在所有这些韧带中，髂股韧带的下束（ILF）在几乎垂直的情况下拉伸最大（图1-71），因此负责抑制骨盆的后倾。在髋关节屈曲时（图1-73：髂骨向前倾斜而股骨保持固定）正好相反，所有的前韧带放松（图1-74），包括坐股韧带、耻股韧带和髂股韧带。韧带的松弛是造成这个位置髋关节不稳定的因素之一。

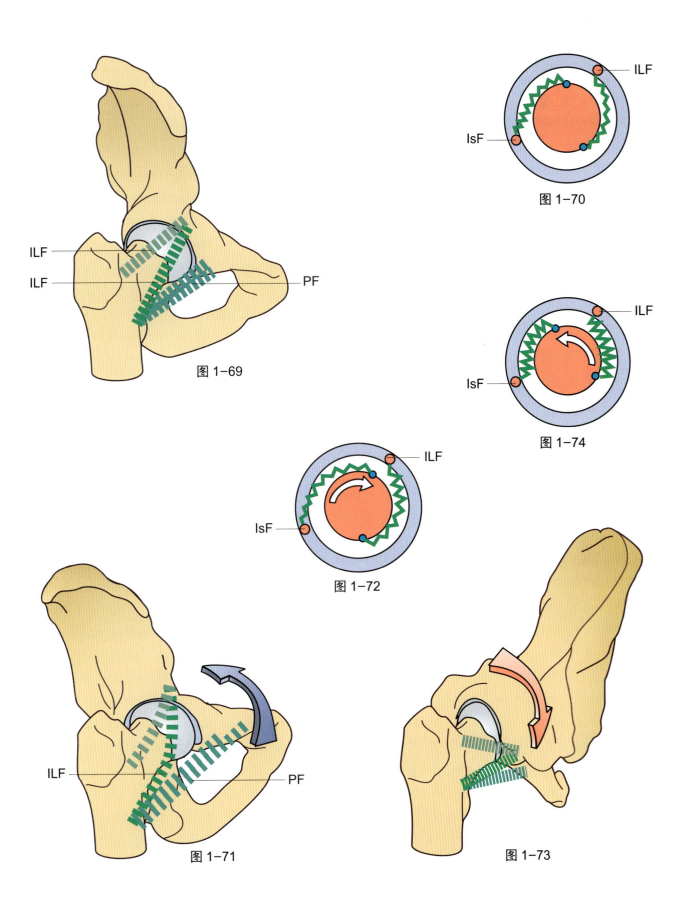

图 1-69

图 1-70

图 1-72

图 1-74

图 1-71

图 1-73

韧带在外 – 内旋转中的作用

在髋关节的外旋（图 1–75）中，股骨粗隆间线从髋臼边缘移走，导致髋关节的所有前韧带收紧，特别是水平的韧带，即髂股韧带（ILF）的上束和耻股韧带（PF）。从上方（图 1–76）和关节的后上视角（图 1–77）看关节的水平部分清楚地显示了前韧带的收紧和坐股韧带（IsF）的松弛。

在内旋（图 1–78）时，情况相反：所有水平运动的前韧带松弛，特别是髂股韧带的上束（ILF）和耻股韧带（PF），而坐股韧带（IsF）变得拉紧（图 1–79 和图 1–80）。髂股韧带的垂直下束在伸展过程中被显著收紧，如图 1–71 所示（见第 31 页）。

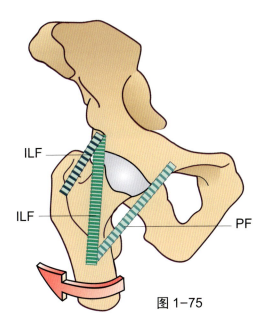

图 1-75

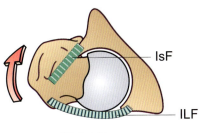

图 1-76

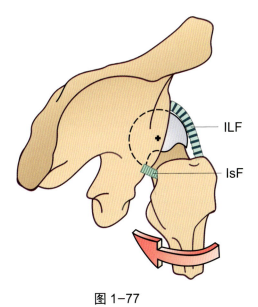

图 1-77

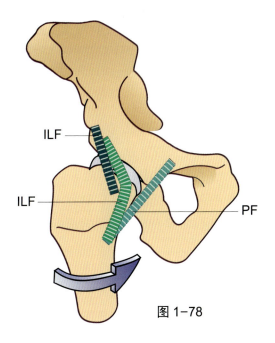

图 1-78

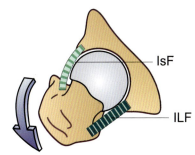

图 1-79

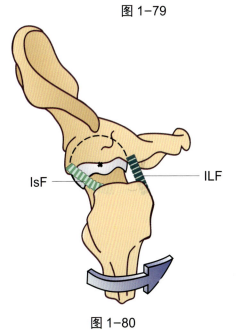

图 1-80

韧带在内收外展中的作用

图 1–81 显示，在直立位时，前方韧带，即髂股韧带的上束（sb）和下束（ib），与耻股韧带（PF）一样，是适度拉紧的。

在内收过程中（图 1–82），上束（sb）明显收紧，下束（ib）轻微收紧，而耻股韧带（PF）放松。

在外展过程中（图 1–83），情况正好相反：耻股韧带 PF 明显收紧，而上束和下束放松。

坐股韧带（ISF）仅从背部可见，在内收时放松（图 1–84），外展时拉紧（图 1–85）。

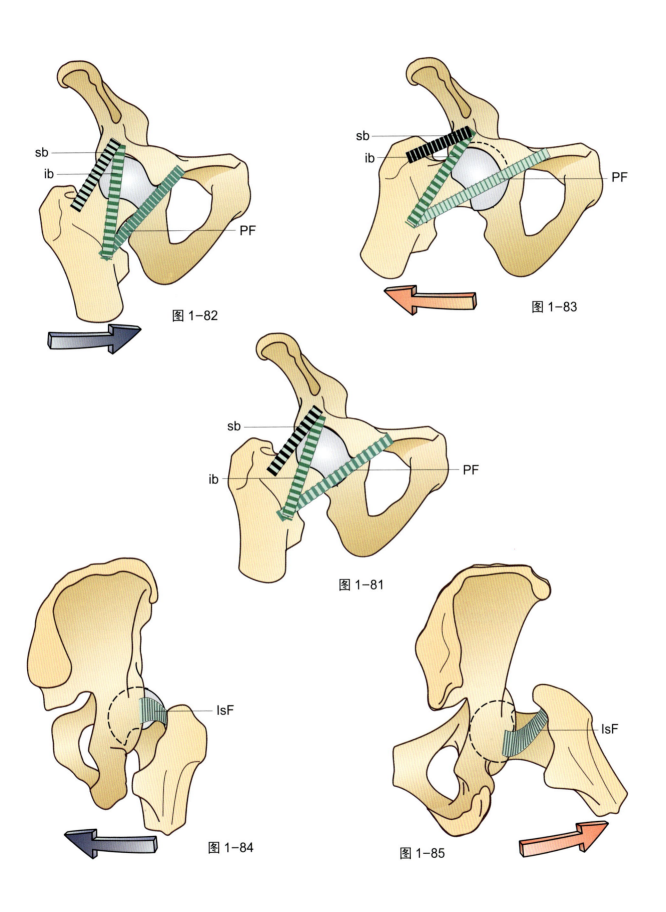

图 1-82

图 1-83

图 1-81

图 1-84

图 1-85

股骨头韧带的功能解剖

这一解剖残余（以前称为圆韧带）在限制髋关节运动方面起着次要的作用，但它携带着股骨头的动脉，这对股骨头供血至关重要。

在直立位（图 1-86，垂直 - 冠状断面），它是中等张力的，其股骨插入部分位于髋臼窝深处的中间位置（1）（图 1-87：髋臼窝示意图，显示了股骨头凹的各种位置），即略低于和在窝中心的后面（×）。

在髋关节屈曲时（图 1-88），股骨头的韧带绕自身扭转，凹部（图 1-87）位于髋臼窝中心上方（2）。因此韧带在屈曲中没有任何作用。

在内旋时（图 1-89，冠状面，从上方看），中央凹向后移位，韧带的股骨插入部分与关节软骨（3）的后部接触。韧带保持适度拉紧。

在外旋时（图 1-90），中心凹向前移动，而韧带与关节软骨（4）的前部接触，并且仅适度拉伸。注意股骨颈后表面如何通过髋臼唇撞击髋臼边缘，髋臼唇变得扁平和外翻。

在外展过程中（图 1-91），中心凹向下向髋臼切迹（5）移动，韧带向后折叠。髋臼唇在股骨颈上缘和髋臼缘之间变平。

最后，在内收过程中（图 1-92），中心凹向上移动（6）接触髋臼窝顶。这是韧带真正处于紧张状态的唯一位置。股骨颈下缘轻微地向后推着髋臼唇和髋臼横韧带。

因此，凹部的所有可能位置都被包围在髋臼窝内，包括其后部（7）和前（8）凸起，其对应于内收 - 伸展 - 内旋（7）和内收 - 屈曲 - 内旋（8）中的中心凹位置。在这两个凸起之间的关节软骨，形状像一个浅的隐窝，对应内收最小的位置，因为一侧下肢对另一侧在冠状面的影响。因此，关节软骨的内部轮廓不是偶然的，而是反映了股骨头韧带中心凹插入的极限位置的轨迹。

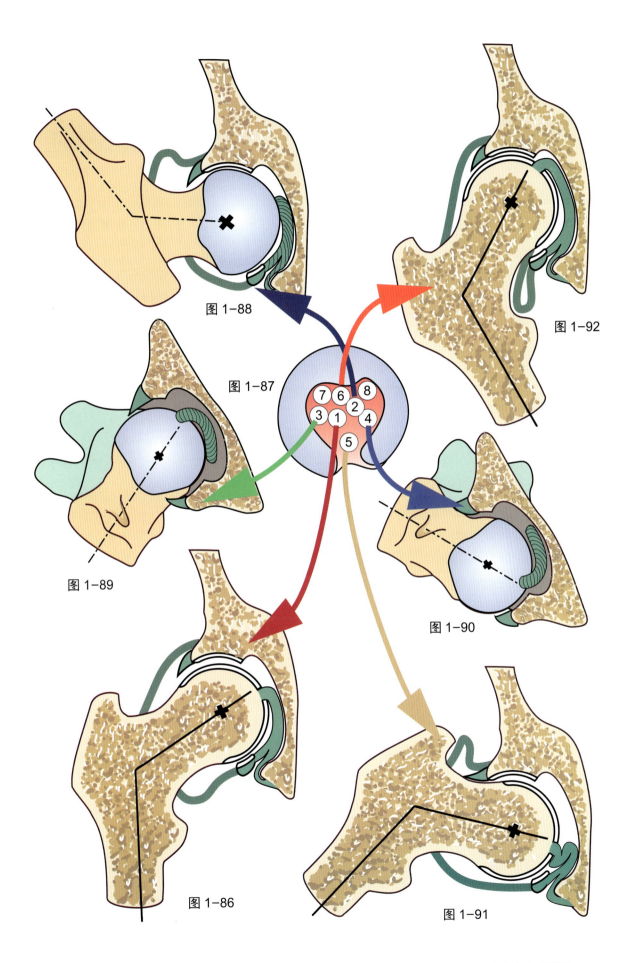

图 1-88

图 1-92

图 1-87

图 1-89

图 1-90

图 1-86

图 1-91

髋关节关节面接合

与往往会因重力而脱臼的肩关节相比，髋关节则由重力增强，至少在直立位（图 1-93）。在髋臼顶充分覆盖股骨头的范围内，股骨头被一个与体重相反的力（向上的白箭）压在髋臼顶上（向下的白箭）。

众所周知，髋臼只不过是一个半球，因此不能构成力学上所称的固定连锁系统的一部分。股骨头不能机械地固定在髋臼半球，这在干燥的骨骼上很容易观察到。然而，髋臼唇会使髋臼变宽和变深，使髋臼腔超过一个半球（黑箭），为纤维连锁和固定系统奠定了基础。在纤维囊轮匝带的帮助下，唇保留了股骨头，纤维囊轮匝带紧紧地扣住了股骨颈（小蓝箭）。

Weber 兄弟的实验证明，大气压对保证髋关节的关节合拢起着重要作用。他们指出，如果髋骨和股骨之间的所有连接（包括关节囊）都被切断，股骨头不会自发地从髋臼中脱落，事实上，只有在强大的力量的帮助下才能拔出（图 1-94）。另一方面，如果（图 1-95）在髋臼的深处钻了一个小孔，股骨头和下肢会在自身的重量作用下脱落。相反的实验，包括在更换了髋臼的头部后堵住这个洞，结果显示头部和原来一样留在了髋臼内。这项实验与 Magdebourg 的经典实验相当，表明在内部形成真空后，不可能分离两个半球（图 1-96），而一旦空气通过水龙头返回，就很容易分离（图 1-97）。这个实验很好地证明了大气压力的作用。

关节周围的韧带和肌肉是维持关节表面接合的关键。注意（图 1-98，水平视角）它们的功能是相互平衡的。因此，前面的肌肉很少（蓝箭），韧带（黑箭）很强，而后面的肌肉（红箭）占优势。这种协调的活动使股骨头（绿箭）紧贴髋臼。值得注意的是，韧带的作用随髋关节的位置而变化。在伸展位（图 1-99）韧带是紧张的，是有效的，以确保固定接合。在屈曲（图 1-100）位，韧带松弛（见第 31 页），而股骨头没有紧密地接合于髋臼。使用机械模型（图 1-101）可以很容易地理解这种机制，其中平行线在两个圆（a）之间运行。当一个圆相对于另一个圆旋转时（b），它们被拉近在一起。

因此，由于韧带松弛，关节屈曲的位置是关节不稳定的位置。当在屈肌上加上一个内收的力量时，如在腿交叉的坐姿中（图 1-102），沿股骨轴线（箭）施加的相对较轻的力足以导致髋臼后脱位，伴或不伴髋臼后缘骨折，例如在车祸中的仪表盘髋脱位。

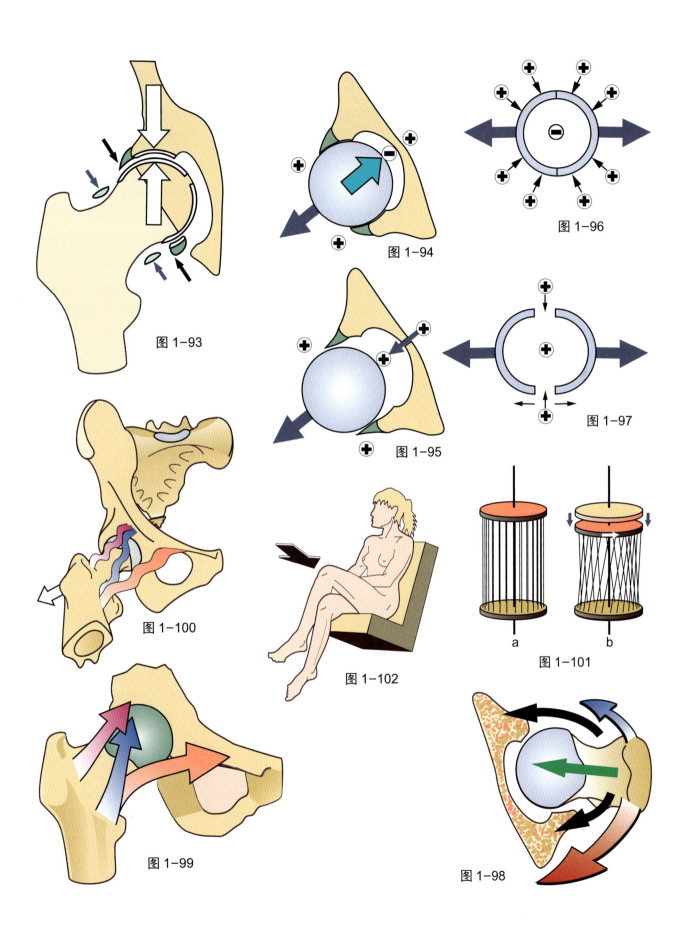

图 1-93

图 1-94

图 1-96

图 1-95

图 1-97

图 1-100

图 1-102

图 1-101

图 1-99

图 1-98

维持髋关节稳定性的肌肉和骨骼因素

关节周围肌肉是髋关节稳定的必要条件，然而，他们横向运行。因此，与股骨颈大致平行的肌肉（图 1-103）使股骨头与髋臼保持接触，例如骨盆前肌［此处仅示梨状肌（1）和闭孔外肌（2）］和臀肌，特别是小肌和中肌，它们产生强大的力量（3）（蓝箭）确保接合。因此，这些肌肉被称为髋关节的肌肉紧固件。

相反，纵向肌肉，如内收肌（4），倾向于使股骨头从髋臼上方脱位（左侧，图 1-103），特别是如果有髋臼顶外翻，这是一种可以很容易地在骨盆前后位片中发现的先天性畸形（图 1-104）。正常情况下，连接 Y 形三辐软骨的水平 Hilgenreiner 线（Y 线）与髋臼顶切线之间的夹角新生儿为 25°，第一年末为 15°；当夹角超过 30° 时，存在先天性髋臼畸形。脱位可通过股骨头骨化中心向上移位至 Hilgenreiner 线上方和 Wiberg 中心–边缘角（CE）反转来识别（图 1-37，第 27 页）。在髋臼畸形的病例中，当髋关节内收（图 1-103）时，内收肌 4′ 的脱位作用增强，在髋外展（图 1-105）时减弱，直到它们最终在完全外展时产生接合作用。

股骨颈在冠状面和水平面上的方位对保证关节的稳定性具有重要意义。之前已经展示（第 18 页），在冠状面中，股骨颈的轴线与股骨干的轴线形成一个 120°～125° 的倾斜角（A，图 1-106，前侧视角）。

在先天性髋关节脱位中，这个倾斜度可以达到 140°，产生髋外翻，所以在内收 C 时，股骨颈长轴在正常的相对位置上已经有 20° 的起始角度。因此，异常髋关节 P 的 30° 内收相当于正常髋关节的 50° 内收，这种内收程度只会加强内收肌的脱位作用。因此髋外翻促进了髋关节的病理性脱位。相反，这种异常髋关节在外展时会稳定；因此，外展 90° 是先天性髋关节脱位手术治疗中使用的各种固定位置中的首选（图 1-107，用于预防新生儿髋关节脱位的固定位置）。在水平面（图 1-108，从上往下俯视的髋关节图）中，前倾角的平均值为 20°（a），因为两足运动导致股骨颈和髋臼分开（第 20 页），因此股骨头的前部位于髋臼外。如果股骨颈过度前倾，例如前倾角度增加到 40°（b），这种情况被称为颈部前倾，而股骨头暴露得越多，则更容易发生前倾脱位。事实上，25°（C）的外旋时，正常股骨颈的长轴仍然通过髋臼（N），而颈部前倾（P）的轴，起始于 20°，将通过髋臼边缘，进入髋前脱位的阶段。因此颈部前倾易于发生病理性髋关节脱位。相反，颈部后倾是一个稳定因素，如内旋（d），这解释了为什么先天性髋关节脱位手术复位的第三种体位结合了直立位和内旋（图 1-107）。

这些结构和肌肉因素对维持假体的稳定性极为重要。因此，在全髋关节置换术中，外科医生必须确保以下内容。

- 颈部的正确方向，没有过度的前倾，特别是在使用前入路时，反之亦然。
- 与自然髋臼一样，髋臼假体的正确方向必须朝下，与水平面成 45°～50°，稍微朝前，成 15°。
- 通过确保臀肌杠杆臂的正常而恢复股骨颈的"生理长度"，这对假体的稳定性至关重要。

还必须强调手术入路的选择，以确保关节周围肌肉的平衡活动受到的破坏程度最小。

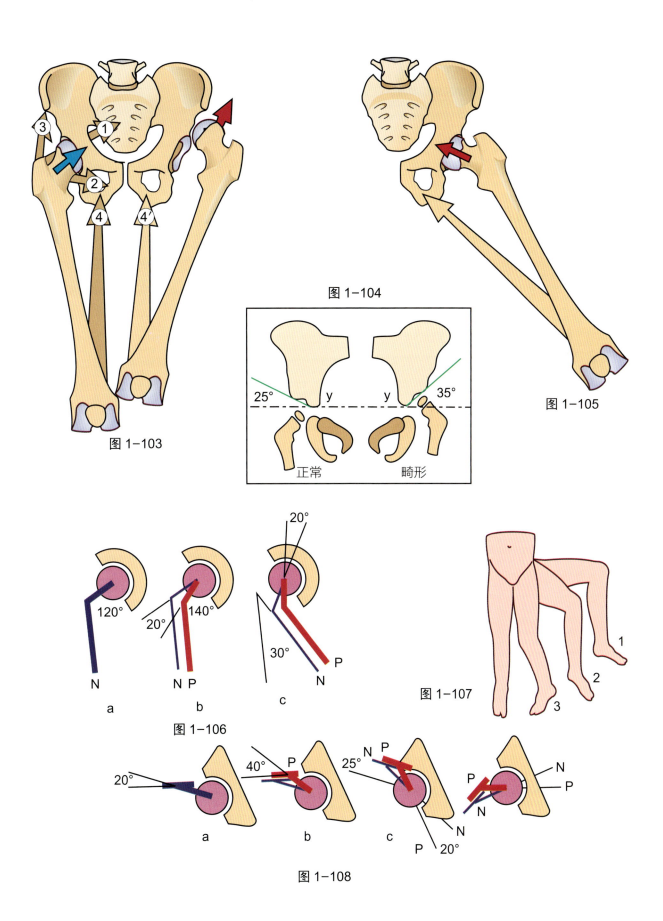

图 1-104

25° y y 35°

正常 畸形

图 1-103

图 1-105

图 1-106

120°

20° 140°

20°

30°

N

N P

P

N

a

b

c

图 1-107

1

2

3

图 1-108

20°

40° P

25°

N P

P

N

N

P

P

N

20°

a

b

c

髋关节的屈肌

髋关节屈肌位于穿过关节中的心冠状平面的前方（图 1-109），并且位于同一冠状面上的屈伸轴 X' 的前方。

常见的许多髋屈肌包括以下肌肉（图 1-110，骨盆显示为透明）。

- 髂腰肌（1）和髂肌（2）在髂耻隆起处急剧弯曲后，共用一根插入小转子的肌腱。髂腰肌是屈肌中最有力的屈肌，其屈肌范围最长，腰肌的最高纤维起始于 T_{12}。其作为内收肌的作用受到许多学者的质疑，因为尽管它的肌腱在前后轴上运行，但小转子的顶点落在下肢的机械轴上（图 1-49，见第 23 页）。然而，为了支持其内收肌的作用，观察到在骨骼上，小转子在屈曲－内收－外旋时最接近髂耻隆起。髂肌也产生外旋。

- 缝匠肌（3）主要是髋屈肌，其次产生髋外展－外旋作用（图 1-111，腿踢球）；它也作用在膝关节上，产生屈曲－内旋（图 1-149，图 1-253）。它的力量相当大，肌肉拉力相当于 2kg，其 9/10 的屈曲作用在屈髋上。

- 股直肌（4）是一个有力的屈肌（相当于 5kg），但它对髋关节的作用取决于膝关节屈曲的程度，其效率与屈膝的程度成正比（见第 145 页）。它在膝关节伸展和髋关节屈曲的运动中特别活跃，如在行走时摆动肢体向前移动（图 1-112）。

- 阔筋膜张肌（5）除了是骨盆的稳定器（见第 50 页）和髋关节的内收肌外，还是一个很强的屈肌。

有些肌肉只是副髋屈肌，但屈肌的贡献是不可忽略的。其中包括以下肌肉。

- 耻骨肌（6）：首先是内收肌。
- 长收肌（7）：主要是收肌，但也部分是屈肌（见第 54 页）。
- 臀小肌和臀中肌最前纤维（9）。

所有这些屈肌都可以作为辅助运动产生内收外展和外旋－内旋，根据动作可分为两组。

第一组包括臀小肌和中肌（9）和阔筋膜张肌（5）的前纤维，它们产生屈曲－外展－内旋（图 1-113，右大腿），并且单独或主要参与图 1-113 所示的足球运动员的运动的产生。

第二组包括髂腰肌（1 和 2）、耻骨肌（6）和长收肌（7），它们产生屈曲－内收－外旋；这种复杂的运动如图 1-114 所示。

在纯弯曲时，与行走一样（图 1-112），这两组必须作为协同和拮抗的平衡组合。在屈曲－内收－内旋（图 1-115）中，内收肌和阔筋膜张肌需要由内旋肌，即臀小肌和臀中肌辅助下起主导作用。

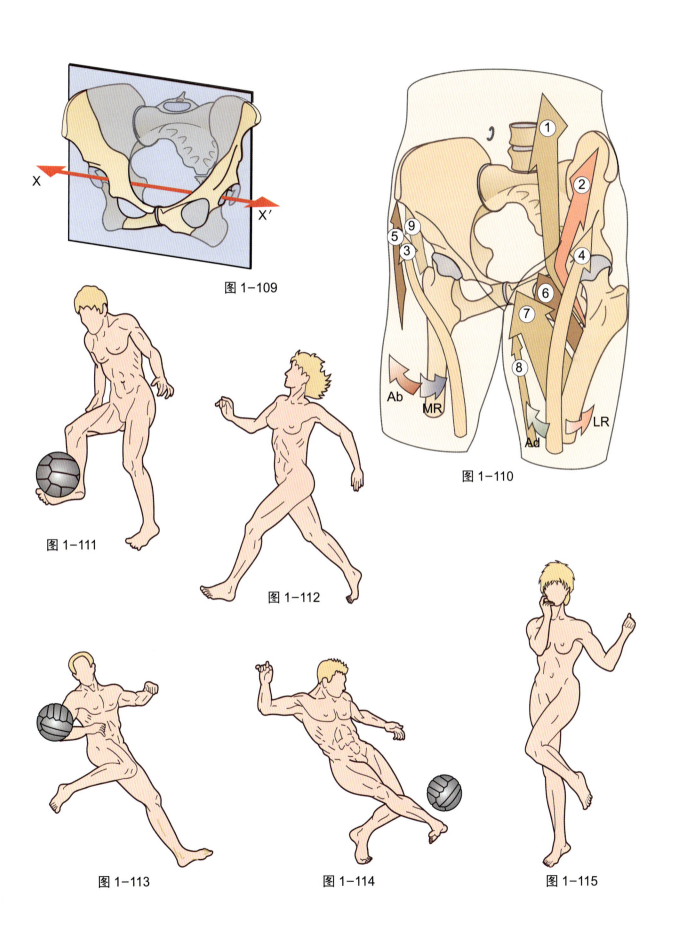

图 1-109

图 1-110

图 1-111

图 1-112

图 1-113

图 1-114

图 1-115

髋关节伸肌

髋伸肌位于穿过关节中心并包含屈伸的横轴XX′的冠状平面的后部（图1-116）。有两组伸肌：一组伸入股骨上段，另一组伸入膝关节附近（图1-117）。

第一组位于下肢的根部，最重要的是臀大肌（1和1′），这是身体中最有力的肌肉，其力相当于34kg，收缩距离15cm。它也是最大和最厚的（横断面66cm²），因此是最强的（力相当于238kg）。它由臀小肌和臀中肌最后面的纤维辅助（3）。这些肌肉也是外旋肌（见第58页）。

第二组主要由腘绳肌组成，即股二头肌（4）、半腱肌（5）和半膜肌（6），其力相当于22kg（仅臀大肌的2/3）。作为双关节肌肉，它们在髋关节的效率取决于膝关节的位置，而膝关节在伸展时的锁定增强了伸肌对髋关节的作用，这表明腘绳肌和股四头肌，特别是股直肌之间存在拮抗－协同关系。这组还包括一些内收肌（见第54页），特别是大收肌（7），它是一个副髋伸肌。

髋伸肌有第二作用，取决于它们的位置相对于外展内收的前后轴的YY′。

● 如图1-118所示的舞蹈运动，在YY′轴上方运行会产生伸展和外展。它们包括臀小肌（3）、臀中肌（4）和臀大肌（1′）的最高纤维的大部分后纤维。

● 如图1-119所示的运动，在轴YY下方运行的同时产生内收和伸展。它们包括腘绳肌、位于冠状面后面的内收肌和臀大肌（1）的大部分。为了产生纯粹的伸展（图1-120），即没有相关的外展或内收，这两个肌肉群必须作为协同－拮抗组合进行平衡收缩。

髋关节伸肌对骨盆前后稳定起着至关重要的作用。

● 当骨盆向后倾斜（图1-121），即向伸展方向倾斜时，只有通过收紧限制伸展的髂股韧带（ILF）才能稳定骨盆（图1-71，第31页）。

● 有一个位置（图1-122）的重心c正好位于髋关节的中心上方，因此，屈肌和伸肌都没有活动，但骨盆的平衡是不稳定的。

● 当骨盆向前倾斜时（图1-123），重心C位于髋关节的横轴前面，而腘绳肌（H）首先收缩以使骨盆变直。

● 当明显倾斜的骨盆需要拉直时（图1-124），臀大肌（G）与腘绳肌（H）有很强的收缩力。

在正常的行走过程中，没有臀大肌的帮助，伸展是由腘绳肌产生的，但在跑步、跳跃或走上斜坡时臀大肌起着至关重要的作用，这就解释了为什么臀大肌是如此有力的肌肉。

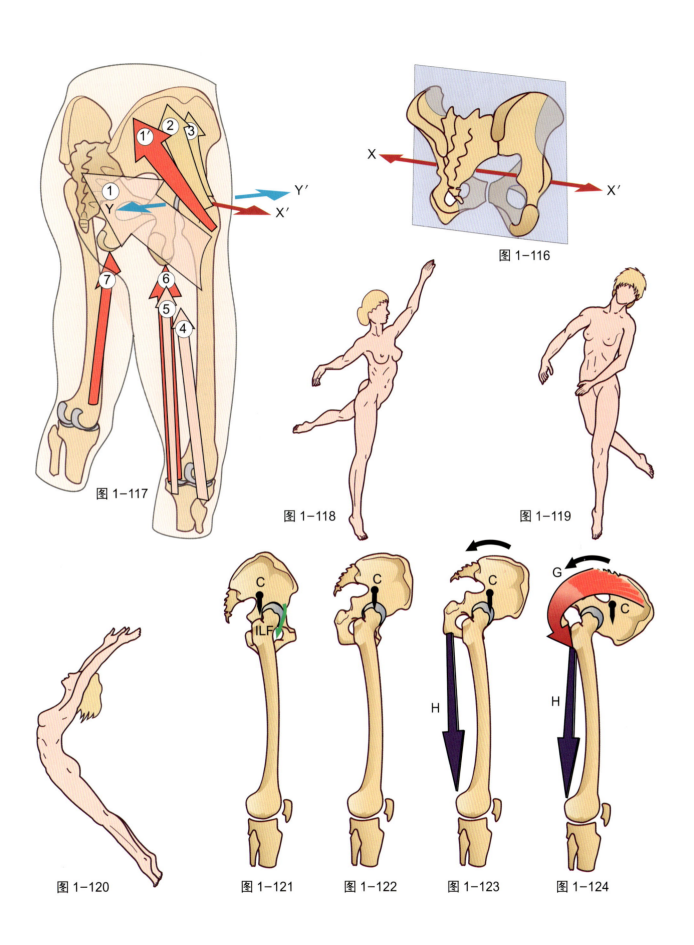

图 1-116

图 1-117

图 1-118

图 1-119

图 1-120

图 1-121

图 1-122

图 1-123

图 1-124

髋关节外展肌

髋关节外展肌通常位于穿过关节中心的矢状平面的外侧（图 1-125），并在该平面内的外展 – 内收的前后轴 YY′ 上横向和上方运行。

外展肌主要是臀中肌（1），其横断面积为 40cm²，偏移 11cm，力相当于 16kg。它是高效的，因为它几乎垂直于它的杠杆臂 OT（图 1-126）。对于骨盆的横向稳定，它和臀小肌一起也是必不可少的（见第 50 页）。

臀小肌（2）本质上是一个外展肌（图 1-127），其横断面积为 15cm²，偏移量为 9cm，力相当于 4.9kg，即比臀中肌小 3 倍。

阔筋膜张肌（3）是髋关节直立位的有力外展肌。它的力量相当于臀中肌的 1/2（7.6kg），但它的杠杆臂比臀中肌长得多。它还能稳定骨盆。

臀大肌（4）仅以其最高的纤维参与外展，因此大部分肌肉产生内收。它的浅层纤维，参与组成"髋三角肌"（图 1-131），也外展髋关节。

梨状肌（5）是一个不可否认的外展肌，尽管它的重要性无法通过实验证明，因为它的位置很深（6）。

根据它们在屈伸和外展内收中的次要作用，这些外展肌可分为两组。

● 第一组包括穿过关节中心的冠状面前的所有肌肉，即阔筋膜张肌和几乎所有的臀中肌和臀小肌前纤维。这些肌肉单独收缩或与较弱的伙伴结合，产生外展 – 屈曲 – 内旋（图 1-128）。

● 第二组包括臀小肌的后部纤维和位于冠状面后面的中间肌，以及臀大肌的外展肌纤维。这些肌肉，单独收缩或与较弱的伙伴一起收缩，产生外展 – 伸展 – 外旋（图 1-129）。

为了获得纯外展（图 1-130），即不受其他运动的干扰，这两个肌群必须作为一对平衡的协同 – 拮抗组合。

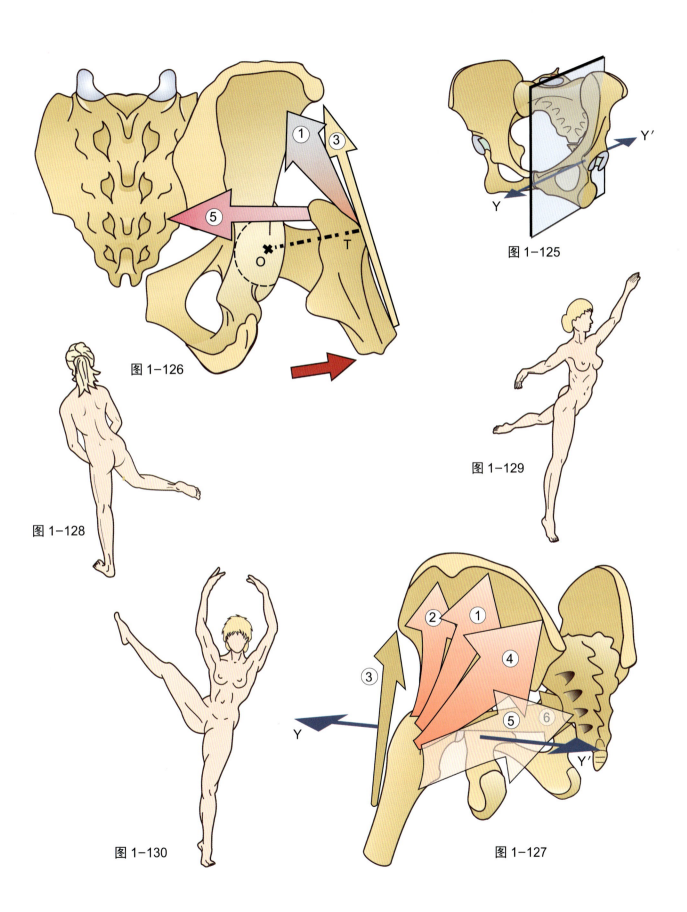

图 1-126

图 1-125

图 1-128

图 1-129

图 1-130

图 1-127

髋外展

　　"髋三角肌"（Farabeuf）在髋关节外侧形成一个宽的肌扇（图 1–131）。它的名字来源于它三角形的形状，顶端指向下方，以及它在解剖学和功能上与肩关节的三角肌相似。然而，它不是由一块连续的肌肉片组成，而是由两个形成三角形前后边界的肌肉腹组成：前、后筋膜张肌（1）从髂前上棘（2）起，斜行于髂下、髂后；臀大肌（3）的浅表纤维起源于髂嵴的后 1/3 和骶骨尾骨的背侧，向前和向下走行。这两块肌肉分别插入髂胫束（4）的前后缘，这是阔筋膜（大腿深筋膜的浅层）的纵向聚合。髂胫束在接受阔筋膜张肌和臀大肌的插入后，成为"髋三角肌"（5）的肌腱，附着于（6）胫骨髁侧面的 Gerdy 结节。在这两块肌肉之间，大腿深筋膜（7）覆盖臀中肌。这两个肌肉可以分开收缩，但是，当它们以平衡的方式收缩时，它们的肌腱沿着其长轴被拉动，而"髋三角肌"则产生纯粹的外展。

　　臀小肌和臀中肌的效率取决于股骨颈的长度（图 1–132）。如果头部直接"放"在股骨干上，外展的总范围会大大增加，但臀中肌的杠杆臂会短 3 倍，效率则低 3 倍。因此，这一观察结果从逻辑上解释了为什么股骨头被股骨颈悬在股骨干上（见第 19 页、第 21 页和第 23 页）：这种机械排列较弱，并减少外展范围，但它增加了臀中肌的效率，这对骨盆的横向稳定至关重要。

　　臀中肌对股骨颈杠杆臂的作用随外展程度的不同而不同。当髋部处于直立位置（图 1–133）时，肌肉拉力 F 不垂直于杠杆臂 OT，因此可以分解为两个向量。

- 作用于关节中心，即向心，并促进关节合拢的向量 f″（图 1–133）。
- 向量 f′ 以直角作用，即切线方向，在外展开始时提供肌肉的有效力。

　　随后，随着外展的进行（图 1–134），向量 f″ 趋向于随着向量 f′ 的增加而减小。因此，臀中肌在确保合拢方面的效率逐渐降低，而作为外展肌的效率更高。当其力的方向垂直于杠杆臂 OT_2 时，它达到最大效率，当肌肉的全部力量用于外展时，F′ 与 F 重合。肌肉现在短了一个长度 t_1t_2，也就是说，大约是它总长度的 1/3，但它仍然有剩余的 2/3 的长度可供收缩。

　　可以用同样的方法研究阔筋膜张肌的作用（图 1–135）。其作用于髂骨 c_1 的力 F 可分解为向心向量 $f_1″$ 和骨盆倾斜切线向量 $f_1′$。随着外展的进行（图 1–136），$f_2′$ 增加，但不等于肌肉的总力 F。另一方面，图表清楚地显示，肌肉从髂骨到 Gerdy 结节的总长度只缩短了一小部分（$c_1′c_2$）。这就解释了为什么肌肉的腹部与肌腱的长度相比是如此之短，因为众所周知，肌肉的最大偏移不超过收缩纤维长度的一半。

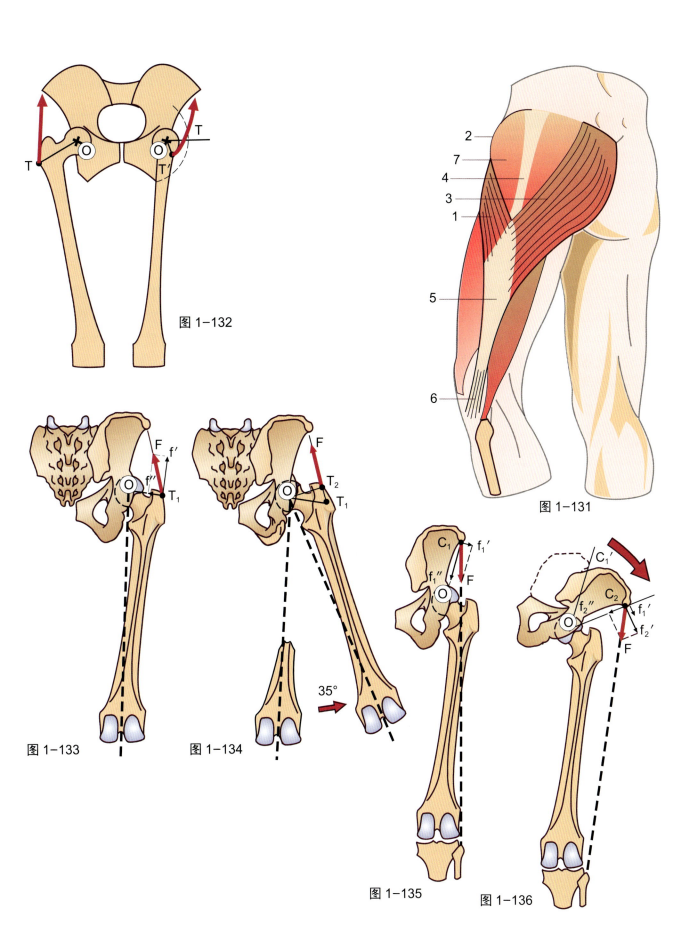

图 1-132

图 1-131

图 1-133

图 1-134

35°

图 1-135

图 1-136

骨盆的横向稳定性

当骨盆处于双肢支撑时，其横向稳定性由内收肌（红箭）和外展肌（绿箭）同时和双侧收缩来保证。当这些对抗性动作适当平衡时（图 1-137），骨盆对称地稳定下来，如军事训练的立正姿势。如果外展肌在一侧占优势，内收肌在另一侧占优势（图 1-138），骨盆向内收肌占优势的一侧侧向倾斜。除非此时能恢复肌肉的平衡，否则受试者会倒向那一侧。

当骨盆处于单肢支撑时（图 1-139），横向稳定性仅由支撑侧的外展肌的作用来保证，因为通过重心 G 作用的体重 W 将倾向于使骨盆在支撑髋关节处倾斜。因此骨盆可以被比作 I 型杠杆（图 1-141），其中支点是支撑髋部的 O，阻力是通过重心 G 作用的体重 W，力是臀中肌（GMe）从髂窝外侧 L 向大转子 T 的拉力。当用一个肢体支撑骨盆时，考虑到力臂 OE 和 OG 的长度不等，臀中肌的力必须足以抵消体重。因此，在平衡骨盆时，臀中肌和臀小肌（Gme）由阔筋膜张肌（TFL）大力协助（图 1-139）。

如果这些肌肉中有任何一块不足（图 1-140），重力的作用就不能得到适当的平衡，骨盆向相反的一侧倾斜，形成一个与肌肉不足的严重程度成正比的角度 a。阔筋膜张肌不仅稳定骨盆，而且稳定膝关节，其行为（图 1-154，见第 113 页）像一个真正有效的外侧副韧带，因此，从长远来看，其瘫痪将导致膝关节产生侧向间隙（角度 b）。

臀中肌和臀小肌以及阔筋膜张肌对骨盆的稳定对正常行走至关重要（图 1-142）。当骨盆处于单肢支撑时，髂间线保持水平，或多或少与肩部连线平行。如果这些肌肉在支撑骨盆的一侧瘫痪（图 1-143），骨盆会向另一侧倾斜，与肩部连线发生类似的倾斜。单肢支撑时的这种典型姿势，即骨盆在对侧倾斜，上躯干向支撑侧弯曲，与 Duchenne-Trendelenburg 征相对应，这表明臀小肌和中肌麻痹或功能不全。

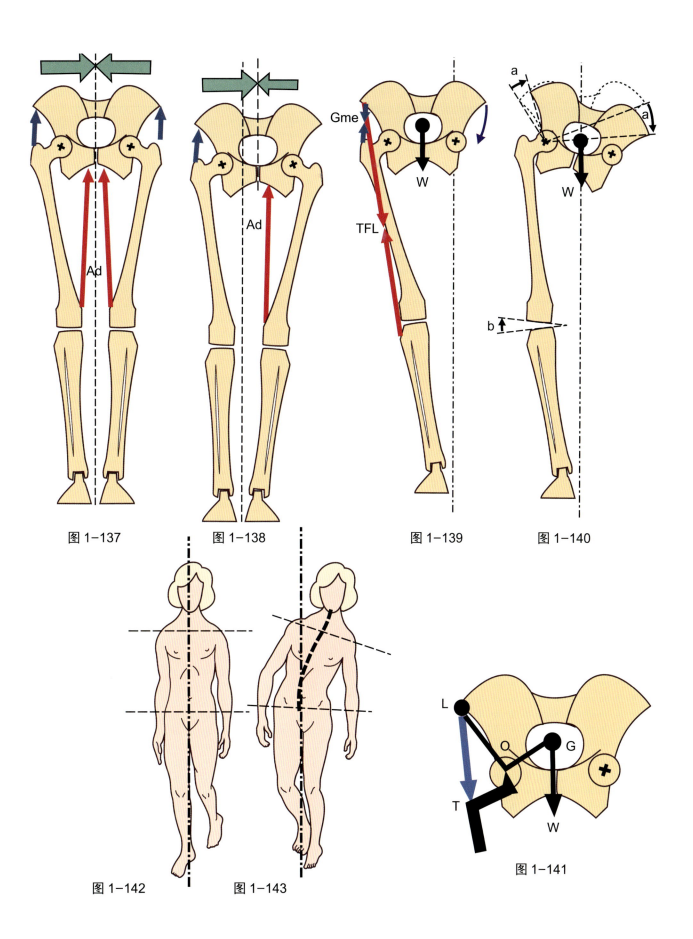

图 1-137

图 1-138

图 1-139

图 1-140

图 1-142

图 1-143

图 1-141

髋关节的内收肌

髋内收肌通常位于矢状面的内侧，通过关节中心（图 1-144）。在任何情况下，它们都位于同一矢状面上的外展－内收前后轴 yy′ 的下方和内侧。

内收肌特别多，威力很大。图 1-145（后视图）显示它们形成一个横跨整个股骨长度的大扇形。大收肌（1）是最强大的（力相当于 13kg）。其特殊的排列（图 1-146）是由于其最内侧的纤维，起源于耻骨支和坐骨支，最近端插入股骨，而其最外侧的坐骨结节纤维最远端插入股线。结果，其上（2）和中间（1）纤维在后外侧形成一种沟槽，这可以在图中看到，因为上纤维被认为是透明的，并且髋关节已经随着股骨的侧向旋转而脱臼。在这个排水沟中（插入表示在箭水平上取的截面）运行第三组纤维（下纤维），构成一个独特的梭形肌腹，也被称为小内收肌或第三内收肌（3）。

这种纤维排列减少了外展过程中肌肉的相对延长，并允许更大范围的外展发生，同时保持肌肉的效率。这个想法如图 1-147 所示，其显示如下。

- 侧 A：纤维的实际方向。
- 侧 B：在没有任何外展诱导扭转（虚线）的情况下纤维的实际方向和它们的"简化"方向，即，最内侧的纤维具有最远端的插入，而最外侧的纤维具有最近的插入（与它们在生命中的排列正好相反）。
- 这两种排列显示在内收（Ad）和外展（Ab）中。纤维从内收到外展的延长是明显的，并且由运动过程中所描述的圆弧的长度之间的差异来表示：u 代表来自耻骨的纤维，v 代表来自坐骨的纤维，z 代表插入大转子的纤维。

图 1-145 还说明了有助于内收的其他肌肉。

- 股薄肌（4）形成肌扇的内缘。
- 半膜肌（5）、半腱肌（6）和股二头肌（7）的长头主要是髋部伸肌和膝屈肌，但也具有重要的内收肌成分。
- 臀大肌（8）：其大部分纤维（即位于 YY′ 轴以下的纤维），产生内收。
- 股方肌（9）和松果肌（10）产生内收和侧向旋转。
- 闭孔内肌（11），由胚芽（未示出）和闭孔外肌（12）辅助，是次级内收肌。

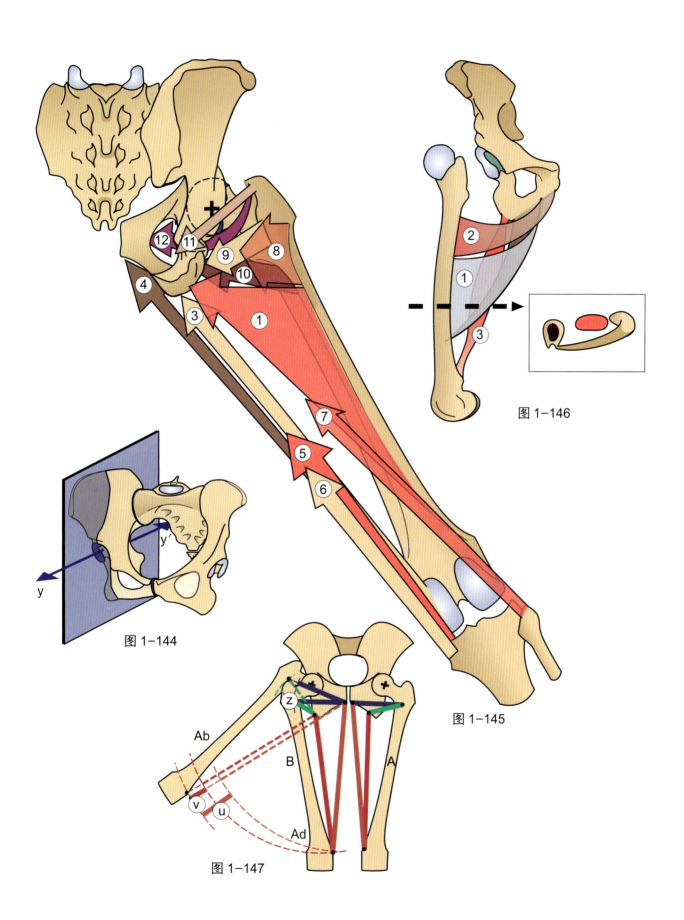

图 1-146

图 1-144

图 1-145

图 1-147

髋关节的内收肌（续）

图 1-148（前视图）显示了下列内收肌。

● 长收肌（13），其肌肉力量（相当于 5kg）不足大收肌的一半。

● 短收肌（14），其两束由内收肌长肌向下覆盖，由耻骨肌向上覆盖（10）。

● 股薄肌（4）向上覆盖，形成内收肌隔室的内侧边界。这两束下部由长收肌覆盖，上部由耻骨肌（10）、股薄肌（4）覆盖，形成内收肌隔室的内侧边界。

除了它们的主要内收肌功能外，这些肌肉还会产生一定程度的屈曲 – 伸展和轴向旋转。它们在屈曲 – 伸展中的作用（图 1-149，内侧视图）取决于它们的起始点。如果肌肉起源于通过关节中心的冠状平面（交替的点和破折线）后面的坐骨和耻骨，它们就是髋部伸肌；特别是大收肌的下纤维，小内收肌，当然还有腘绳肌。当肌肉从冠状面前面的髋骨出现时，它们同时是内收肌和屈肌，例如耻骨肌、短收肌、长收肌、大收肌的上束和股薄肌。然而，请注意，它们在屈曲 – 伸展中的作用也取决于髋关节的初始位置。

正如已经显示的那样，内收肌对于双肢支撑中骨盆的稳定是必不可少的，它们在某些姿势或某些运动中发挥着重要的作用，如滑雪（图 1-150）或骑马（图 1-151）。

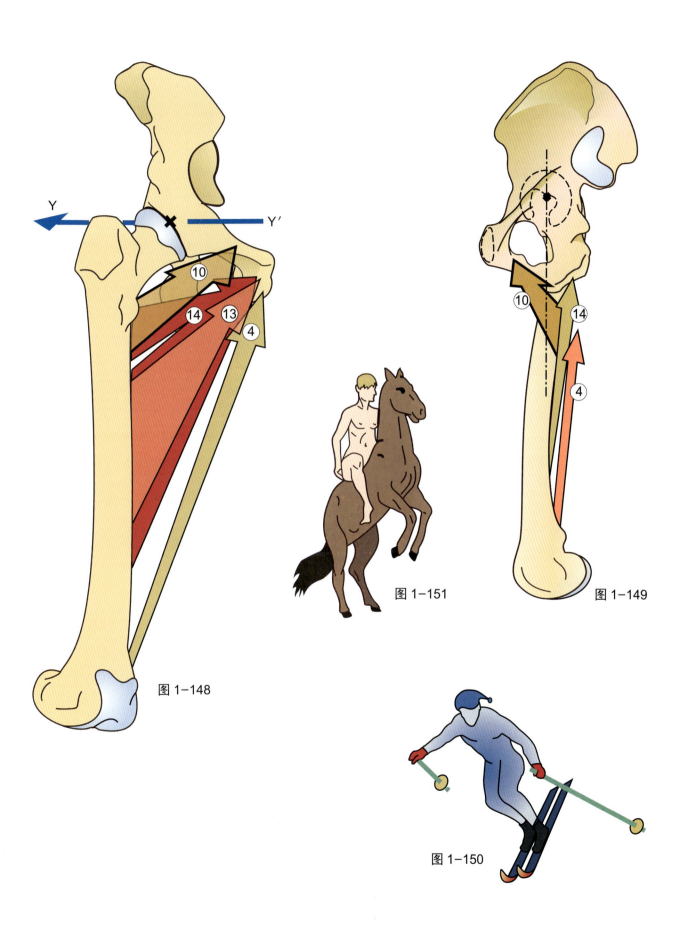

图 1-148

图 1-151

图 1-149

图 1-150

髋关节的外旋肌

外旋肌众多且有力，向后穿过髋关节的垂直轴，如骨盆的水平部分所示（图 1-152，上图，右侧），略高于关节中心通过。此图显示所有外侧旋转器如下。

- 以外侧旋转为主要功能的骨盆转子肌。

➢ 梨状肌（1）起源于骶骨前表面，向后和外侧延伸，并通过较大的坐骨神经切迹（图 1-153，右后上视图）出现，插入大转子的上缘。

➢ 闭孔内肌（2）与梨状肌或多或少平行，但它在坐骨棘上方坐骨后缘上以直角反射（图 1-153）。从闭孔边缘起始处的第一（2′）部分是骨盆内。在其过程的第二部分，它的两侧是微小的上下胚芽，它们分别起源于坐骨棘和坐骨结节，并绕过其上下边界。闭孔内肌和踝关节通过共同的肌腱插入大转子的内侧表面。它们有相似的行动。

➢ 闭孔外板（3）从闭孔边缘的外表面开始，其肌腱向后缠绕在髋关节下方，并向上延伸至股骨颈后，插入到转子窝的底部。总体而言，肌肉围绕股骨颈旋转，只有当骨盆在股骨上明显倾斜时，才能看到整个骨盆（图 1-154，髋关节弯曲时骨盆的后下侧视图）。这解释了它的两个主要作用：当髋关节弯曲时，它首先是一个外侧旋转体（也见第 58 页），并且由于它围绕股骨颈的缠绕过程，它是一个弱的髋屈肌。

- 一些内收肌也是外旋肌。

➢ 股方肌（4）起源于坐骨结节，插入股骨粗隆间后线（图 1-153），也可以伸展或弯曲髋关节（图 1-152），这取决于髋关节的位置。

➢ 耻骨肌起于耻骨水平支，插入三叉线的中间线（图 1-154），产生内收、屈曲和侧向旋转。

➢ 大收肌的最后侧纤维（图 1-155，3）也产生侧向旋转，就像腘绳肌一样。

➢ 臀肌：整个臀大肌，包括其浅纤维（7）和深层纤维（7′）；臀小肌的后部纤维，特别是臀中肌（8）（图 1-152 和图 1-153）。

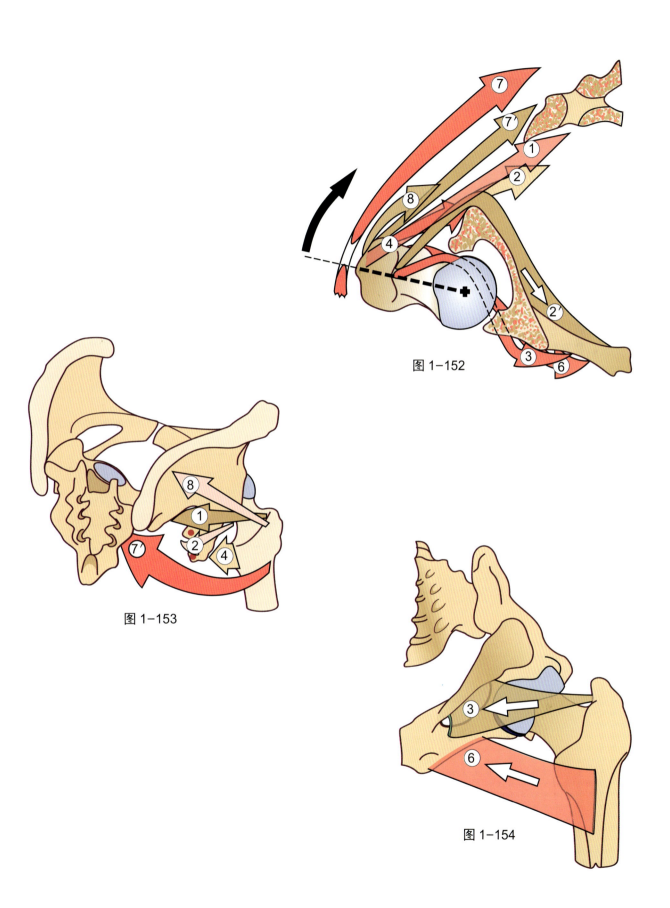

图 1-152

图 1-153

图 1-154

髋关节的旋转肌

水平截面（图 1-155）通过股骨头正下方，显示腘绳肌和内收肌的外侧旋转分量。股二头肌长头（1）、半腱肌、半膜肌（2）、大收肌（3），甚至长收肌和短收肌（4）的水平投射均在垂直轴的后方；因此，当下肢在其长轴上旋转时，这些肌肉是外侧旋转体（LR）（图 1-23），即伸膝，臀部和脚部作为枢轴。注意，在内侧旋转（MR）过程中，一些内收肌运行在垂直轴的前面，因此成为内侧旋转肌。

内旋肌群的数量少于外旋肌群，它们的拉力约为外旋肌群的 1/3（相当于内旋肌群 54kg，外旋肌群 146kg）。这些肌肉运行在髋关节垂直轴的前面。水平截面（图 1-156）显示了髋关节的三个内侧旋转肌：

- 臀中肌（5）：仅其前纤维旋转髋关节。
- 臀肌小肌（6）：几乎所有纤维旋转髋关节。
- 阔筋膜张肌（7）：在髂前上棘（ASIS）上方运行。

中等程度的内侧旋转后，即 30°～40°（图 1-157），闭孔外肌（8）和胸肌（9）正好位于关节中心的下方；因此它们不再是外侧旋转肌，而臀小肌和内侧肌（6）仍然是内侧旋转肌。

相反，在完全内侧旋转后（图 1-158），闭孔外肌（8）和胸肌（9）成为内侧旋转肌，因为它们现在运行在垂直轴的前面，而阔筋膜张肌（7）和臀小肌和内侧肌（5）成为外侧旋转肌。只有当内侧旋转最大时才会出现这种情况。这是根据关节位置的肌肉动作反转的一个例子，它是肌肉纤维方向改变的结果，如图 1-159 所示（透视正侧视图）。当髋关节强力内侧旋转时，闭孔外肌（8）和耻骨肌（9）在垂直轴的前面（双箭）运行，而臀小肌和内侧肌（5）则向上和向后倾斜。

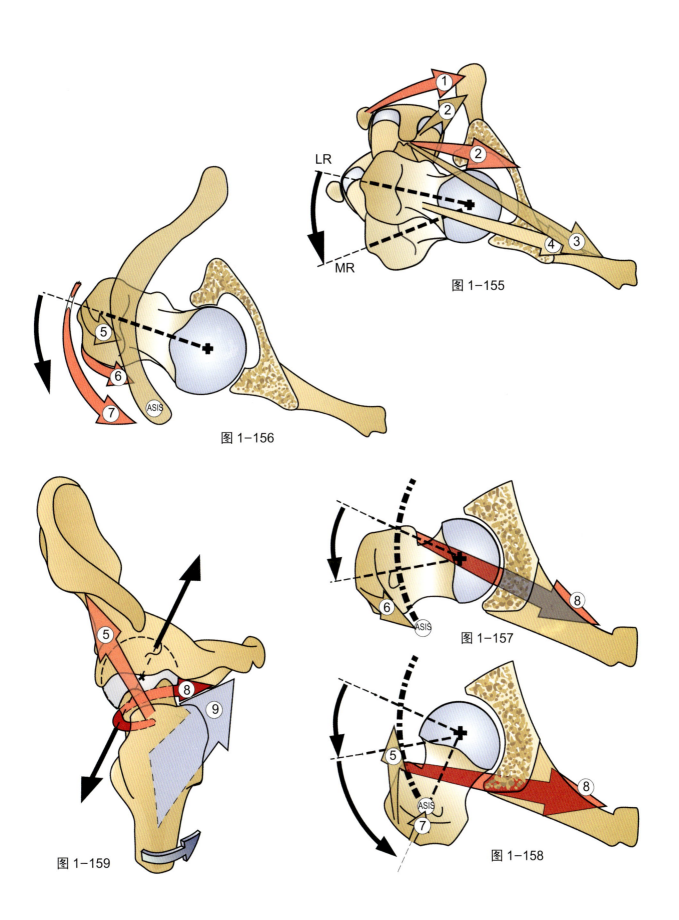

图 1-155

图 1-156

图 1-157

图 1-158

图 1-159

肌肉动作的反转

　　具有三个自由度的关节的运动肌的动作根据关节的位置而变化，因为它们的次要动作被改变甚至反转。最典型的例子是内收肌屈肌成分的反转（图 1–160）。从直线位置（0°）开始，除了大收肌（AM）的后部纤维外，所有的内收肌都是屈肌，它仍然是一个伸肌，最大伸展角度为 –20°，但屈肌部分只有在肢体位于每一块肌肉的起始点以下时才会继续存在。因此，长收肌（AL）在 +50° 伸展时仍然是屈肌，但在 +70° 屈曲后成为伸肌。同样，内收肌短肌仅为 +50° 的屈肌，然后成为伸肌，而股薄肌的屈肌动作限制为 +40°。该图清楚地表明，只有真正的屈肌才能产生最大限度的屈曲：在 +120° 屈曲时，阔筋膜张肌（TFL）的漂移完成，因为现在它的距离缩短了 AA′，相当于其长度的一半；并且髂腰肌（IP）失去了大部分的效率，因为它的肌腱倾向于远离髂耻骨隆起。这个图解释了为什么小粗隆（LT）位于非常后面，髂腰肌腱的偏移因此增加了长度等于股骨干的厚度。股方肌也非常清楚地显示其屈肌成分的倒置（图 1–161，透明的髋骨使股骨和方肌的过程可见）。在伸展 E 中，股方肌是屈肌（蓝箭），并且在屈曲 F 中成为伸肌（红箭），其过渡位置对应于髋关节的直线位置。肌肉效率本身很大程度上取决于关节的位置。当髋关节已经弯曲时（图 1–162），髋关节伸肌被拉伸。在 120° 屈曲（F）的情况下，臀大肌被被动地拉长一个 gg′ 的距离，对于它的一些纤维和腘绳肌，这相当于 100% 的距离 hh′，这大约是它们长度的 50%，在髋关节的直线位置，只要膝盖保持伸展。这个观察解释了跑步者的起始位置（图 1–163）：最大的臀部屈曲，然后是膝关节的伸展（这里没有说明第二阶段），它适当地拉紧髋部伸肌，以适应开始时所需的强烈冲动。当膝盖伸展时，正是这种腘绳肌的张力限制了髋关节的屈曲。图 1–162 还显示，从直线位置到 –20° 伸展，腘绳肌 hh″ 的长度变化很小，这解释了当髋关节半弯曲时，腘绳肌发挥其最佳优势的理论。

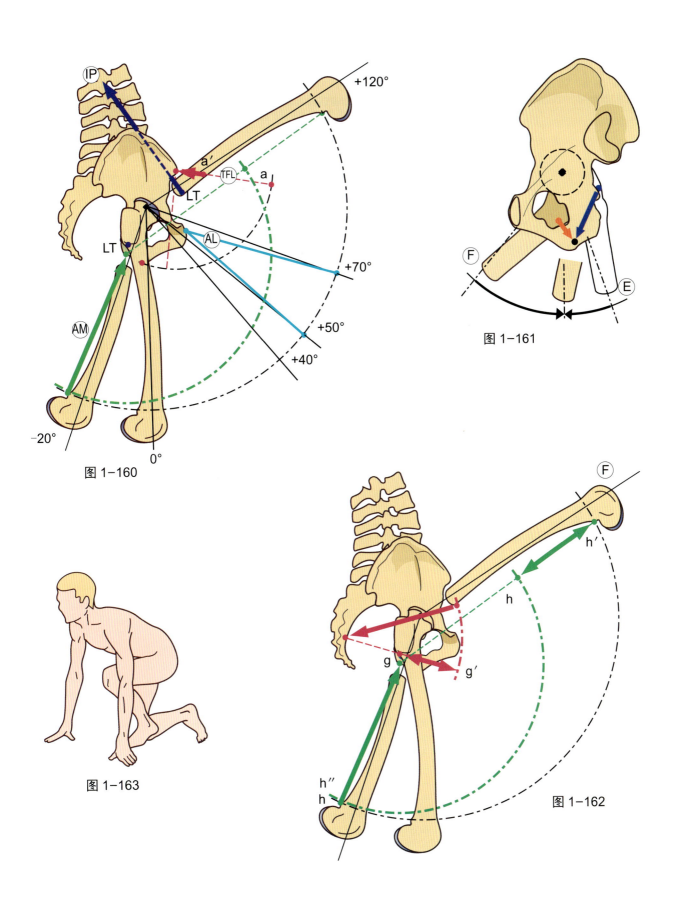

图 1-160

图 1-161

图 1-163

图 1-162

肌肉动作的反转（续）

当髋关节明显弯曲时（图 1-164），梨状肌也显示其动作的倒置（图 1-165，后外侧视图）。当髋关节处于直线位置时，它是一个联合的外侧旋转肌 – 屈肌 – 外展肌（红箭），但随着髋关节明显弯曲（蓝箭），它变成了内侧旋转 – 伸肌 – 外展肌：翻转点对应于 60° 屈曲，其中它只是一个外展肌。在明显的屈曲（图 1-166，屈髋的后外侧视图）中，梨状肌（1）仍然是外展肌，而闭孔内肌（2）和整个臀大肌（3）也成为外展肌；当髋关节弯曲 90° 时，这些肌肉允许膝盖分开（蓝箭）和髋关节横向旋转（绿箭）。臀小肌（4）是非常明显的内侧旋转体（红箭），并像阔筋膜张肌（5）一样成为内收肌（图 1-167）。这些肌肉产生一个联合屈曲 – 内收 – 内侧旋转的整体运动（图 1-168）。

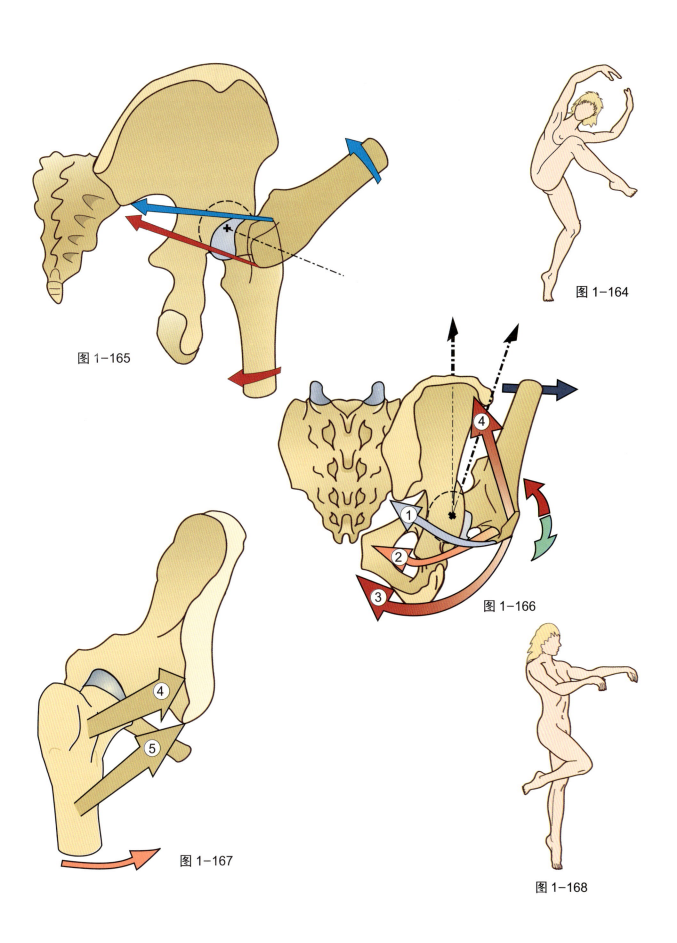

图 1-164

图 1-165

图 1-166

图 1-167

图 1-168

根据髋关节屈曲程度连续招募展肌

　　在单肢支持下，骨盆由不同的展肌稳定。当髋关节处于完全伸展状态（图 1–169，红箭），即处于直线位置时，身体的重心"落"在连接两个髋关节的线后面，结果是骨盆向后倾斜。这种倾斜是通过髂股韧带的张力（见第 31 页）和阔筋膜张肌（1）的收缩来防止的，阔筋膜张肌也是髋屈肌；因此张量可以同时纠正骨盆的后方和外侧倾斜。作为外展肌，张量与臀大肌（2）的表面纤维协同作用，作为"髋部三角肌"的一部分。当骨盆仅稍微向后倾斜时（图 1–170），重心仍然落在连接髋关节的线后面，并且臀小肌（3）被招募。注意，这块肌肉也是一个展肌 – 屈肌，就像阔筋膜张肌一样。当骨盆前后处于平衡状态时（图 1–171），重心落在连接髋关节的线上，骨盆由臀中肌向外侧稳定（4）。一旦骨盆向前倾斜，臀大肌就开始活动，接着是臀大肌（图 1–172）的深层纤维（5）、梨状肌（6）（图 1–173）和闭孔内侧肌（7）。在整个过程中，包括髋关节的极端屈曲（图 1–174），臀大肌（2）与阔筋膜张肌（1）起拮抗 – 协同作用，作为外展肌和髋关节屈曲的调节肌。闭孔外肌（7）也同时发挥作用。

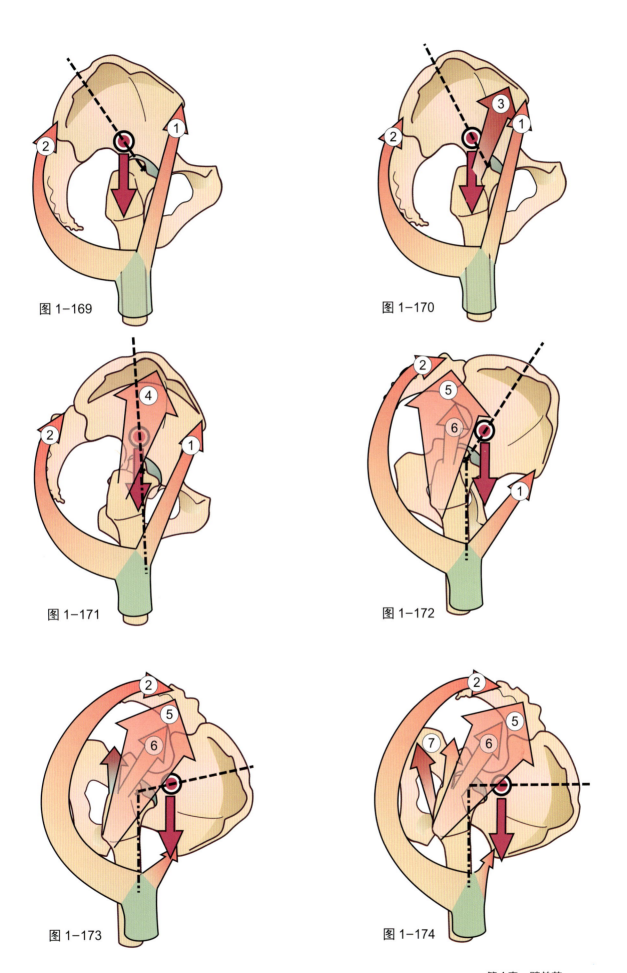

图 1-169

图 1-170

图 1-171

图 1-172

图 1-173

图 1-174

第 2 章　膝关节

Chapter 2　The Knee

王胜群　郭人文　**译**

膝关节是下肢的中间关节。它主要是一个具有单自由度的关节，用于屈曲 - 伸展，从而允许肢体的末端向其根部移动或远离其根部，这与控制身体与地面之间的距离相同。在重力的作用下，膝盖基本上是通过轴向压缩来工作的。

膝具有附件或第二自由度，即仅当膝盖弯曲时才绕下肢纵轴旋转。膝面临着协调两个相互矛盾要求的机械挑战。

● 当由于身体的重量和杠杆臂的长度而导致膝受到严重压力时，膝完全伸展时具有极大的稳定性。

● 根据跑步和相对于地面不规则的脚的最佳方向所需，在屈曲中显示出很大的灵活性。

膝关节通过使用高度巧妙的机械装置解决了这些问题，但关节表面的轻度交锁 - 对于活动至关重要 - 也使其容易扭伤和脱位。

在屈曲过程中，膝关节是不稳定的，韧带和半月板最容易受伤，但在伸展过程中，膝关节最容易发生关节面骨折和韧带撕裂。

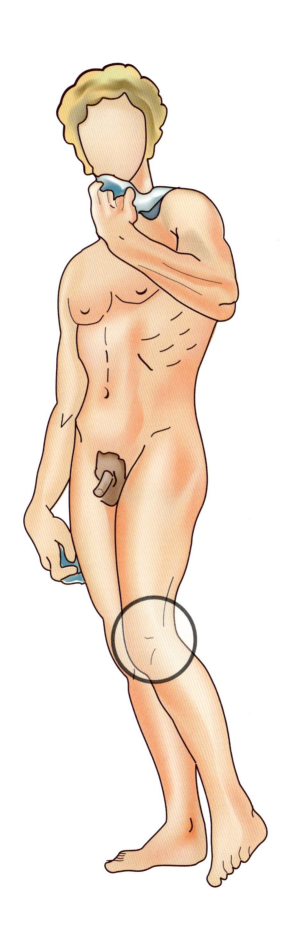

膝关节的轴

第一个自由度与横轴 XX′ 有关（图 2-1，前内侧视图；图 2-2，半屈膝的前外侧视图），围绕该轴在矢状面上发生屈曲 – 伸展运动。该轴 XX′ 位于冠状面，水平穿过股骨髁部。因为股骨的长颈让干部向外侧偏移（图 2-3，下肢骨骼概述），所以股骨干的长轴与腿的长轴不重合，但在侧面形成 170°~175° 的钝角开放。这是膝关节的生理性外翻。

相反，三个关节，即髋关节（H）、膝（K）和踝关节（A）的中心位于同一条直线 HKA 上，这是下肢的机械轴。在腿部，它与腿部重合，但在大腿中，它与股骨干形成约 6° 的角度。

另一方面，由于髋关节的距离比踝关节宽，所以每个下肢的机械轴稍微向内和内侧倾斜，与垂直方向成 3° 的角度。骨盆越宽，这个角度越大，就像女性一样。这一观察也解释了为什么膝关节的生理性外翻在女性中比男性更显著。

屈伸轴 XX′ 是水平的，因此与外翻角度的平分线 KB 不一致。XX′ 与股骨的夹角为 81°，XX′ 与小腿轴线的夹角为 93°。因此，在完全屈曲过程中，腿部的轴线不会紧跟在股骨轴的后方，而是稍稍位于股轴的后方和内侧，因此足跟向身体的对称平面的内侧移动。因此，极大的屈曲使足跟与坐骨结节水平上的臀部接触。

第二自由度与围绕腿的长轴 YY′ 的旋转有关（图 2-1 和图 2-2），这在膝弯曲的情况下被清楚地定义。当膝完全伸展时，膝的结构使得轴向旋转是不可能的：腿部的轴线与下肢的机械轴重合，轴向旋转不是在膝部而是在髋关节发生。

在图 2-1 和图 2-2 中，显示了轴 ZZ′ 与其他两个轴成直角向前向后运行。这个轴并不真正代表第三个自由度，但由于副韧带松弛而在关节中发挥的程度，它允许在踝关节观察到 1~2cm 的小外翻和内翻运动；但是，当膝完全伸展时，这些运动完全消失，因为副韧带变得绷紧。如果它们仍然存在，则必须将其视为异常，即副韧带损伤的迹象。

事实上，一旦膝部弯曲，这些运动就会正常发生。为了确定它们是否异常，必须将它们与另一只膝进行比较，前提是后者毫发无损。

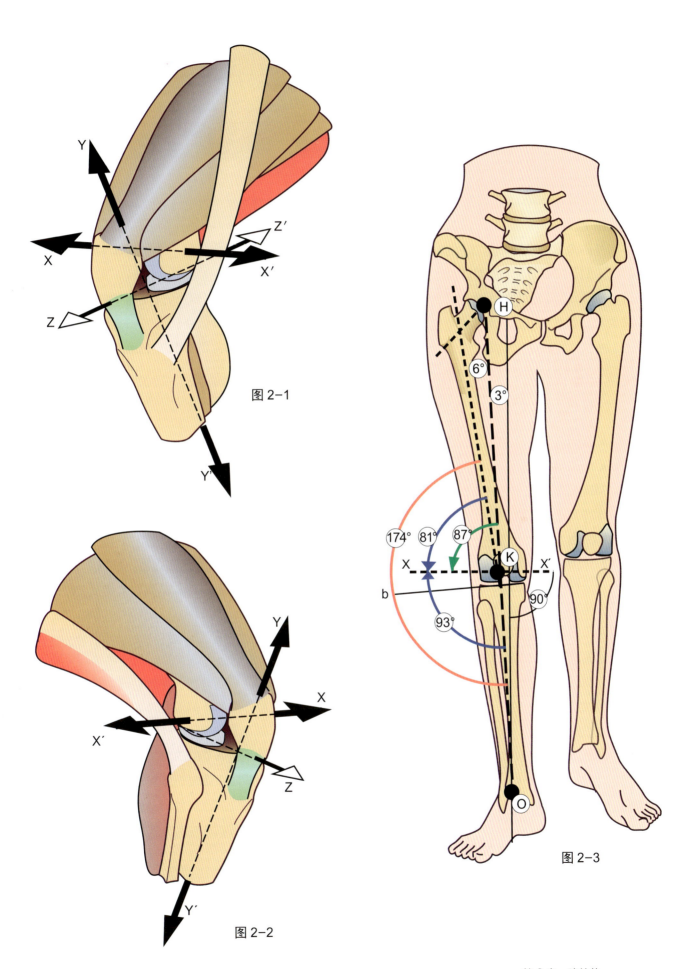

图 2-1

图 2-2

图 2-3

膝关节内外翻

除了与性别相关的生理变化外，外翻的角度可以表现出个体的病理变化（图 2-4，下肢骨骼的正面图）。

外翻角度的反转产生膝内翻（图 2-4，左膝的 Var），如"O"型腿（图 2-6）。膝关节的中心，对应于胫骨髁间隆起和股骨髁间窝，向外侧移位。膝内翻可以通过两种方式定量：

● 通过测量股骨和胫骨轴的长轴之间的角度，如果角度（如 180°～185°）超过正常值（170°）并反转正常的钝角，就会出现此种情况。

● 通过测量侧向位移（图 2-5，关节中心相对于下肢机械轴的 ID（例如 10～15mm 或 20mm）：侧向位移（ID）记录为 15 mm。

相反，外翻角度的闭合导致膝外翻（图 2-4），即敲击膝盖（图 2-8）。还有两种定量膝外翻的方法：

● 通过测量股骨和胫骨的长轴之间的角度：如果角度小于 170° 的正常值（例如 165°）就存在。

● 通过测量内侧位移（图 2-7，关节中心相对于下肢机械轴的内侧位移（Md）（例如10～15mm 或 20mm）：内侧位移（Md）记录为 15mm。

这些外侧和内侧位移的测量比外翻角度的测量更精确，但它需要高质量的下肢全长 X 线片，称为测角 X 线片（图 2-4）。在图中，受试者有右膝外翻和左膝内翻是非常不幸的。在大多数情况下，两侧的畸形相似，但在严重程度上不一定对称，其中一只膝盖受到的影响比另一只膝盖更大。然而，只有极少数情况下，两个膝盖在同一个方向上偏离，如图所示。这种合并畸形是非常不舒服的，因为它会导致膝外翻的稳定性丧失。当矫正性截骨手术过度矫正膝内翻为膝外翻时也会出现这种情况。然后需要立即进行第二次截骨，以恢复正常的平衡。

膝关节的 Varus 或外翻（Var，Val）偏差并不是无害的，因为它们会随着时间的推移导致骨关节炎。实际上，机械载荷没有均匀地分布在膝关节的外侧和内侧两个隔室上，导致它们各自的关节面过早侵蚀，并最终在存在膝内翻的内侧股胫骨关节炎或存在膝外翻的外侧股胫骨关节炎中达到顶峰。适当的治疗需要胫骨（或股骨）外翻截骨术治疗膝内翻，胫骨（或股骨）外翻截骨术治疗膝外翻。正是为了防止这些并发症，现在更多的注意力投入到监视幼童膝关节的内侧或外侧偏斜上。事实上，双侧膝内翻在儿童中非常常见，并且随着生长逐渐消失。然而，这一良好的结果需要伴随着下肢的全面 X 线片。如果在儿童期结束时仍然存在明显的偏差，则可能需要分别对膝外翻和膝内翻进行内侧或外侧胫股骨骺固定术。这些手术通过抑制膝盖较"凸"侧的生长而有利于较"凹"侧的生长而起作用。

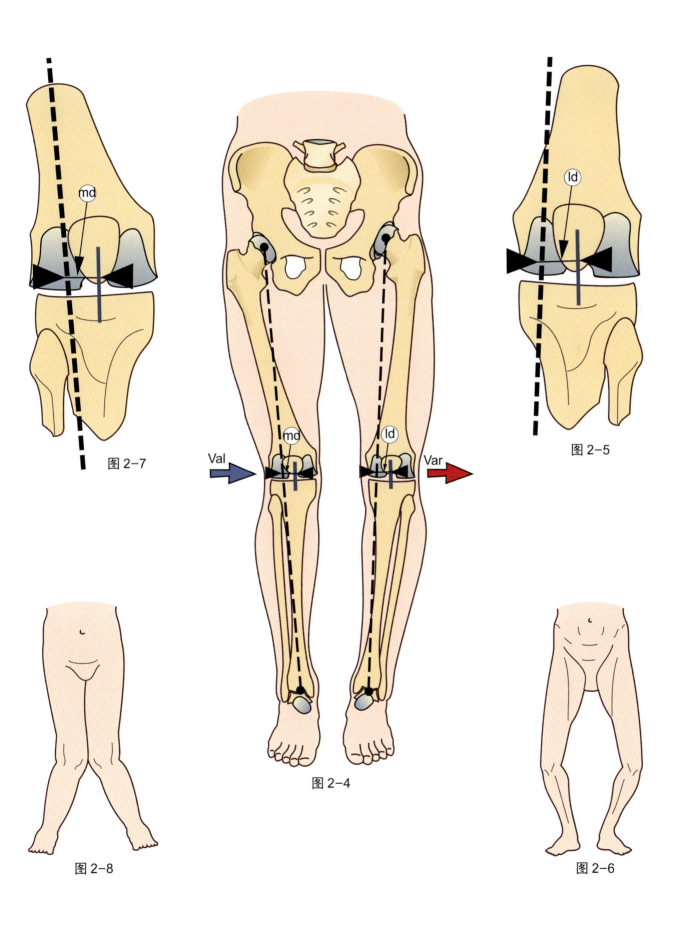

图 2-7

图 2-4

图 2-8

图 2-5

图 2-6

膝关节屈伸运动

屈伸是膝关节的主要运动方式。其范围是从由以下标准定义的参考位置测量的：腿部的长轴与大腿的长轴的共线性（图 2-9，左腿）。从侧面看，股骨轴线与腿部轴线直接连续。在这个姿势下，下肢是最长的。

伸展被定义为腿部后表面远离大腿后表面的运动。严格地说，没有绝对的伸展，因为在参考位置，下肢已经最大限度地伸展。然而，从参考位置（图 2-11）产生 5°～10° 的被动延伸是可能的，错误地称为"超延伸"。它可以在一些人中被异常夸大，导致膝部反屈。

主动伸展很少超过参考点，然后只是轻微的（图 2-9），它的发生基本上取决于髋关节的位置。事实上，股直肌作为膝关节伸展器的效率随着髋关节的伸展而增加（见第 144 页），表明预先存在的髋关节伸展（图 2-10：右腿位于后侧）为膝关节伸展奠定了基础。

相对伸展是使膝盖从任何屈曲位置进入完全伸展的运动（图 2-10：左腿位于前侧）。它通常发生在行走过程中，当摆动的肢体向前移动以恢复与地面的接触时。

屈曲是腿部后表面朝向大腿后表面的运动。屈曲可以是绝对的，从参考位置开始，也可以是相对的，从任何屈曲位置开始。

膝关节屈曲的范围根据髋关节的位置和运动本身的方式而变化。

如果髋关节已经弯曲，主动屈曲达到 140°（图 2-12），如果髋关节伸展，则仅为 120°（图 2-13）。这种幅度上的差异是由于腘绳肌在髋部伸展时失去了一些效率（参见第 146 页）。然而，由于腘绳肌的快速弹道收缩，髋关节伸展时仍有可能超过 120°。当腘绳肌突然有力地收缩时，它们会推动腿部进入屈曲状态，最终达到被动屈曲的状态。

膝关节被动屈曲的范围为 160°（图 2-14），允许足跟接触臀部。这种运动是膝关节屈曲时运动自由度的重要临床试验的基础。被动屈曲的范围可以测量为足跟和臀部之间的距离。通常情况下，它只受到小腿和大腿肌肉的弹性冲击的限制。病理学上，被动屈曲是通过伸肌，特别是股四头肌的缩短或关节囊的纤维性收缩来检查的（见第 102 页）。通过计算获得的屈曲度和预期的最大屈曲度之间的差值（160°），或者通过测量膝和臀部之间的距离，总是可以量化屈曲缺陷。相比之下，伸直不足被认为是一个负角度。例如，-60° 的伸直不足与最大被动伸直位置和直线位置之间的测量值相同。因此，图 2-13 可以理解为左腿弯曲 120°，或者，如果不能进一步延伸，则显示 -120° 的伸直不足。

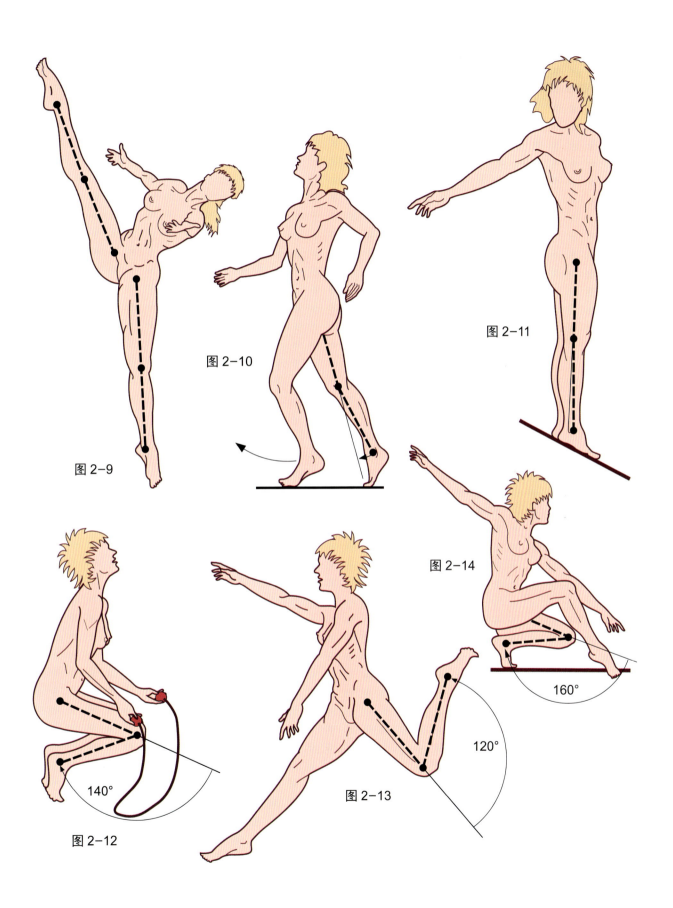

图 2-9

图 2-10

图 2-11

图 2-12

140°

图 2-13

120°

图 2-14

160°

膝关节轴向旋转

膝关节绕其长轴的旋转运动只能在膝关节弯曲的情况下进行，因为随着膝关节的伸展和关节的交锁，胫骨与股骨成为一体。

为了测量主动轴向旋转，当受试者坐在桌子上，腿垂在边缘上时，膝盖必须先弯曲成直角（图2-15），因为膝盖弯曲会阻止髋关节旋转。在参考位置，脚趾略向侧面（见第78页）。

内侧旋转（图2-16）使脚趾朝向内侧，对足部内收有显著贡献（见第158页和第180页）。

外侧旋转（图2-17）使脚趾面向外侧，也有助于脚的外展。

根据Fick的说法，外侧旋转的范围为40°，内侧旋转的范围为30°，并且该范围随膝关节的屈曲程度而变化，因为根据同一作者的说法，当膝关节弯曲为30°时，外旋为32°，而当膝关节弯曲为90°时，外旋为40°。

被动轴向旋转测量时受试者取俯卧位，膝关节屈曲90°。检查员用双手抓住脚并旋转它，直到脚趾面向外侧（图2-18）和内侧（图2-19）。正如预期的那样，这种被动旋转具有比主动旋转更大的范围。

最后，还有一种称为"自动"的轴向旋转，因为它不可避免地与屈曲－伸展运动不由自主地联系在一起。它首先发生在伸展结束或屈曲开始时。当膝盖伸展时，足是外旋的（图2-20）；因此，向外的伸展＝外部旋转。相反，当膝弯曲时，腿部向内旋转（图2-21）。当下肢蜷缩在身体下方，脚趾自动向内侧移动时，就像胎儿的姿势一样。

这种自动轴向旋转的机制将在后面讨论。

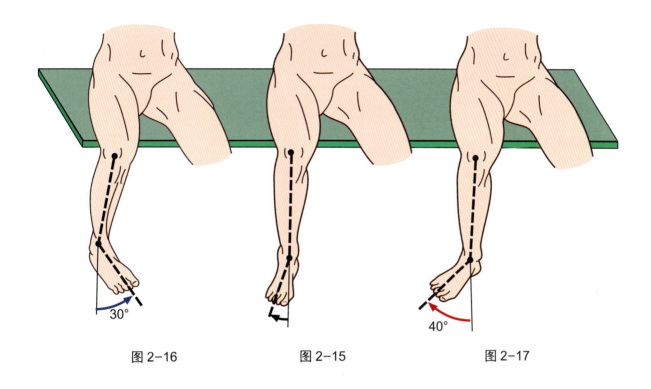

图 2-16   图 2-15   图 2-17

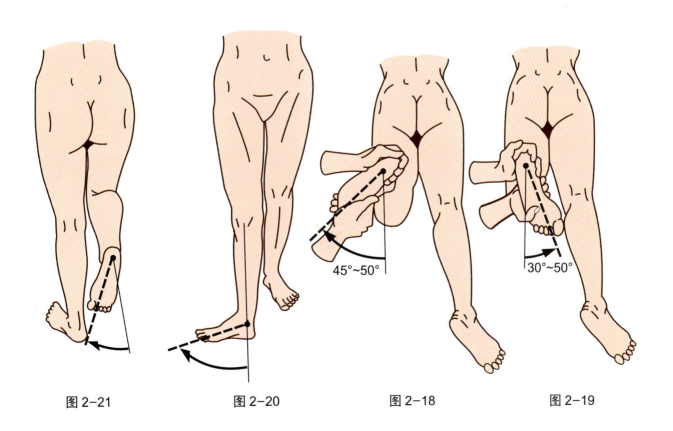

图 2-21   图 2-20   图 2-18   图 2-19

下肢的一般结构及关节面的方向

股骨髁部和胫骨关节面的方向促进膝关节屈曲。两个骨性四肢相对运动（图 2-22），根据它们的运动（图 2-23），如 Fick 的实验所证明的那样。然而，屈曲将低于 90°（图 2-24），除非从上位骨结构移除一小块碎片（图 2-25）以延迟下位骨结构的影响。因此在股骨中产生的这一薄弱区域被轴的偏心距所抵消，从而使髁突向后弯曲（图 2-26）。相反，胫骨向后变薄并向前加强，导致胫骨平台向后弯曲。因此，在极度屈曲时（图 2-27：屈曲时的股骨胫骨骨骼），肌肉可以卡在胫骨和股骨之间。

下肢骨骼的整体曲率反映了施加的应力，并遵守欧拉定律，控制柱在偏心荷载下的行为（由 Steindler 引用）。

如果柱在两端接合（图 2-29a，在末端加载的自由柱），则它沿着其整个长度弯曲，就像后凹的股骨干的情况一样（图 2-29b，股骨的轮廓）。

如果柱子在下方固定而上方移动（图 2-30a），具有相反曲率的两个弯曲将导致较高的弯曲占据柱的 2/3；这些弯曲对应于冠状平面中股骨的曲率（图 2-30b，从前面开始的股骨）。

如果柱两端固定（图 2-31a），则弯曲占据其中间的 1/2，并对应于冠状平面中胫骨的弯曲（图 2-31b）。

在矢状面上，胫骨显示以下三个特征（图 2-32b）。

- 后扭转（T）：后弯。
- 后倾（V）：胫骨平台向后显示 5°～6° 斜度（在全膝关节成形术中需要考虑这一点）。
- 后屈（F）：向后的弯曲，与柱中所见的弯曲相对应。两端移动（图 2-32a），比如股骨。

股骨和胫骨的相对凹陷增加了可用空间，以容纳更大的肌肉体积（图 2-28，屈曲时的股胫骨骨骼）。这种安排类似于在肘部看到的（参见第一卷），其中骨骼关节末端的弯曲在屈曲时为肌肉提供了更大的空间。

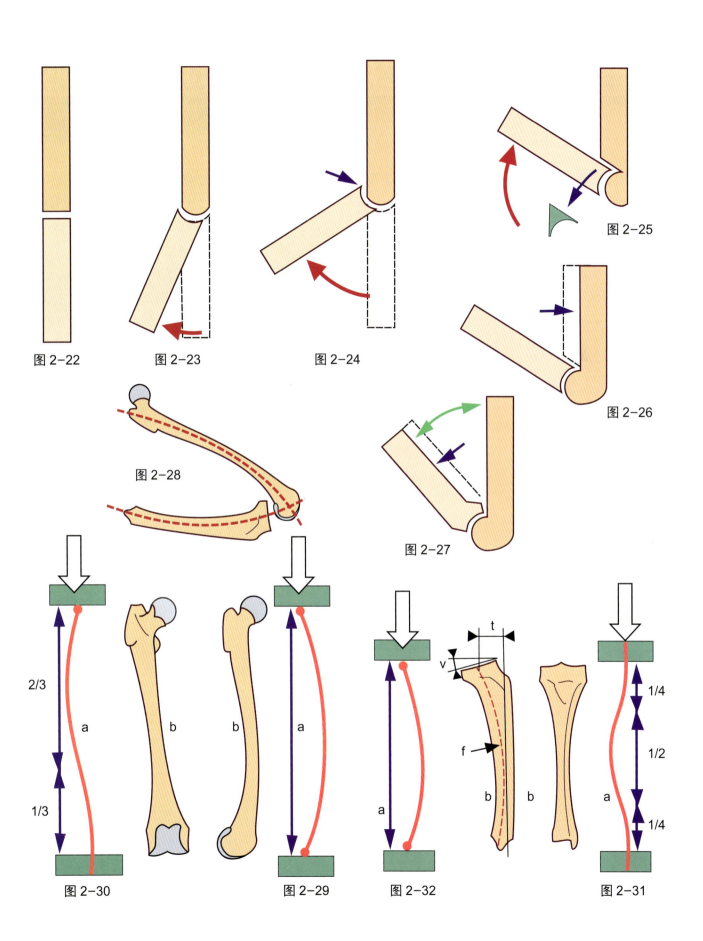

图 2-22

图 2-23

图 2-24

图 2-25

图 2-26

图 2-27

图 2-28

图 2-30

图 2-29

图 2-32

图 2-31

下肢的一般结构及关节面的方向（续）

下肢骨骼结构的轴向扭转在下一页的图表中用一种"解剖代数"来解释。

从上面看，下肢的连续节段以图解方式显示。

股骨的扭转用它的两个末端图示（图 2-33）：

• 在正常位置（a），颈头末端包含头部和颈部 A（蓝色），而下肢包含髁突 B（红色）。

• 译者注：没有扭转（b），颈部的轴线与髁突的轴线平行，髁突在正常位置，颈头端包含头部和颈部 A（蓝色），下端包含髁突 B（红色）。

• 没有扭转（b），颈部的轴线与髁突的轴线平行，但在现实中，颈部的轴线与冠状面（c）形成 30° 的角。

• 因此，如果髁状突轴线要停留在冠状面（d）内，股骨干必须通过与颈部的前倾角相对应的内旋转来扭转 –30°。

在膝关节水平的扭转

膝关节与股骨髁（B，红色）和胫骨平台（C，绿色）接触（图 2-34A）。看起来两个轴应该是平行的，并且位于冠状面（B），但实际上，自动轴向旋转（C）导致胫骨在完全膝关节伸展过程中向股骨下方 5° 的外部旋转。

在胫骨水平旋转

胫骨由胫骨平台（C，绿色）和包含距骨滑轮（D，棕色）的胫腓骨榫槽图示（图 2-35A）。这两个关节面的轴线不平行（b），但由于胫骨的扭转，它们由于侧向旋转而形成 +25° 的角。

扭转的结果

这些扭转沿着下肢的整个长度（a）错开（图 2-36），抵消（–30°+25°+5°=0°），因此踝关节的轴线与股骨颈的方向大致相同，即横向旋转 +30°。结果，脚的轴线也在直立姿势下侧弯 +30°，脚跟在一起，骨盆（红色）对称支撑（b）。

在行走过程中，摆动肢体的向前运动使同侧髋关节向前（c）；如果骨盆相对于足轴转动 30°，则直接向前指向行走方向。这优化了加载阶段继续进行的条件。

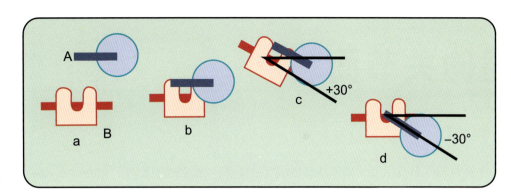

图 2-33

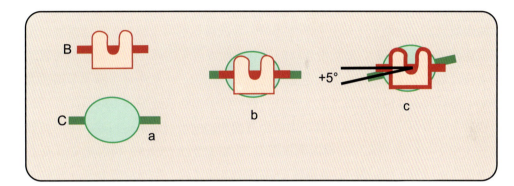

图 2-34

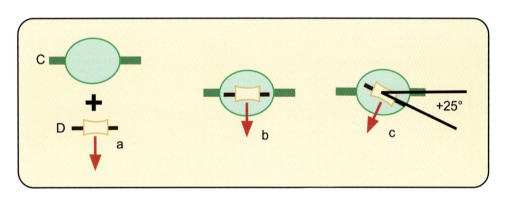

图 2-35

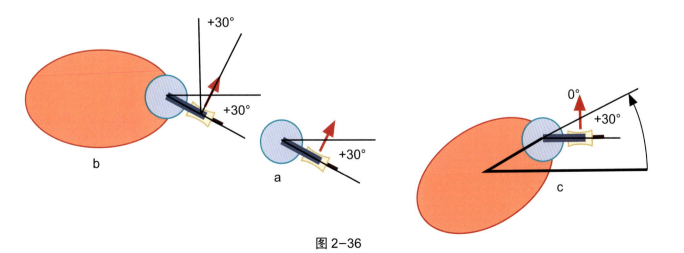

图 2-36

屈伸关节面

　　膝关节的主要自由度，即围绕横轴发生的屈曲 – 伸展的自由度，取决于膝盖是铰链关节这一事实。事实上，股骨远端的关节面形状像滑轮，或者更确切地说，像滑轮的一部分（图 2–37），在结构上有点像飞机的双起落架（图 2–38）。

　　两个股骨髁，在两个平面上都是凸起的，形成滑轮的两个脸颊，与起落架的轮子相对应；它们是向前连续的（图 2–39），股骨滑轮状的髌骨表面或滑车的两个脸颊。滑车的颈部与滑车的中央槽前相对应，与髁间窝相对应，其力学意义将在后面讨论。一些作者将膝关节描述为双髁关节；这在解剖学上是真实的，但在机械上它无疑是一种特殊类型的铰链关节（见下文）。

　　胫骨上关节面，相互模仿股骨，由两个弯曲和凹的平行排水沟组成，由向前延伸的钝的髁间隆起隔开（图 2–40，透视图中的超内侧视图）。外侧关节面（LAS）和内侧关节面（MAS）位于胫骨平台表面（S）的两个沟槽中，并由钝的髁间隆起及其两个髁间结节分开。在前方，这个隆起在空间上的延长对应于髌骨深表面上的钝垂直嵴（P），其两个外侧边界对应于两个胫骨凹面在空间上的延长。这个表面的集合有一个横轴（Ⅰ），当关节被锁定时，横轴与髁间轴（Ⅱ）重合。

　　因此，胫骨关节面与股骨髁的关节面相对应，而胫骨髁间结节位于股骨髁间窝内；这种关节面的集合在功能上构成了胫股关节。在前方，髌骨关节面的两个面对应于股骨滑车的面颊，髌骨垂直嵴适合于髁间窝。这些表面组成了第二个功能关节，即髌骨关节。胫骨关节和髌骨关节虽然在功能上不同，但在功能上也是联系在一起的，并且包含在单个解剖关节内，即膝关节。

　　初步来看，当仅从屈曲 – 伸展角度观察膝关节时，可以用在一对弯曲和凹形排水沟上滑行的滑轮状表面来表示（图 2–41）。然而，在现实生活中，情况更加复杂，这一点稍后将变得明显。

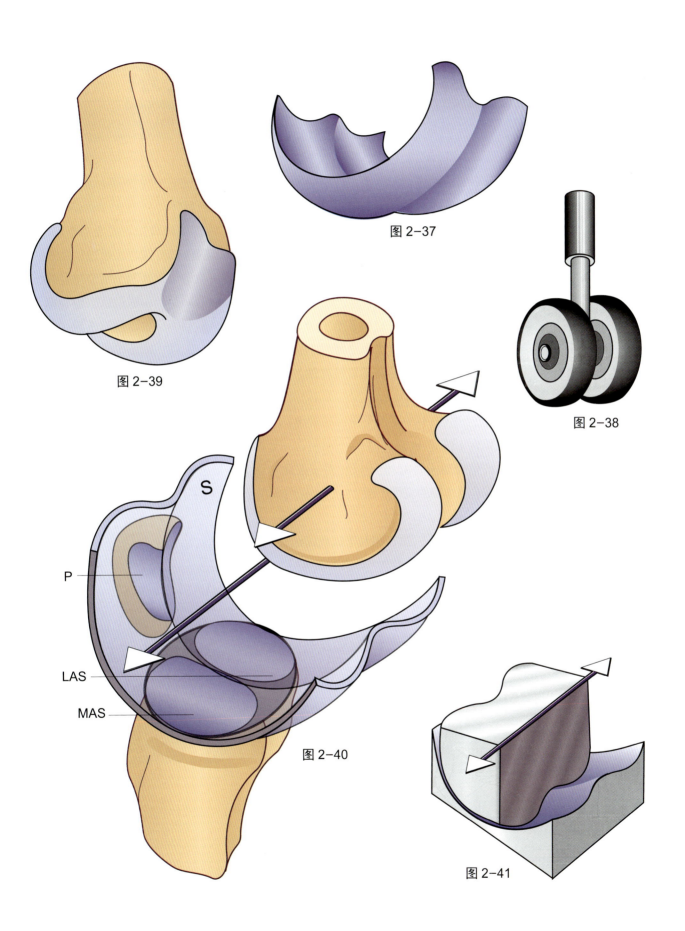

图 2-37

图 2-39

图 2-38

图 2-40

图 2-41

胫骨关节面与轴向旋转的关系

如上一页所述，关节表面只允许一种运动，即屈曲－伸展。事实上，钝的胫骨髁间隆起，通过紧贴在股骨髌骨沟的全长内，排除了胫骨下表面在股骨上表面的任何轴向旋转。

因此，为了进行轴向旋转，必须改变胫骨表面（图 2-42），使其钝的中央脊变短并充当枢轴。这是通过平整（图 2-43）这个脊的两个末端并留下它的中间部分作为枢轴来实现的，通过紧贴在股骨髌骨槽内，允许胫骨绕着它旋转。这个枢轴对应于髁间隆起及其两个结节，这两个结节与胫骨内侧关节面和胫骨外侧关节面外侧交界。垂直轴（R），围绕其发生轴向旋转运动，通过这个中心枢轴，或者更准确地通过内侧髁间结节。一些作者给了两个十字韧带中心枢轴的标签，他们认为这两个交叉韧带是膝关节纵向旋转的轴线。这个术语似乎不合适，因为从概念上讲，枢轴是指坚固的支点，它更符合内侧髁间结节作为膝关节的真正机械枢轴。至于十字韧带，术语"中央连接"似乎更合适。

关节表面的这种改变在机械模型的帮助下更容易理解。

让我们从两个结构开始（图 2-44），一个在上面包含一个凹槽，另一个在内侧与凹槽大小相同的榫头下面。它们可以彼此滑动（箭），但不能相对于彼此转动。如果去除榫头的两端，保持其中心部分完好无损，直径不超过沟槽的宽度（图 2-45），我们现在已经获得了作为枢轴的圆柱形榫头，能够装入沟槽中。

现在（图 2-46）这两个结构可以执行相对于彼此的两种类型的运动：

- 中心枢轴沿凹槽的滑动运动（上箭），对应于弯曲－延伸。
- 枢轴在凹槽内的旋转运动（下箭），无论其位置如何，对应于腿部的轴向旋转。

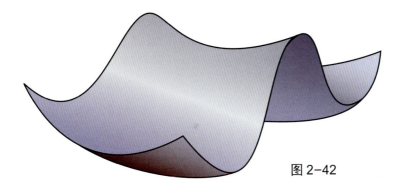

图 2-42

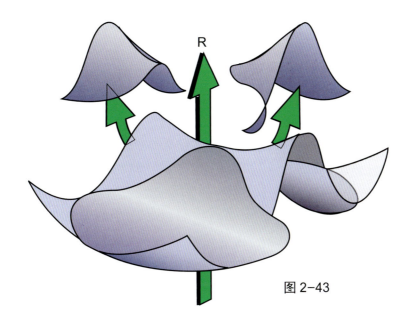

图 2-43

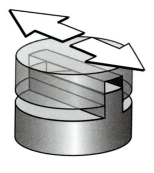

图 2-44

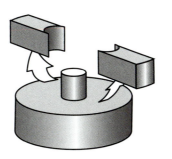

图 2-45

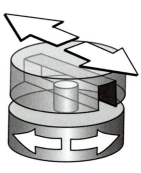

图 2-46

股骨髁和胫骨关节面的轮廓

股骨髁的下表面（图 2-47）在前后方向形成两个双凸突起，比横向长。内外侧髁并不是严格相同的：它们的前后轴不是平行的，而是向后发散。此外，内侧髁（M）比外侧髁（L）突出得多，而且更窄。滑车和髁突关节面之间有内侧和外侧斜沟（og），其中内侧斜沟更为突出。

滑车沟（tg）和髁间窝（f）的轴线共线。滑车的外侧面比其内侧面更突出。

图 2-48（冠状面）显示髁突在横切面的凸度与胫骨关节表面的凹陷相匹配。

为了研究股骨髁部和胫骨关节面在矢状面上的曲率，可以方便地研究在 aa′ 和 bb′ 水平采取的垂直矢状面（图 2-48）。这些切片取自新鲜骨骼（图 2-50 至图 2-53），提供了髁突和胫骨关节表面的精确轮廓。很明显，股骨髁的曲率半径不是均匀的，而是以螺旋方式变化的。

在几何学中，阿基米德的螺旋（图 2-49）是从一个称为中心 C 的点构造的，因此每当半径 R 扫过一个角度 R′ 时，它的长度就相应地增加。

股骨髁的螺旋是相当不同的，尽管它们的曲率半径有规律地向前增加，即内髁（图 2-50）从 17mm 增加到 38mm，外侧髁（图 2-51）从 12～60mm，但是每个螺旋不只有一个中心，而是一系列中心，其位于内侧髁的另一螺旋 mm″ 和外侧髁的 nn″。因此，每个髁的曲率表示螺旋的螺旋线，如 Fick 所示，他将其命名为渐变曲线。

另一方面，从髁轮廓上的点 t 开始，内侧髁的曲率半径从前后部的 38mm 减小到 15mm（图 2-50），外侧髁的曲率半径从 60mm 减小到 16mm（图 2-51）。

胫骨关节表面（图 2-52 和图 2-53）的前后轮廓彼此不同。

- 内侧关节表面（图 2-52）在上方凹，其曲率中心位于其上方，其曲率半径等于 80mm。
- 外侧关节面（图 2-53）向上凸起，其曲率中心 O′ 位于其下方，其曲率半径等于 70mm。

而内侧关节面是双凹的，外侧关节面是横向凹凸的（如在新鲜骨骼上观察到的）。因此，股骨内侧髁在其相应的胫骨表面上相对稳定，而外侧髁在其相应的胫骨表面呈现的"驼峰"上是不稳定的，因此它在运动过程中的稳定性基本上取决于前交叉韧带的完整性（ACL，图 2-84，第 95 页）。

此外，髁和胫骨关节面的曲率半径不相等，导致关节面不一致：膝关节是不一致关节的原型。半月板恢复了一致性（见第 97 页）。

这里，曲率中心再次位于内侧髁和外侧髁的螺旋 m′ 上。总体而言，连接这些中心的线形成两个背靠背的螺旋，具有非常尖锐的尖端（m′ 和 n′），其对应于髁轮廓的两个段之间的过渡点。

- 点 t 的后面，属于胫股关节的运动轨迹。
- 点 t 的前面，属于髌股关节的髁状突和滑车的运动轨迹。

因此，过渡点 t 是能够接触胫骨表面的髁部最突起的点。

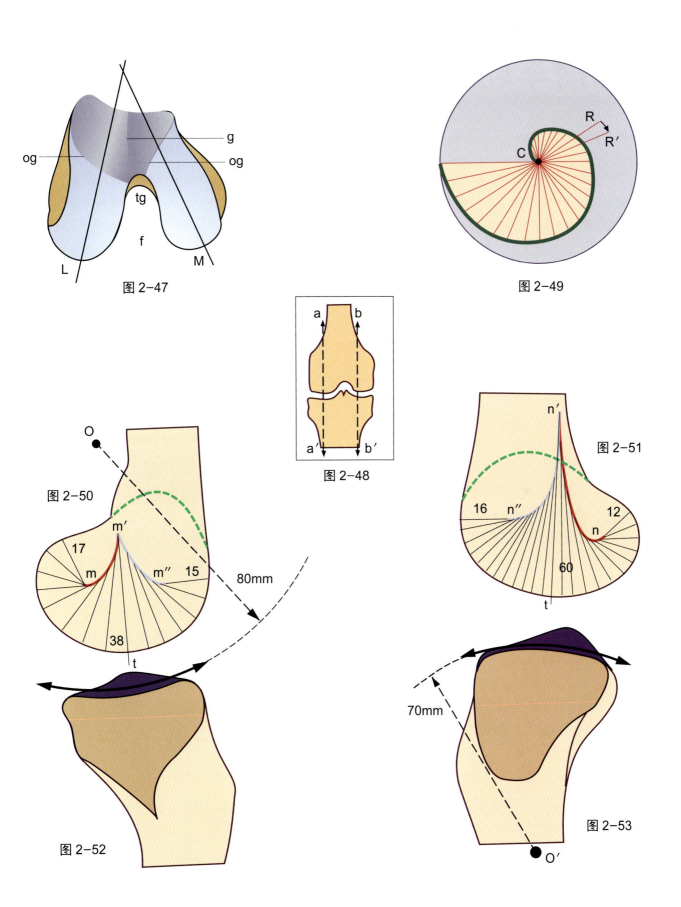

图 2-47

图 2-49

图 2-48

图 2-50

图 2-51

80mm

70mm

图 2-52

图 2-53

髁滑车轮廓的决定因素

使用机械模型（图 2-54），我证明（A.I.Kapandji，1966）股骨滑车和髁的轮廓是几何表面，一方面，由交叉韧带和它们的股骨和胫骨附丽点之间的关系确定；另一方面，由韧带髌骨之间的关系决定，髌骨和髌骨支持带（见本卷末尾的模型 2）。

当这个模型开始运动时（图 2-55），股骨髁和滑车的切迹由胫骨关节面和髌骨连续位置的外轮廓勾勒出来（图 2-56）。

髁滑车轮廓的胫骨后部（图 2-57）由胫骨关节面的连续位置（1～5）确定，由前交叉韧带（红色）和后交叉韧带（蓝色）"从属"地绑定到股骨；每个韧带扫过一个圆弧，中心位于其股骨插入处，半径等于其长度。因此，在极度屈曲时，由于前交叉韧带的松弛和屈曲结束时后韧带的拉伸，胫股关节间隙向前张口。

髁滑车剖面的髌骨前部（图 2-58）由髌骨的连续位置（1～5 和所有中间位置）决定，髌骨通过支持带与股骨和胫骨通过髌骨韧带结合。在髁滑车剖面的髌骨前部和胫骨后部之间有一个过渡点 t（图 2-50 和图 2-51，第 85 页），表示股胫骨和髌股关节之间的边界。

通过改变交叉韧带的几何关系，可以追踪髁和滑车的一系列曲线，这是每个膝盖独特的"个性"的基础。从几何上讲，没有两个膝盖是一样的。因此，为一个特定的膝盖制作一个完美的假肢是困难的。假肢只能是或多或少忠实的近似。

当交叉韧带接受整形手术或假体置换时，也会出现同样的问题。如图 2-59，如果前交叉骨的胫骨止点向前移动，其股骨止点所形成的圆也将向前移动（图 2-60），从而在原始轮廓内产生新的髁轮廓。这将导致关节中的一些机械作用与关节软骨的不适当侵蚀。

自 1978 年以来，维也纳的 Menschik 通过使用纯粹的几何分析再现了这些发现。

髁滑车轮廓几何测定的理论基础显然是基于等距假设，即交叉韧带长度的不变性，这尚未被实际观察证实（见下文）。尽管如此，它解释了许多发现，并可以作为发展新的交叉韧带手术的指南。

最近，Frain 等使用基于对 20 个膝盖的解剖学研究的数学模型，确认了曲线包络的概念和瞬时运动的曲率中心的多重性，同时强调了十字韧带和侧副韧带之间的恒定功能关系。股骨和胫骨之间每个接触点的速度矢量的计算机跟踪精确地再现了髁切迹的外轮廓。

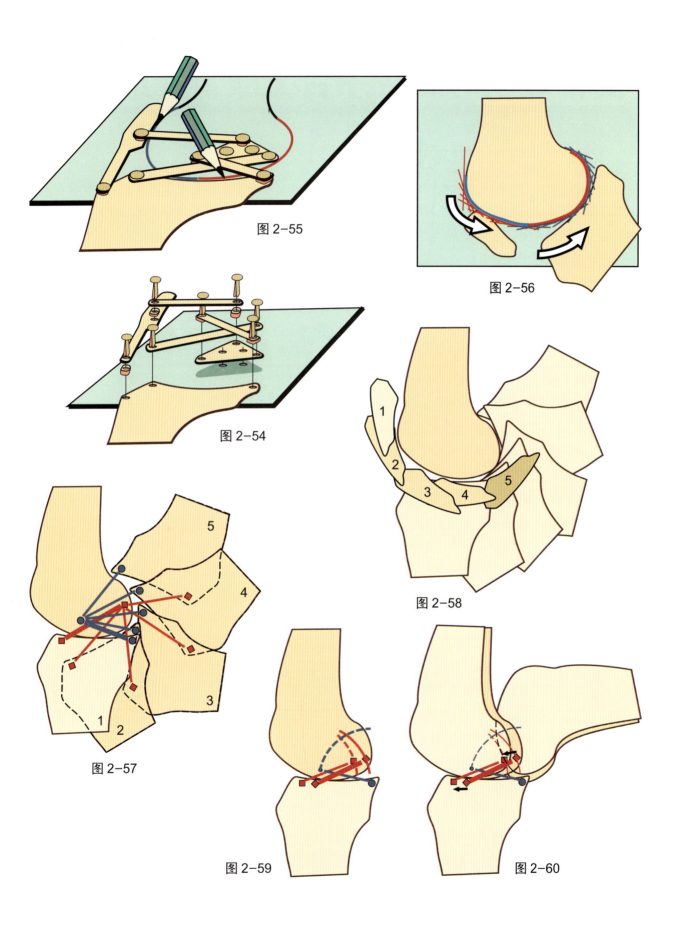

图 2-55

图 2-56

图 2-54

图 2-58

图 2-57

图 2-59

图 2-60

屈伸运动时胫骨平台上股骨髁的运动

股骨髁的圆形可能错误地表明它们在胫骨平台上滚动。事实上，当车轮在地面上没有滑动地滚动时（图 2-61），地面上的每个点对应于车轮上的单个点，因此地面上覆盖的距离（OO′）恰好等于已经在地面上滚动的圆周部分，即由三角形标记的点和由菱形标记的点之间的距离。如果髁仅在一定程度的屈曲（位置 II）后才滚动（图 2-62），它将在胫骨平台后面倾倒，这相当于关节脱位，否则胫骨平台后方需要更长。髁纯粹滚动运动的可能性因其周长是胫骨表面的两倍这一事实而被排除。

如果我们假设车轮在没有滚动的情况下滑动（图 2-63），那么地面上的单个点对应于其周长的一整段。这就是当汽车的车轮开始在冰上移动时所发生的情况。如果发生胫骨平台上髁的纯滑动运动（图 2-64），胫骨平台上的单点将对应于髁表面上的所有点，但这种现象会过早地对应屈曲，因为髁对胫骨平台后缘的影响（箭）。

也可以想象车轮同时滚动和滑动（图 2-65）：它旋转但仍然前进。因此，地面覆盖的距离（OO′）对应于车轮表面的更大长度（蓝色钻石和蓝色三角形之间），这可以通过在地面上展开车轮（蓝色钻石和白色三角形之间）来测量。

1836 年，W. 艾伯兄弟通过实验证明（图 2-66）最后一种机制实际上在生活中起作用。对于极端伸展和极端弯曲之间的各种位置，他们在软骨上标记股骨髁和胫骨关节面之间的相应接触点。他们能够观察到，一方面，胫骨上的接触点随着屈曲向后移动（黑色三角形为伸展，黑色菱形为屈曲），另一方面，股骨髁上标记的相应接触点之间的距离是胫骨表面标记的相应接触点之间的距离的两倍。这个实验无可争议地证明了股骨髁部同时在胫骨平台上滚动和滑动。毕竟，这是避免髁突后脱位的唯一方法，同时允许更大范围的屈曲，即 160°（比较图 2-64 和图 2-66 中的屈曲）。请注意，这些实验可以使用模型 3 重复，打印在本卷的末尾。

后来的实验（Strasser 1917）表明，在屈曲 – 伸展的整个运动过程中，滚动与滑动的比率是不同的。从极端伸展开始，髁突开始滚动而不滑动，然后滑动变得越来越大，以便在屈曲结束时髁滑动而不滚动。最后，纯滚动发生的长度因髁而异。

- 对于内侧髁（图 2-67），滚动仅在最初的 10°～15° 屈曲期间发生。
- 对于外侧髁（图 2-68），滚动持续到 20° 屈曲。

因此，外侧髁滚动远大于内侧髁，部分解释了为什么外侧髁覆盖胫骨平台的距离大于内侧髁覆盖的距离。这一重要的观察将在后面讨论，以解释自动旋转（见第 150 页）。

同样有趣的是，这些 15～20° 的初始滚动对应于普通行走时通常的屈曲 – 伸展范围。

Frain 等已经表明，沿着由弯曲的髁轮廓描绘的路径的每个点，一方面对应于代表该点处髁曲率中心的切触圆中心，另一方面对应于代表股骨相对于胫骨旋转的点的运动路径中心。只有当这两个圆重合时，才会发生纯滚动运动；否则，滑动滚动比直接随这两个中心之间的距离而变化。

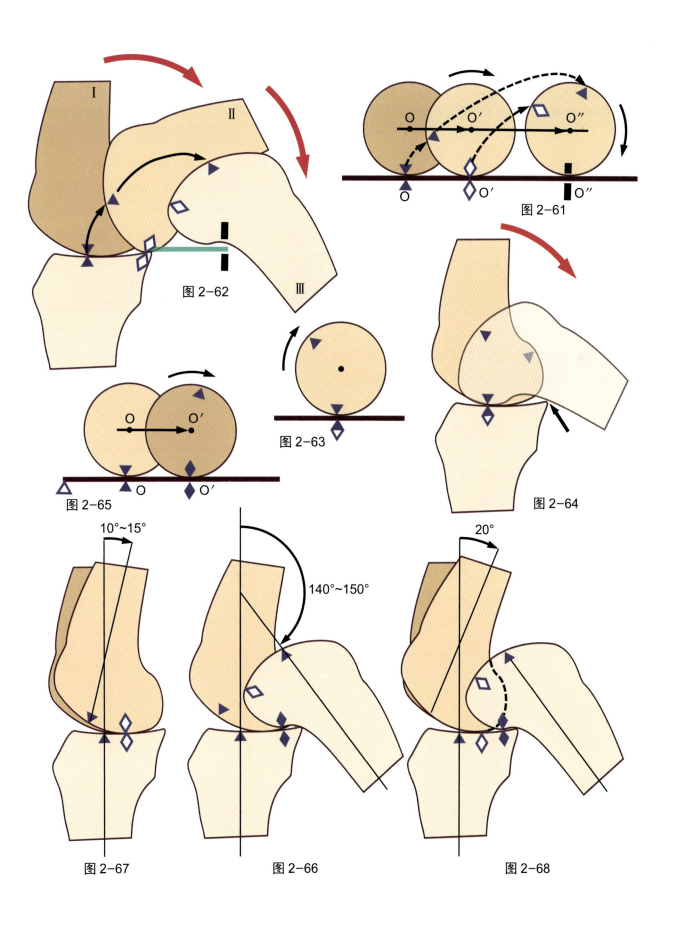

图 2-62

图 2-61

图 2-63

图 2-65

图 2-64

10°~15°

140°~150°

20°

图 2-67

图 2-66

图 2-68

轴向旋转时股骨髁在胫骨平台上的运动

　　为什么轴向旋转只能在膝盖弯曲时发生，这一点稍后将变得清楚。在中立位进行轴向旋转（图 2-69），膝关节半屈，每个股骨髁的后部与每个胫骨关节面的中部接触。图 2-70 说明了这一点（图 2-70，叠加在胫骨关节表面上的髁的上视图），其中髁的透明轮廓位于胫骨表面较暗的轮廓之上。该图还显示，在屈曲过程中，胫骨髁间隆起移出股骨髁间窝，在伸展过程中受到限制（这是在伸膝时检查轴向旋转的原因之一）。

　　在胫骨在股骨上的外侧旋转期间（图 2-71），外侧髁在胫骨外侧表面向前移动，而内侧髁突在胫骨内侧表面向后移动（图 2-72）。

　　在胫骨在股骨上的内侧旋转期间（图 2-73），相反的情况是：外侧髁在其相应的胫骨表面上向后移动，内侧髁向前移动（图 2-74）。在现实中，髁在其相应胫骨表面上的前后运动并不相同。

- 内侧髁（图 2-75）在双凹胫骨内侧关节面（1）内移动相对较少。
- 另一方面，外侧髁（图 2-76）在凸起的胫骨外侧表面上移动近两倍（L）。当它向前移动时，它首先"爬"上凸起的胫骨表面的前斜坡，到达"驼峰"的顶部，然后在后面的斜坡上下降。这样，髁就改变了它的"高度"（E）。

　　两个胫骨关节面的斜率的差异反映在髁间结节的不同配置中（图 2-77）。这些结节在水平 xx′ 处的水平截面（A）表明，外侧结节（1）的外侧向后像胫骨外侧关节面一样向前凸，而内侧结节（M）的内侧表面像胫骨内侧关节面一样是凹形的；此外，如冠状面（B）所示，内侧结节明显高于外侧结节。因此，内侧结节可以作为撞击内侧髁的缓冲器，而外侧结节则允许外侧髁突移动过去。因此，真正的轴向旋转轴线 yy′ 不是在两个髁间结节之间运行，而是通过内侧结节的关节面，这是关节的中心枢轴。如前面所示，这个轴从关节中心的内侧移位是外侧髁更大偏移的原因。

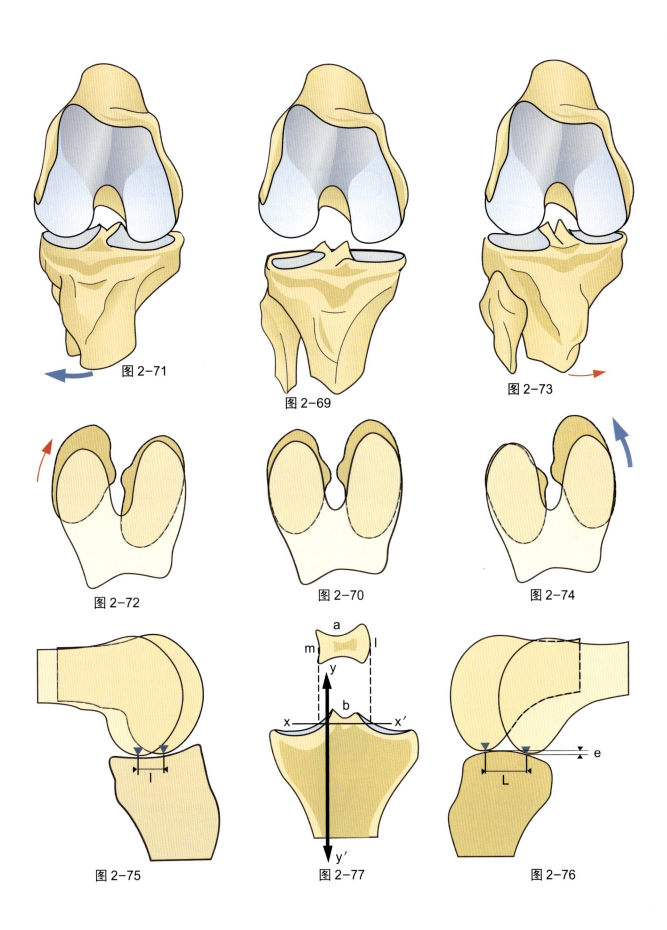

图 2-71

图 2-69

图 2-73

图 2-72

图 2-70

图 2-74

图 2-75

图 2-77

图 2-76

关节囊

关节囊是一种纤维套管，包裹于股骨的远端和胫骨的近端，保持这两块骨头之间的接合，形成关节间隙的非骨质壁（2）。它的深层表面是由滑膜衬里的。

通过比较关节囊的一般形状（图2-78）可以很容易地理解它与由母线向后内陷的圆柱体（这一运动由箭说明），导致形成矢状隔板，不完全地将关节腔分为内侧和外侧半部分。（这个隔板与十字韧带的关系将在后面讨论；见第121页）。在圆柱体的前表面上也有一个窗口，用来容纳髌骨。圆柱体的上端和下端分别连接到股骨和胫骨。

关节囊与胫骨平台的连接相对简单（图2-79）。它被插入（1：绿色虚线）到胫骨关节表面的前侧，外侧和内侧边界。在后内侧，它与后交叉韧带（PCL）的胫骨插入物混合，在连接后交叉韧带的胫骨插入物之前，在后髁间区域的水平上，由后外侧绕过胫骨外侧关节面。关节囊不在两个交叉韧带（PCL和ACL）之间延伸，韧带间裂（2）由韧带的滑膜衬里填充，因此可以认为是髁间窝中关节囊的增厚。

关节囊的股骨附丽点略微复杂。

• 向前（图2-80：髁的下-前侧位视图）它绕过滑车上窝（7）并形成一个深凹（图2-82和图2-83），即髌上囊（5），其重要性稍后将提及（见第95页和第103页）。

• 内侧（图2-80和图2-81），它沿着滑车沟的边缘运行，形成髌旁隐窝（见第102页），然后沿着髁的软骨关节表面的边缘，产生雪佛利（8）的斜坡状包膜附丽。在外侧髁上，它位于腘肌腱（P）的囊内附丽点之上，因此是囊内（图2-80）。

• 向后和向上（图2-81），它绕过髁关节表面的后上边界，恰好在腓肠肌内侧头和外侧头的起始点的远端（G）。因此，被膜排列在这些肌肉的深层表面，并将它们与髁关节表面分开；在这一区域，被膜增厚以形成后髁板（6）（见第114页和第120页）。

• 在髁间窝（图2-82和图2-83：股骨在矢状面上被切割），关节囊沿着关节软骨附着到髁突的相对内表面，然后像桥一样附丽于髁间窝深部。它附丽于内侧髁的内表面（图2-82）与后交叉韧带的股骨附点（4）混合。它插入外侧髁的内表面（图2-83）与前交叉韧带的股骨附点混合（3）。

这里也是十字韧带的附丽点，并与关节囊混合并加强。

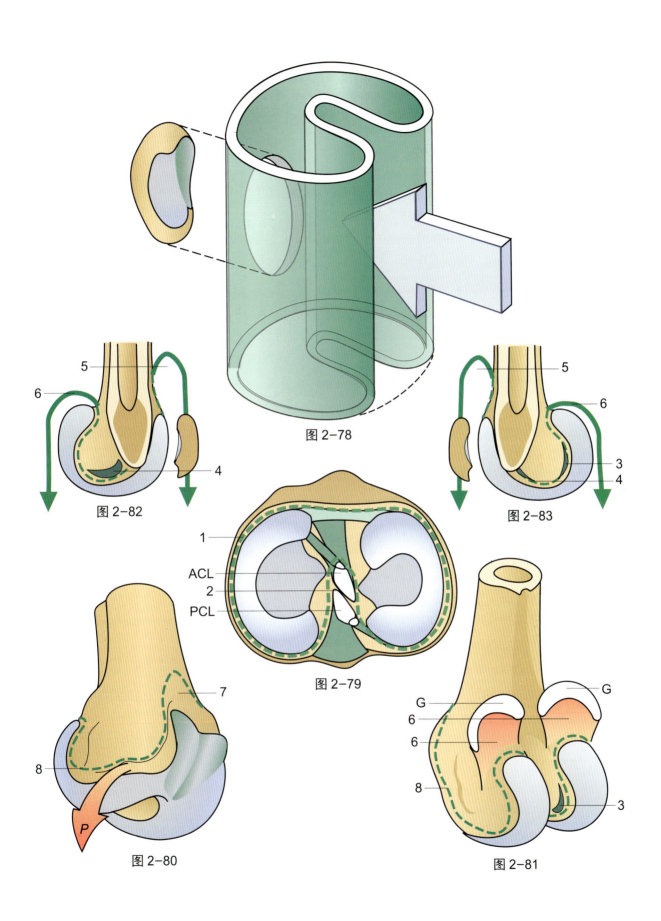

图 2-78

图 2-82

图 2-83

图 2-79

ACL

PCL

图 2-80

图 2-81

韧带滑膜、滑膜皱襞与关节功能

死腔由胫骨平台的前髁间窝、髌骨韧带和股骨髌骨表面的下侧（图 2-84：切除股骨内侧半部分后的膝关节后内侧视图）由一块相当大的脂肪组织填充，称为髌下脂肪垫（1），其边界为胫骨平台的前髁间窝，髌骨韧带和髌骨表面的下侧（图 2-84：切除股骨内侧半部分后的膝关节后内侧视图）填充了相当大的一块脂肪组织，称为髌下脂肪垫（1）。该垫呈四边形金字塔形状，其基底位于髌骨韧带（3）的深（2）表面，并溢出前髁间窝的前部。打开髌骨向下倾斜的膝关节的前视图（图 2-85）显示脂肪垫（4）的表面由从髌骨尖端延伸到髁间窝背的纤维脂肪带（图 2-84 和图 2-85），即韧带滑膜（5）或髌下皱襞，其随着翼部折叠（6）而向两侧延伸，以插入髌骨下半部的侧缘。这块脂肪垫充当关节前部的"填充物"：在屈曲过程中，它被髌骨韧带压缩，并在髌骨尖端的两侧展开。韧带滑膜是残留的正中隔，它将关节分成两半，直到宫内生命的第 4 个月。在成人中，正常情况下，在韧带滑膜和十字关节形成的中间隔板之间有一个间隙（图 2-84）（箭 Ⅰ）。关节的外侧和内侧半部分通过这个孔和位于韧带滑膜上方（箭 Ⅱ）和髌骨后面的开放空间进行通信。有时在成人中，中间隔膜持续存在，两半部分仅在韧带滑膜上方沟通。

滑膜包括三个皱襞或褶皱（图 2-89，膝关节内侧半部矢状分裂的视图），它们经常出现（根据 Dupont，85% 的膝盖），但并不总是存在。由于关节镜检查，它们现在众所周知，包括以下内容。

- 髌下皱襞或韧带滑膜（5）是衬里髌下脂肪垫的滑膜的延伸（65.5% 的病例）。
- 髌上皱襞（6）存在于 55.5% 的病例中，形成部分或完全的髌上水平隔膜，可将髌上囊与关节腔隔离。交通囊可以病理性地充满液体，即"膝盖上的水"，形成膝盖上方充满液体的肿胀。
- 内侧髌骨皱襞（7），见于 24% 的病例，形成一个不完整的"架子"（在美国术语中），从髌骨的内侧边界水平延伸到股骨。当它的自由边缘摩擦内侧髁状突的内侧边界时，它会引起疼痛。关节镜下切除可立即治愈。

关节腔的容量在正常和病理条件下不同。关节内积液（关节积液）或血液（关节积血）可显著增加其容量，前提是它逐渐积累。液体聚集在髌上囊（Sb）和髌旁隐窝中，并且在髁突后囊（Rc）的后方也聚集在髁状突板的深处。

关节内液体的分布根据膝关节的位置而变化。在伸展过程中（图 2-87），髁后囊被腓肠肌收缩压缩，液体向前移动（白箭），聚集在髌上囊和髌旁隐窝中。在屈曲过程中（图 2-88），前囊因股四头肌收缩而受到压缩，液体向后移位（白箭）。在完全屈曲和完全伸展之间有一个最大容量的位置（图 2-86），其中关节内流体压力最小。因此，这种半屈姿势是膝关节积液患者所采取的姿势，因为它是最不痛苦的。

正常情况下，滑液的量很小，达几立方厘米，但屈伸的运动确保关节表面不断地被新鲜的滑液洗澡，从而帮助关节软骨的适当营养，尤其是在接触表面的润滑方面。

注意，图 2-89 中的股四头肌（Q）和关节肌属（AG）肌肉，它支撑着髌上囊。

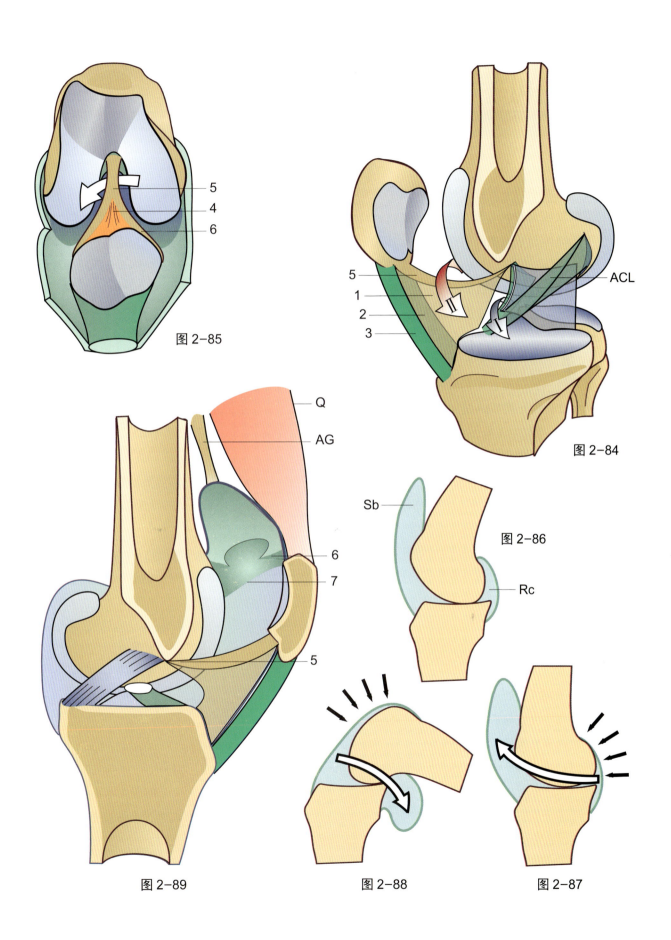

图 2-85

图 2-84

图 2-86

图 2-89

图 2-88

图 2-87

关节间半月板

关节表面缺乏一致性（见第84页）被半月板或半月形软骨的插入所抵消，半月板或半月形软骨的形状很容易理解（图2-90），观察到当球体（S）放置在平面（P）上时，它只进行切线接触。为了增加球体和平面之间的接触面积，在它们之间放置一个体积与球体（S）、平面（P）和与球体相切的圆柱体（C）所包围的环体积相等的环就足够了。这样的环（3）（红色）精确地具有半月板的形状，在横截面上与以下三个表面呈三角形。

- 与球体接触的中心或轴向表面（1）。
- 位于圆柱体上的周边表面（2）。
- 位于平面内的下表面（4）。

半月板–韧带复合体的放大图（图2-91）显示半月板似乎已经"抬起"在胫骨关节表面之上，内侧（MM）和外侧（LM）半月板分别位于内侧（MAS）和外侧（LAS）胫骨关节表面上方的同一水平面上。图2-91显示半月板似乎已经"抬起"在胫骨关节表面之上，内侧（MM）和外侧（LM）半月板分别位于内侧（MAS）和外侧（LAS）胫骨关节表面上方的同一水平面。在图中还可以看到它们的凹面上(1)与髁突接触(这里未示出)和它们的圆柱形外围表面(2)，附着到胶囊的深表面(由背景中的蓝色表示)，但不是它们相当平坦的下表面，其位于胫骨关节表面的外缘，并由髁间结节（3）分开。在这里，只能看到内侧结节。

这些环在髁间结节的水平上是不完整的，因此形状像两个新月，每个都有一个前角和一个后角。外侧半月板的角比内侧半月板的角彼此更接近，因此外侧半月板几乎是O形状的完整圆，而内侧半月板是半月形的C形状（图2-92）。

这些半月板不是在两个关节表面之间自由漂浮，而是具有重要的功能附件。

- 图2-93(膝部的冠状面)显示了囊膜(C)插入半月板周边表面的情况，如横截面(红色)所示。
- 在胫骨平台上（图2-91），半月板的前角和后角分别固定在前（6）和后（7）髁间区如下。
  ➢ 外侧半月板的前角（4）正好在外侧髁间结节的前面。
  ➢ 外侧半月板的后角（5）正好在外侧髁间结节的后面。
  ➢ 内侧半月板的前角（6）在前髁间区的前内侧角。
  ➢ 内侧的后角。半月板（7）位于后髁间区域的后内侧角。
- 两个前角由横向韧带（8）连接，横向韧带本身通过髌骨下脂肪垫的线束附着在髌骨上。
- 纤维带从髌骨的外侧边缘（P）向半月板的周边边缘延伸，有助于形成髌骨支持带（9）。
- 内侧副韧带（MCL）通过其最后纤维（2）附着于内侧半月板的中央边缘。
- 另一方面，外侧副韧带（LCL）通过腘肌腱（Pop）与其半月板分开，后者将纤维扩张（10）发送到半月板的后缘，形成所谓的膝关节后外侧角。它在侧面保护膝盖方面的相关性将在后面讨论。
- 半膜肌腱（11）还向内侧半月板的后缘发出纤维扩张，以形成膝关节的后内侧角。

骨关节功能解剖学：第二卷　下肢（原书第7版）
The Physiology of the Joints: *The Lower Limb (7th Edition)*

● 最后，将后交叉韧带的分离纤维插入外侧半月板的后角，形成脑膜－股韧带（12）。还有一些前交叉韧带的纤维插入内侧半月板的前角（见图2-166，图例5，第119页）。

● 冠状面（图2-93）、内侧（图2-94）和外侧（图2-95）矢状面显示半月板如何侵入髁突和胫骨关节面之间，除了在每个胫骨关节面的中心和髁间结节区域；他们是如何通过髁骨支持带（9）和关节囊c连接到髁骨的；最后，他们如何将关节分成两个室：半月板上室和半月板下室（图2-93）。

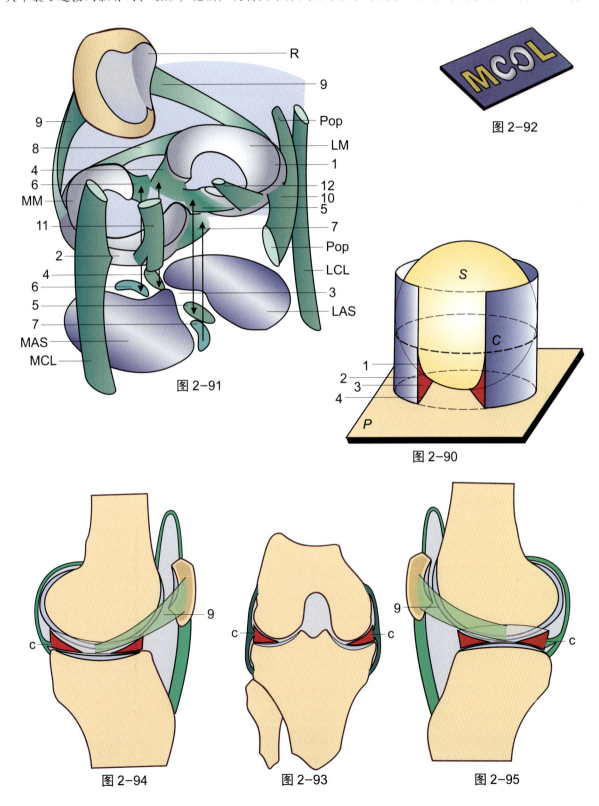

图 2-91

图 2-92

图 2-90

图 2-94

图 2-93

图 2-95

屈伸过程中的半月板位移

正如已经显示的（第88页），股骨和胫骨关节表面之间的接触点在屈曲时向后移动，在伸展时向前移动。半月板遵循这些运动，这很容易在只包含韧带和半月板的解剖学准备中得到证实。在伸展过程中（图2-96，后内侧视图），每个胫骨关节面的后部暴露，特别是外侧关节面（LAS）。在屈曲过程中（图2-97，后内侧视图），内侧（MM）和外侧（LM）半月板覆盖在每个胫骨关节表面的后部，特别是外侧半月板，因为它向下延伸到胫骨外侧表面的后方。

从胫骨关节表面上方的半月板的图示显示，从伸展位置开始（图2-98），已经在前方位置的半月板在屈曲过程中向后移动不均匀（图2-99），因为外侧半月板（LM）后退两倍于内侧半月板（MM），相对于6mm之一的偏移为12mm。从这些图表中也可以清楚地看出，当它们后退时，半月板变得变形，因为它们的角的插入是两个固定点，而它们的结构的其余部分是自由移动的。外侧半月板比内侧半月板承受更大程度的变形和位移，因为角更紧密地连接在一起。半月板无疑在股骨和胫骨之间传递压缩力的弹性联轴器中扮演着重要的角色（黑箭，图2-101和图2-102）。值得注意的是，在伸展过程中，髁在胫骨关节面的顶部呈现出其最大的曲率半径（图2-100），并且半月板紧密地夹在这两个关节面之间。这两个因素促进了全膝关节伸展过程中压缩力的传递。相反，在屈曲过程中，髁在胫骨关节表面上呈现出其最短的曲率半径（图2-103），并且半月板仅与髁保持部分接触（图2-105）。这两个因素以及侧副韧带松弛（见第108页）有利于流动性，而牺牲稳定性。

负责这些半月板运动的机制分为两组：被动和主动。

半月板的平移运动只涉及一种被动机制：髁在自己前面推动半月板，就像樱桃核在两个手指之间向前推一样。这种显然过于简单的机制在解剖学准备中是非常明显的，其中半月板的所有连接都已被切断，除了它们的角的连接（图2-96和图2-97）。所有的表面都很滑，半月板"楔子"在髁"轮"和胫骨"地面"之间排出（一种非常低效的阻塞机制）。

活动的机制很多。

● 在伸展过程中（图2-101和图2-102），半月板被髌骨支持带（1）向前拉扯，当髌骨沿着横韧带拖动时，髌骨向前运动（见第103页）拉伸半月板。此外，外侧半月板的后角（图2-102）被半月板股韧带（2）的张力拉向前方（见第123页）。

● 在屈曲过程中，内侧半月板（图2-104）通过附着在其后缘的半膜肌扩张（3）向后拉动，而前角被附着在其上的前十字关节的纤维向前拉动（4）。外侧半月板由腘肌扩张（5）向后拉动（图2-105）。

半月板在股骨和胫骨之间的压缩力传递中所起的关键作用被低估了，直到第一个接受"常规"半月板切除术的患者与未接受半月板切除术的患者相比，开始发展为过早的骨关节炎。随着关节镜的出现，已经取得了相当大的进展。第一，它可以更好地评估关节造影上发现的可疑半月板损伤（假阳性），从而导致"常规"半月板切除术（半月板被切除以确定它们是否异常——这是一种不合逻辑的方法！）。第二，它导致"量身定做"的半月板切除术或部分半月板切除术，只切除损坏的部分，能够引起关节软骨的机械尴尬或损伤。第三，它带回家的教训是，半月板病变的检测只是诊断的一部分，因为它通常是半月板和软骨病变的韧带问题。

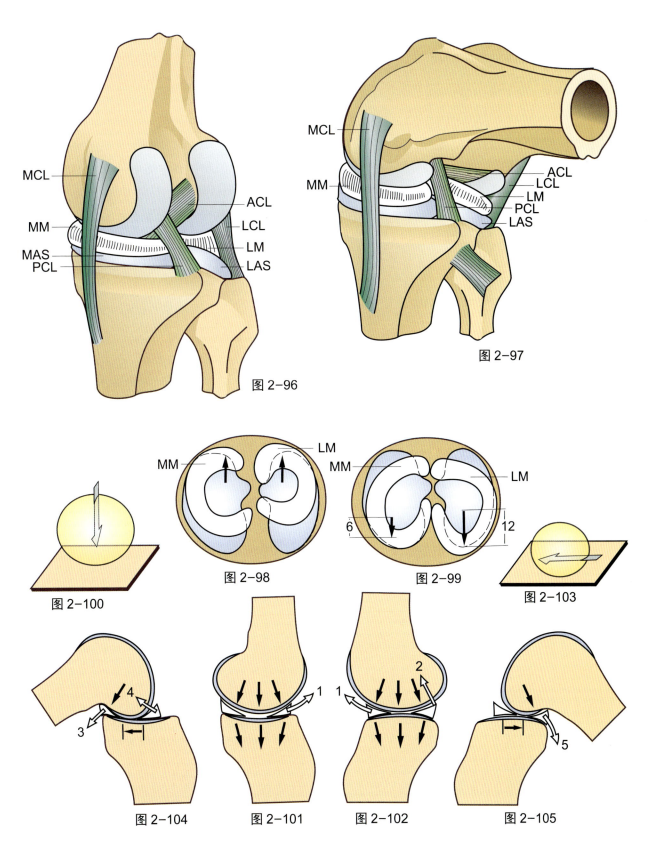

图 2-96

图 2-97

图 2-98

图 2-99

图 2-100

图 2-103

图 2-104

图 2-101

图 2-102

图 2-105

半月板的滑移在轴向旋转期间的半月板损伤

在轴向旋转运动过程中，半月板精确的跟随股骨髁在胫骨平台运动（请参阅第 99 页）。在轴向旋转的中性位置（图 2-106：右胫骨平台的示意图），外侧半月板（LM）和内侧半月板（MM）很好地位于其相应的胫骨关节表面的中心。在旋转过程中，可以看到半月板朝相反的方向移动。

- 在胫骨相对于股骨的外旋过程中（图 2-107：红箭指示胫骨相对于股骨髁的旋转），外侧半月板（LM）在胫骨关节表面被向前拉（1），而内侧半月板（MM）被向后拉（2）。

- 在内旋时（图 2-108：箭指示胫骨反向旋转），内侧半月板（MM）前移（3），而外侧半月板（LM）后移（4）。

半月板的位移与其在固定点（比如角的附着点）周围的变形相关。外侧半月板的总滑移范围是内侧半月板的两倍。

轴向旋转过程中半月板的这些位移大部分是被动的，受股骨髁的牵拉．但是有一个主动的活动，即，当髌骨向胫骨移动时（请参见第 107 页），髌骨支持带提供的张力牵拉对应侧的半月板，使其向前移动。

在膝关节运动期间，如果半月板在胫骨平台没能跟随股骨髁的运动，则可能会受到损伤：因此，半月板"措手不及"的处于异常位置时，被"压在铁砧和铁锤之间"，就会受损。例如在剧烈的膝伸展时，这种情况就会发生。比如踢足球时，如果半月板之一没有向前移动（图 2-109），就会楔入股骨髁和胫骨关节面之间（双白箭），在胫骨伸直时，会受到很大的压力。这种损伤机制在足球运动员中很常见（图 2-116），会造成半月板的（图 2-114）横向撕裂（a）和前角（b）后折叠。

造成半月板损伤的另一个机制涉及由于外翻（1）和外旋运动（2）的组合而引起的膝关节扭曲（图 2-110）：内侧半月板被拖向内侧髁表面下方的关节中心，并且当身体试图纠正这种扭曲时，半月板来不及移开而被困在内髁和胫骨关节表面之间，有三种可能的后果：（a）半月板的纵向撕裂（图 2-111）；（b）半月板从关节囊完全撕脱（图 2-112）；或（c）半月板的复杂裂伤（图 2-113）。在所有这些纵向损伤中，半月板的可自由移动的中央部分可以自行向上进入髁间窝，从而引起"桶柄状损伤（bucket-handle lesion）"（图 2-111）。这种损伤在足球运动员屈腿摔倒时和不得不蜷缩在狭窄的煤层中工作的深矿井矿工中非常常见（图 2-117）。

半月板损伤的另一个机制是继发于交叉韧带的断裂，例如前交叉韧带（图 2-115）。内侧髁不再被阻挡并且向前移动，压碎和压裂内侧半月板的后角，使后角从其后关节囊的附着处撕脱或水平地撕裂（图 2-115）。

一旦其中一个半月板出现撕裂，其受损部分就不能正常移动，并楔入股骨髁和胫骨关节表面之间：然后膝关节就会被锁定在屈曲位置，这在半月板损伤越后期越明显，即使被动完全伸直也变得不可能。

值得注意的是，由于半月板无血管，受损的半月板无法形成瘢痕，因此无法自行修复。

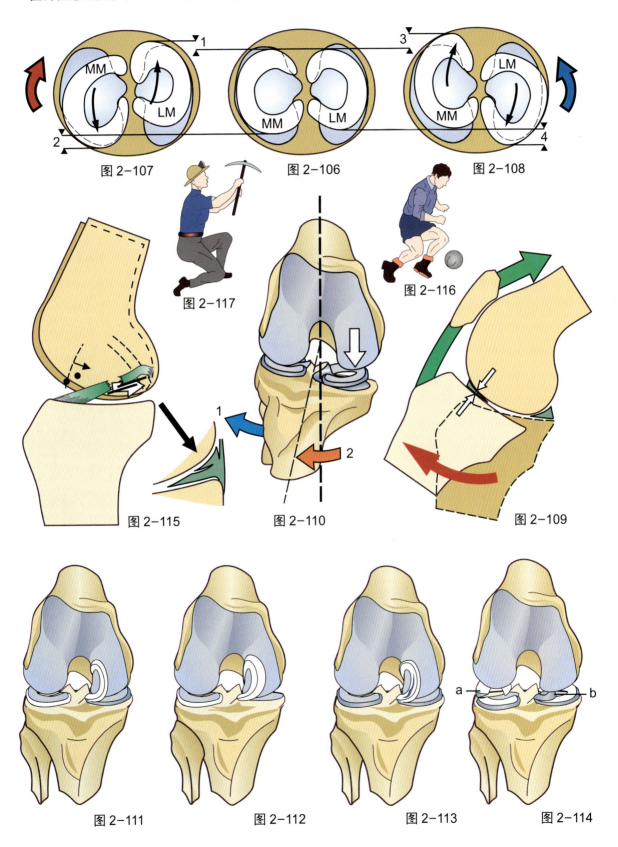

图 2-107   图 2-106   图 2-108

图 2-117   图 2-116

图 2-115   图 2-110   图 2-109

图 2-111   图 2-112   图 2-113   图 2-114

髌骨相对于股骨的位移

膝盖的伸肌装置像滑轮上的缆索一样在股骨远端滑动（图 2-118a），除了股骨滑车是固定滑轮（图 2-118b），其与髁间窝（图 2-119）一起有效地形成用于髌骨滑入的深的垂直的凹槽（图 2-118b）。因此，股四头肌的向上倾斜和稍微外侧的力，变成了严格的垂直力。

因此，屈曲期间髌骨在股骨上的正常运动是沿着股骨滑车的中央凹槽向下到髁间窝的垂直移动（基于 X 线照片的图 2-120）。因此，当髌骨围绕股骨滑车旋转时，其活动距离是其长度（8cm）的两倍。实际上，当膝关节完全屈曲时，髌骨指向后方（B），当膝关节完全伸直时髌骨指向上方（A）。因此髌骨经历圆周位移。

只有当髌骨与股骨结合足够长时，这种重要的位移才能实现。关节囊在髌骨周围形成三个深凹部（图 2-120），即在髌骨上方，深至股四头肌的髌上囊（suprapatellar bursa，SPB），以及在髌骨两侧的凹部（parapatellar recesses，PPR）。当髌骨在髁下从 A 滑动到 B 时，这三个凹部变得不可移动；结果，由于髌上囊的尺寸，距离 XX′ 可以变成 XX″（即四倍长），并且由于髌旁凹陷的尺寸，距离 YY′ 可以变成 YY″（即两倍长）。当这些凹部的滑膜层之间形成炎性粘连时，它们不能因不用力而伸长，髌骨仍然卡在股骨上。它不能在凹槽中下滑，因为距离 XX′ 和 YY′ 不能延长。这种关节囊缩短是创伤后或感染后膝关节伸直僵硬的原因之一。

在其"下降"过程中，髌骨下方是黏膜韧带（图 2-121），其从位置 ZZ′ 移动到位置 ZZ″，改变方向 180°。在"上升"过程中，如果髌上囊没有被膝关节肌（articularis genus muscle，AGM）向上拉，它将被夹在髌骨和股骨滑车之间，膝关节肌是髌上囊的张肌，来自股中间肌的深表面。

通常髌骨只能上下移动，不能左右移动。事实上，股四头肌非常有力地将髌骨固定于髌骨槽（图 2-122），膝盖越弯曲固定越牢固。在伸展结束时（图 2-123），该固定力减小，甚至在过伸时倾向于反转（图 2-124），导致髌骨远离股骨滑车移动。此时（图 2-125），髌骨倾向于被拉向外侧，因为股四头肌腱和髌骨韧带现在形成面向外侧的钝角。髌骨的外侧脱位只能通过滑车的外侧嵴来防止，滑车的外侧嵴明显比内侧嵴突出（图 2-126）。如果出现先天性畸形（图 2-127），外侧嵴不发达，即与内侧嵴一样突出或不那么突出，髌骨在完全伸展时则不能保持在位。这是髌骨反复脱位的潜在机制。胫骨的外旋和膝外翻都减小了股四头肌腱和髌骨韧带之间的夹角，从而增加了髌骨横向力矢量，增加了横向不稳定性。这些情况是髌骨外侧脱位和半脱位、髌骨软骨软化和外侧髌股骨关节炎的基础。

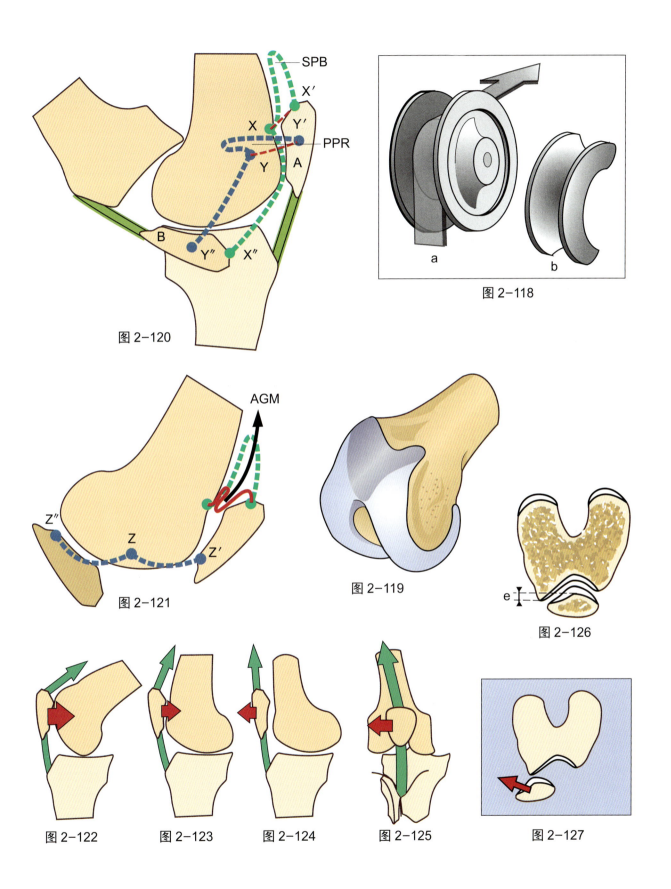

图 2-120

图 2-118

图 2-121

图 2-119

图 2-126

图 2-122   图 2-123   图 2-124   图 2-125   图 2-127

髌股关系

髌骨的后表面（图 2-128，右髌骨的后方视图），特别是其中间嵴（1），覆盖有整个身体中最厚的软骨层（4～5mm 厚）。这是因为当膝盖弯曲时，如下楼或从蹲位站起时，股四头肌的收缩对髌骨施加了相当大的压力（300kg）。想象一下举重运动员举起 120kg 的重量时髌骨承受的压力有多大！

中间嵴分隔两个双凹关节面。

- 外侧（2）与滑车的外侧嵴形成关节面。
- 内侧（2）与滑车的内侧嵴形成关节面。

内侧关节面被一个不明显的斜嵴细分成一个主关节面和一个副关节面（4），位于髌骨的上内侧角，当处于深度屈曲状态与髁间窝的内侧边缘形成关节连接。髌骨在屈曲过程中沿滑车垂直移动时（图 2-129），它与滑车接触的位置会发生变化，在完全伸展时在其下部（1），在 30° 屈曲时在其中部（2），在完全屈曲时在其上部和上部外侧部分（3）。然后可以根据软骨损伤的位置确定临界屈曲角度，反过来，也可以通过确定屈曲时疼痛角度来预测损伤位置。

到目前为止，髌股关节的特性研究多依据髌骨轴位片或穿过关节间隙的髌股关节侧位片，两个髌骨依次弯曲 30°（图 2-130）、60°（图 2-131）和 90°（图 2-132），以显示关节的完整高度。

从这些髌股关节的影像学图片中可以得出以下观察结果。

- 髌骨的在位情况（尤其是在屈曲 30° 时拍摄的射线照片中）可以通过髌骨嵴和滑车沟之间的接触程度以及髌骨相对滑车沟的侧嵴的外侧角的突出来评估。通过这种方法，可以对髌骨半脱位进行诊断。

- 关节间隙变薄，尤其是在外侧，可以使用卡尺进行评估，并与正常膝关节进行比较。软骨侵蚀因此可以在已经晚期的骨关节炎中检测到。

- 髌骨侧面软骨下骨硬化，表明存在严重超负荷。

- 胫骨结节相对于滑车沟的侧向位移（只能在膝盖弯曲 30° 和 60° 时的 X 线片中看到），表明胫骨的外旋，与半脱位和严重的侧向高负荷有关。

如今，通过 CT 和 MRI 扫描，可以看到膝关节完全伸直甚至过伸时的髌股关节，这在 X 线片上是不可能做到的。这些扫描可以显示髌骨在股四头肌收缩力为零或甚至为负时的外侧半脱位，因此也可以检测出只是轻微程度的髌股关节不稳定。

关节镜，现在是一个重要的检查手段，可以检查到轴位片中无法检查到的股骨和髌骨的软骨损伤，以及关节的动态失衡。

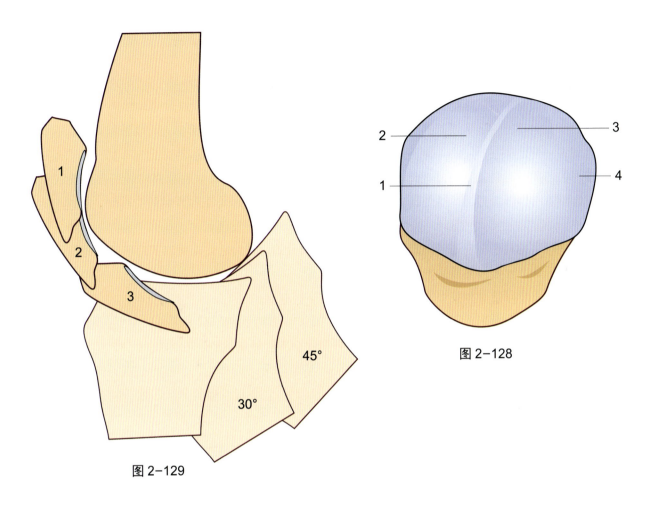

图 2-128

图 2-129

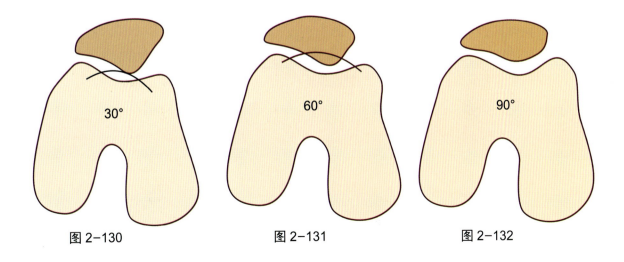

图 2-130 图 2-131 图 2-132

髌骨相对于胫骨的运动

可以想象髌骨焊接在胫骨上，就像肘关节的鹰嘴那样（图 2-133）。这种结构将阻止髌骨相对于胫骨的所有运动，并显著限制其活动度，甚至阻止任何轴向旋转。但事实上，髌骨相对于胫骨有两种运动，一种是膝关节屈曲－伸直时的运动，另一种是轴向旋转时的运动。

在膝关节屈曲－伸直过程中（图 2-134），髌骨在矢状面上移动。从在伸直时的所在位置 A 开始，髌骨沿着一段圆弧后退，这个圆的圆心在胫骨结节 O，其半径等于髌骨韧带的长度。在这个运动过程中，髌骨后倾了大约 35°，使得它最初面向后方的内面在极度屈曲的状态下面向后下方。因此，它也经历了相对于胫骨的轴向旋转或圆周平移。髌骨的这种向后运动是以下两种机制的结果。

- 髁和胫骨平台之间接触点向后位移了 D。
- 伸屈膝关节时髌骨和股骨侧旋转中心（+）的距离 R 缩短了 r。

在膝关节沿轴向旋转运动时（图 2-135～图 2-137），髌骨相对于胫骨的位移发生在冠状面内。在旋转的中立位时（图 2-135），髌骨韧带在下方和侧面有轻微的倾斜。在内旋时（图 2-136），股骨相对于胫骨外旋（为了演示目的假设是固定的），带着髌骨一起外旋，而髌骨韧带则倾斜地指向内下方。在外旋时（图 2-137），发生和上述相反的运动：股骨带着髌骨内旋，髌骨韧带现在以比中立位有更大的外下倾斜角。

因此，髌骨相对丁胫骨的位移对于膝关节屈伸和轴向旋转运动都是不可或缺的。

我们已经使用一个机械模型（见卷尾的模型 2）证明髌骨对股骨滑车和股骨髁前方的形状有重大作用。在运动过程中，髌骨实际上是通过髌骨韧带附着在胫骨上，通过髌骨支持带附着在股骨上（见下页）。在膝关节屈曲期间，股骨髁在胫骨平台上移动，并且在韧带的固定下，髌骨后表面在髁的前轮廓的表面滑动，塑造出了前方髁间的轮廓。这些轮廓基本上是由髌骨及附件和它们的位置塑造的，就像股骨髁的后轮廓是由交叉韧带塑造的一样。

我们已经看到（第 86 页）髁滑车轮廓是如何由胫骨和髌骨塑造的，胫骨和髌骨分别通过十字韧带和髌骨韧带及支持带与股骨相连。

一些将胫骨结节向前（Maquet）或向内（Elmslie）转移的手术会改变髌骨和股骨滑车之间的关系，特别是增强了关节接合力的矢量，改善髌骨半脱位。因此它们在髌骨综合征的治疗中具有潜在价值。

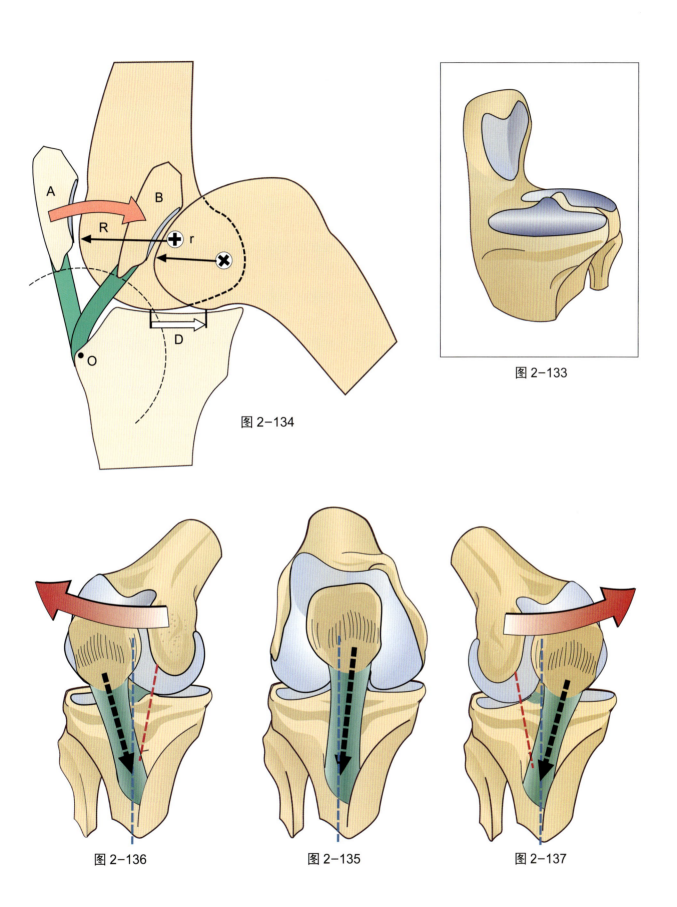

图 2-134

图 2-133

图 2-136

图 2-135

图 2-137

膝盖的侧副韧带

膝关节稳定性取决于两组强大的韧带，即交叉韧带和侧副韧带。

侧副韧带在内侧和外侧加强关节囊，并在伸展过程中确保关节的横向稳定性。

内侧副韧带（图 2-138）从股骨内上髁延伸到胫骨的上端（MCL）：

- 韧带的股骨起始点位于内髁的后上侧，位于髁旋转中心（xx'）的后上方（见第 85 页）。
- 韧带的胫骨止点位于胫骨内侧表面的鹅足腱后方（见第 113 页）。
- 向前下方斜行走行，在空间上与外侧副韧带的方向相交（箭 A）。

外侧副韧带（图 2-139）从外侧髁的侧面延伸至腓骨头（LCL）：

- 韧带的股骨起始点位于外髁的后上侧，位于髁旋转中心（yy'）的前上方（见第 85 页）。
- 其腓骨止点位于腓骨茎突，在股二头肌止点深部。
- 韧带与关节囊之间不相连。
- 腘肌腱将其与外侧半月板的侧面分开，这有助于形成半月板的后外侧角（见图 2-267，第 155 页）。
- 向后下方斜行走行，在空间上与内侧副韧带的方向相交（箭 B）。

图 2-138 和图 2-139 都显示了半月板韧带（1 和 2）和髌骨支持带（3 和 4），它们将髌骨压在股骨滑车上。侧副韧带在伸膝过程中被拉伸（图 2-140 和图 2-142），在屈膝过程中松弛（图 2-141 和图 2-143）。图 2-140 和图 2-141 显示了当膝盖伸直或弯曲时内侧副韧带长度的差异（d），以及其倾斜度的轻微增加。图 2-142 和图 2-143 示出了外侧副韧带长度（e）的差异，以及其方向从向后下倾斜到垂直的变化。

这些韧带张力的变化可以很容易地用楔形机械模型来解释说明（图 2-144）。三角形 C 在木板 B 上从位置 1 滑动到位置 2，并且有一根皮带从三角形的 a 处连接到木板中的 b。当三角形 C 从 1 滑动到 2 时，皮带（被认为是弹性的）被拉伸到新的长度 ab'，并且皮带的长度差异 e 对应于点 1 和 2 之间的三角形厚度的差异，即是表示皮带（即副韧带）的拉伸程度。

在膝盖中，随着伸直动作，股骨髁像上文所述的三角形在胫骨平台上滑动，股骨髁和胫骨平台之间有副韧带相连：股骨髁表现的向是三角形，但随着伸直动作，髁的曲率半径有规律地增加，而副韧带连接到髁曲率中心的线的凹面上。30° 屈曲时侧副韧带最放松，因而是手术修复韧带后的固定位置。

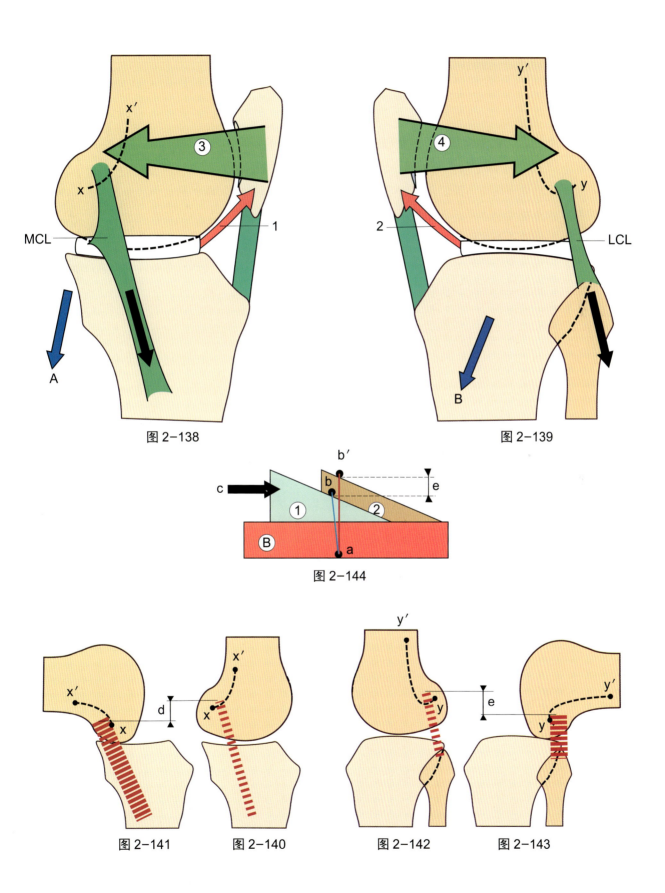

图 2-138

图 2-139

图 2-144

图 2-141   图 2-140   图 2-142   图 2-143

膝关节的横向稳定性

膝关节承受相当大的内翻和外翻机械应力，这反映在四肢骨的骨小梁结构中（图 2-145，膝关节冠状面）。与股骨上端一样，各种骨小梁系统对应于这些力线。

- 股骨远端包含两组小梁。第一组从内侧皮质开始，呈扇状进入同侧髁，作为抗压小梁，并进入对侧髁，作为抗牵引小梁。第二组从外侧皮质开始，以与第一组对称相似的方式散开。此外，还有呈水平走行的骨小梁连接内外髁。

- 胫骨近端具有相似的骨小梁结构，两组骨小梁倾斜地从胫骨外侧和内侧皮质开始并呈扇形展开，分别位于同侧胫骨关节面下方作为抗压骨小梁，对侧关节面作为抗牵引骨小梁。关节表面由水平状骨小梁连接两端。

生理外翻（图 2-146，从前面看的膝盖）对应于股骨轴的倾斜度，因为股骨指向内下。股骨施加到胫骨上端的力（F）不是严格垂直的，可以分解为水平和中间作用的垂直分量 v 和横向分量 t。通过向内侧拉动关节，横向分量 t 趋向于增大膝外翻，并使关节间隙张开产生 α 角。这种脱位通常由交叉韧带系统防止。

外翻角度对膝盖的横向稳定性至关重要。力的横向分量 t 的强度与外翻角成正比（图 2-147，根据外翻角的力的图解分解），如下所示。

- 生理外翻角度为 170°（蓝线），对应于横向分量 t_1。

- 如果是病理性外翻（例如，角度 = 160°），力 F_2 的方向将产生两倍于生理外翻（角度 = 170°）的横向力分量 t_2。因此，病理性外翻越明显，其拉开内侧韧带的程度就越大，并且其严重程度增加的趋势也就越大。

涉及膝盖内侧和外侧的创伤会导致胫骨近端骨折。如果创伤涉及膝盖的内侧（图 2-148），它倾向于伸直生理性外翻，并首先产生胫骨内侧平台（1）的骨折，然后，如果力量仍然未耗尽，则产生外侧副韧带（2）的损伤。如果韧带先断裂，胫骨平台就通常不会骨折。

当创伤性损伤涉及膝盖的外侧时（图 2-149），例如在汽车保险杠损伤中，股骨外侧髁稍微向中间移位，然后向下冲击外侧胫骨平台，并粉碎其外侧皮质。产生混合类型的骨折或冲击（i）- 脱位（d）及胫骨平台外侧部分的骨折。

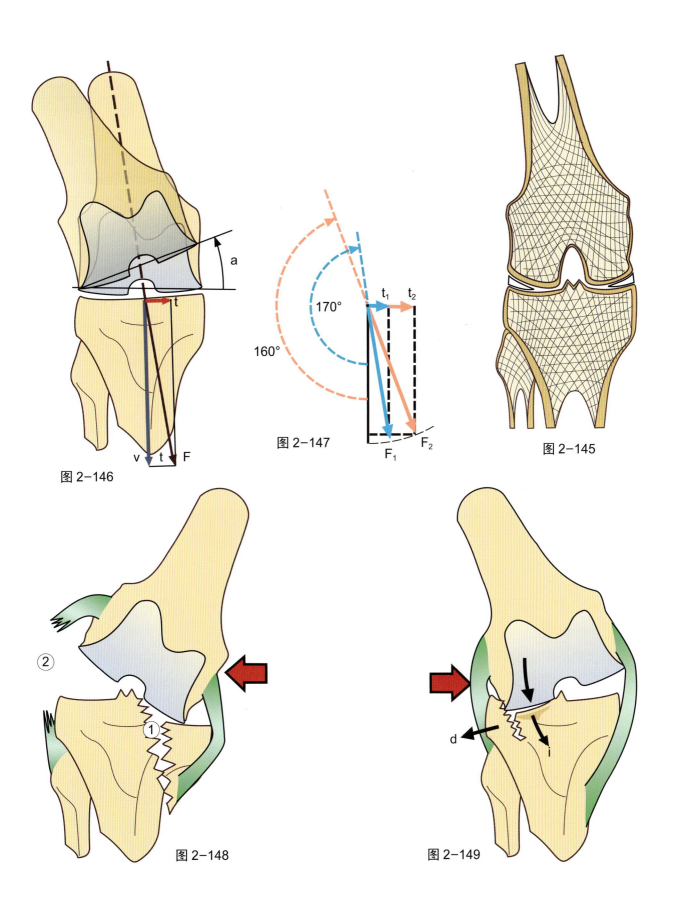

图 2-146

图 2-147

图 2-145

②

①

图 2-148

d

i

图 2-149

膝关节的横向稳定性（续）

行走和跑步时，膝盖会持续承受横向应力。在一些姿势中，身体处于相对于支撑膝盖的内侧不平衡状态，生理外翻增加，膝关节内侧间隙打开。如果横向应力太强，内侧副韧带会断裂（图 2-151），造成与膝关节内侧间隙（a）张开有关的内侧副韧带严重扭伤。需要强调的是，严重扭伤绝不是简单的不平衡状态的结果，而是需要对膝盖进行猛烈侧向打击来实现。

相反，当身体相对于支撑膝盖处于外侧不平衡的状态时（图 2-152），膝关节生理外翻减少。如果在膝盖的内侧施加一个很大的力，外侧副韧带会被撕裂（图 2-153），从而产生与膝关节外侧间隙增大（b）相关的外侧副韧带的严重扭伤。

当膝盖严重扭伤时，可以发生异常的外翻或内翻运动。为了检测异常活动，膝盖必须保持完全伸直或轻微弯曲状态，并且必须与正常的对侧膝盖的情况相比较。

当膝盖伸直（图 2-155）或过伸时（由于大腿的绝对重量会导致过伸），用双手左右移动膝盖会显示以下情况。

- 向外翻方向移动。这表明内侧副韧带（图 2-151）和位于后面的纤维韧带结构（即内侧髁板和后内侧角）都发生断裂。

- 向内翻方向运动。这表明外侧副韧带和后方纤维韧带结构断裂，即基本上外侧髁板断裂。

当膝盖弯曲 10° 时（图 2-156），异常外翻或内翻运动表明内侧副韧带（MCL）或外侧副韧带（LCL）的单独断裂，因为髁板在屈曲早期时松弛。无法确定在什么体位拍摄 X 线片，因此不能在诊断上依赖于在强制外（内）翻膝关节时，关节内（外）侧出现的间隙。

实际上，对疼痛的膝盖检查时难得足够的肌肉放松，通常需要在全身麻醉下进行。膝盖的严重扭伤损害了关节的稳定性。事实上，当一个副韧带撕裂时，膝盖无法抵抗持续施加的横向应力（图 2-151 和图 2-153）。

当跑步和走路时受到剧烈的横向应力时，侧副韧带不是唯一稳定膝盖的结构；它们由肌肉辅助，肌肉构成真正的活动关节韧带，在保持膝关节稳定性方面起着至关重要的作用（图 2-154）。

外侧副韧带（LCL）由髂胫束（1）的有力辅助，髂胫束由阔筋膜张肌拉紧，如图 2-152 所示。

内侧副韧带（MCL）同样由鹅足肌群辅助，即缝匠肌（2）、半腱肌（3）和股薄肌（4）。收缩缝匠肌如图 2-150 所示。

侧副韧带因此被粗壮的肌腱加强。它们也由四头肌有力的辅助，它的直行肌纤维（S）和交叉肌纤维肉（C）扩张形成了在关节的前部一个主要的纤维层。直纤维防止关节同侧间隙打开，交叉纤维防止对侧间隙打开。因此，每块股肌，由于其两种扩张类型的肌纤维，都会影响膝关节的内侧和外侧稳定性。这突出了完整的四头肌在确保膝关节稳定性方面的重要性，反过来也突出了萎缩的四头肌对休息时的膝关节姿势的有害影响，例如"膝关节变形"。

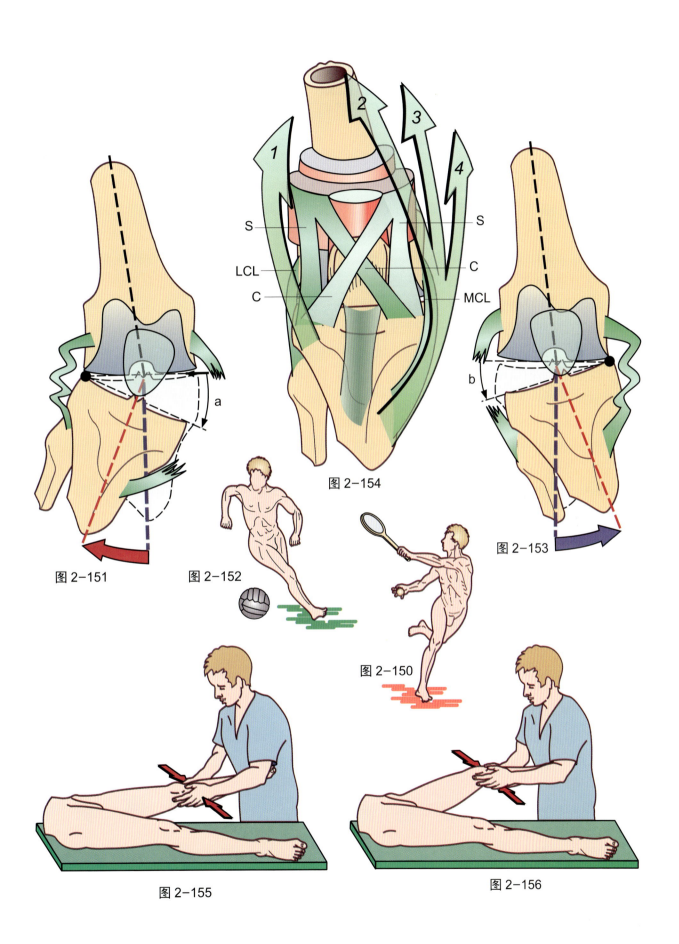

图 2-151

图 2-152

图 2-150

图 2-154

S

LCL

C

S

C

MCL

a

b

图 2-153

图 2-155

图 2-156

膝关节前后稳定性

膝盖稳定的机制在轻微弯曲还是过度伸展时完全不同。当膝盖是基本伸直有轻微弯曲时（图2-157），由体重施加的力传递到膝关节的旋转轴后面，并且倾向于进一步使膝关节弯曲，除非通过四头肌的等长收缩来阻止（红箭）。因此，在这个位置，股四头肌对保持直立姿势至关重要。

相反，当膝盖过伸时（图2-158），这种过伸增加的自然趋势很快被后方的关节囊和其他韧带（绿色）所停止；因此，在没有股四头肌的情况下，即在锁定位置，可以保持直立姿势。这解释了为什么当股四头肌瘫痪时，病人会增大膝盖的反曲以便能够站立甚至行走。

膝盖过度伸展（图2-159）时，大腿的轴线向后下倾斜，主动力f可分解为将体重传递给腿的垂直矢量v和向后方的水平矢量h，因此倾向于使膝关节过伸。力的方向越向后倾斜，矢量h就越大，膝关节后方组织吸收的力越强。因此，若膝关节过伸如果太严重，最终会过度拉伸韧带造成不稳定。

虽然膝盖过伸不能通过是否出现撞击来检查，比如像肘关节的尺骨鹰嘴那样，但仍然可以有其他方法非常有效地检查，如这个杂技（图2-160）所示，图中女性的体重倾向于使她的左膝脱位，但实际上并没有发生。

膝关节过伸的检查主要包括关节囊及其相关韧带，其次是肌肉活动。所涉及的韧带包括侧副韧带（7~8）和后交叉韧带（9）（图2-162）。

后关节囊（图2-161）由强有力的纤维带加强。在两侧，与股骨髁相对的位置，关节囊被加厚以形成髁板（1），髁板在后方与腓肠肌连接。侧面，扇形纤维韧带从腓骨茎突发出，即膝盖的弓形韧带及其两束：

- Valois韧带的外侧束或短外侧束，其纤维起于外侧髁板（3）止于腓肠肌外侧头腱中的籽骨或豆骨（3）。

- 内侧束（2）向中间延伸，其最低处的纤维形成弓形的腘韧带（4），该韧带横跨进入关节的腘肌腱（红箭），从而在肌腱穿过关节囊的过程中形成肌腱入口点的上缘。

在内侧，纤维关节囊由腘斜韧带（5）加强。腘斜韧带（5）由从半膜肌腱（6）的侧边缘发出的复发性纤维形成，并且向上和横向延伸，插入外侧髁板和纤维束（如果存在的话）。

关节后部的所有这些纤维韧带结构在过伸过程中都被拉伸（图2-162），尤其是髁板。我们已经看到外侧副韧带（7）和内侧副韧带（8，透明的）在伸膝过程中被拉伸。后交叉韧带（9）在伸膝过程中也被拉伸。易观察到，在过伸时，这些韧带A、B、C的上方附着点都围绕中心O向前旋转。然而，最近的研究表明，前交叉韧带（此处未示出）是过伸时被拉伸最大的韧带。

伸膝时的阻挡者是屈肌（图2-163），即在内髁后面走行的鹅足肌群（股薄肌10、半腱肌13和半膜肌14），以及股二头肌（11）和腓肠肌（12），也称为三头肌，前提是它们已经因踝关节弯曲而拉伸了。

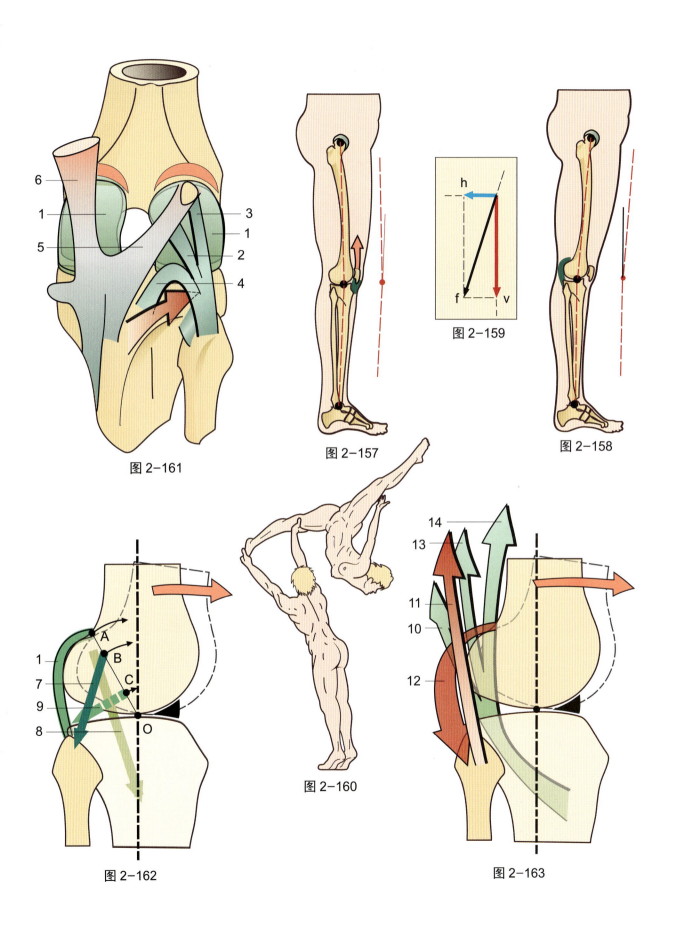

图 2-161

图 2-157

图 2-159

图 2-158

图 2-162

图 2-160

图 2-163

膝关节周围的守卫系统

关节囊及其各种相关韧带构成了一个完整连贯的系统，即膝关节周围的守卫系统（图 2-164）。膝盖横截面显示如下。

- 关节囊附丽点（绿色虚线）。
- 在内侧是胫骨内侧关节面（2），有内侧髁间结节（3）、内侧半月板的前角（4）和后角（5）。
- 外侧是胫骨外侧关节面（6），有外侧髁间结节（7）和外侧半月板（8和9），内外侧半月板通过膝横韧带（10）相连。
- 在前方有髌骨（11），悬于胫骨粗隆（12）之上，并通过内侧（13）和外侧（14）半月板 - 髌骨韧带与半月板相连。前交叉韧带（15）向前插入，扩展（16）至半月板的前角。
- 在后方，有后交叉韧带（17）的和 Wrisberg 半月板 - 股骨束（18）。

膝盖的关节周围守卫系统包括三个主要部分：内侧副韧带、外侧副韧带和后关节囊韧带复合体。

- 内侧副韧带（19）在断裂前可以承受 115kg/cm^2 的力和 12.5% 的伸长率（根据 Bonnel 的说法）。
- 外侧副韧带（20）在断裂前可承受 276kg/cm^2 的力和 19% 的伸长率。出乎意料的是，它比内侧韧带具有更大的抗性和弹性。
- 后关节囊韧带复合体由内侧髁板（21）、外侧髁板（22）及其籽骨（23）和额外的加强组织组成，包括腘斜韧带（24）和腘弓形韧带（25）。

还有四个强度和重要性不等的纤维腱性结构。

- 后内侧层或后内侧角是最重要的。Bonnel 称之为纤维腱核，它适用于后内侧纤维，但不适用于其他成分。G. Bousquet 称之为后内侧角，这更符合外科手术而不是解剖学概念。它位于内侧副韧带的后面，包括：
  - 内侧副韧带最后面的纤维（26）。
  - 内侧髁板（27）的内侧边界。
  - 半膜肌（28）的两个头（29～30），即其反折头（29）环绕胫骨关节面的内侧边缘，和半月板头（30），插入内侧半月板的后边缘。
- 后外侧层或后外侧角明显不如后内侧层坚固，因为在这一点上，外侧半月板在其起源于外侧髁（32）后不久即因腘肌腱（31）的通过而与囊和外侧副韧带分离。腘肌腱还发出半月板束（33），其止于外侧半月板关节的后部。纤维腱被外侧副韧带（20）的短头和外侧髁板的侧缘加强。
- 前外侧层或前外侧角由髂胫束（35）组成，髂胫束（35）将延伸（36）到髌骨的外侧缘以及股四头肌腱（37）的直和交叉支。
- 前内侧层或前内侧角由股四头肌腱（38）的直和交叉纤维组成，并通过连接到髌骨内侧边缘的缝匠肌腱（41）的延伸（39）得到加强。

关节周围的肌肉也有助于膝关节的守卫系统。通过在特定运动过程中以完全同步的方式收缩，并由大脑皮质进行预处理，它们对抗关节的机械变形，并为韧带提供不可或缺的帮助，因为韧带只能被动地做出反应。这些肌肉中最重要的是四头肌，它对膝关节的稳定性至关重要。凭借其力量和精湛的协调性，它能够在一定程度上弥补韧带断裂。任何外科手术的成功，都需要股四头肌必须处于良好的状况。如果它迅速萎缩，恢复缓慢，外科医生和理疗师需要特别关注。

髂胫束（35）位于外侧，应被视为臀大肌"三角肌"的终腱。后内侧是半膜肌（28）和鹅足肌群，即缝匠肌（41）、股薄肌（42）和半腱肌（43）。后外侧有两块肌肉：腘肌（31），其特殊生理学将在后面讨论；和股二头肌（44），强大的肌腱止于腓骨头（45）并加强外侧副韧带（20）。

最后，腓肠肌位于后面，由股骨髁和髁板产生。内侧头的起源肌腱（46）穿过半膜肌肌腱并插入黏液囊，该囊通常与关节腔相连。外侧头（47）的起始腱也穿过股二头肌腱，但没有中间囊。膝关节被包裹在腱膜筋膜（49）内。

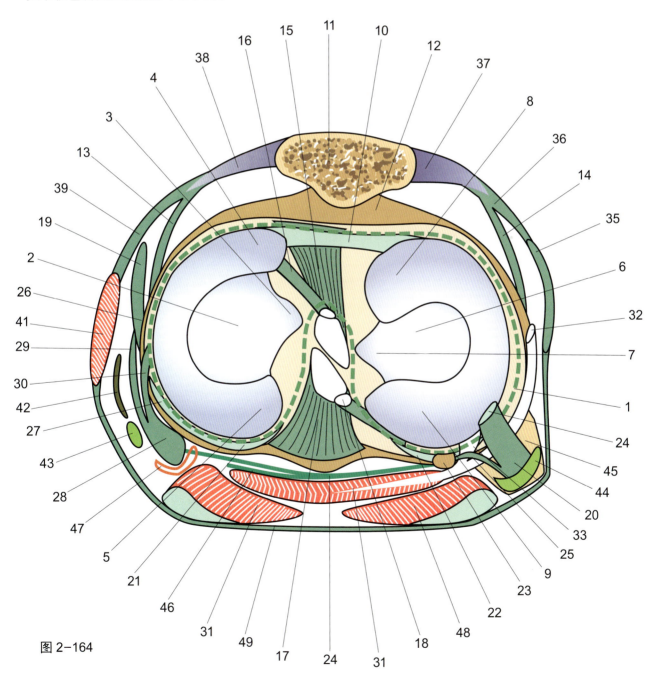

图 2-164

膝关节的交叉韧带

当关节从前方打开时（图2-165，受Rouvière启发），交叉韧带明显位于关节中心，主要位于髁间窝内。

首先看到的是前交叉韧带（1），其沿着内侧关节面（12）的边缘并附着到胫骨前髁间区，在内侧半月板（7）的前角和外侧半月板（8）的前角（图2-79，第93页）。它斜行向外走行，附着于股骨外侧髁（1）内侧后部的一个狭窄条带上（图2-167，受Rouvière启发），垂直于关节软骨的上方和边缘（图2-81和图2-83，第93页）。

它由三束组成。

- 前内侧束最大，最表浅，最容易受伤。

- 后内侧束，藏在由前者后方，当韧带部分撕裂时可保持完整。

- 中间束。

总的来说，韧带本身是扭曲的，因为它最前面的胫骨纤维插入股骨的最前内侧，而它最后面的胫骨纤维插入股骨的最上面。因此，它的纤维长度并不完全相同。根据Bonnel的说法，它们的平均长度在1.85～3.35cm，即根据它们的位置长度变化很大，结果是它们不会同时被拉伸。

后交叉韧带（2）位于前交叉韧带后面的髁间窝深处（图2-165）。它附着（图2-166）在胫骨髁间区的最后方（6），甚至（图2-167和图2-168，受Rouvière启发）到胫骨平台的后边界（也见图2-79，第93页）；位于外侧半月板（9）和内侧半月板（10）的后角附件的后面。后交叉韧带倾斜地向内前上延伸（图2-168，膝盖弯曲90°），沿关节表面（2）插入股骨髁间窝深处（图2-169，受Rouvière启发），也沿关节表面水平进入内髁外表面的下边缘（另见图2-79，第93页）。它包括三束。

- 后内侧束，从股骨内髁内侧发出，到胫骨后方。

- 前外侧束，从股骨髁间中间偏内侧发出，到胫骨最后方。

- 半月板–股骨韧带（3），起于外侧半月板的后角（图2-166和图2-167），之后沿着后交叉韧带（2）主体前走行，然后止于内侧髁的侧表面。有时，也有类似的与内侧半月板相关的韧带（图2-166）：前交叉韧带的一些束（5）从内侧半月板的前角靠近膝横韧带处（11）发出。

交叉韧带沿着它们的轴走行时会相互接触（图2-169，交叉韧带在股骨附着点附近被切开），前交叉韧带（1）在后交叉韧带（2）的侧面。它们不是游离在关节腔内，而是在滑膜（4）皱襞内。它们与关节囊有重要的关系，这将在下一页讨论。在膝盖运动中，它们在轴向运动时相互滑动。

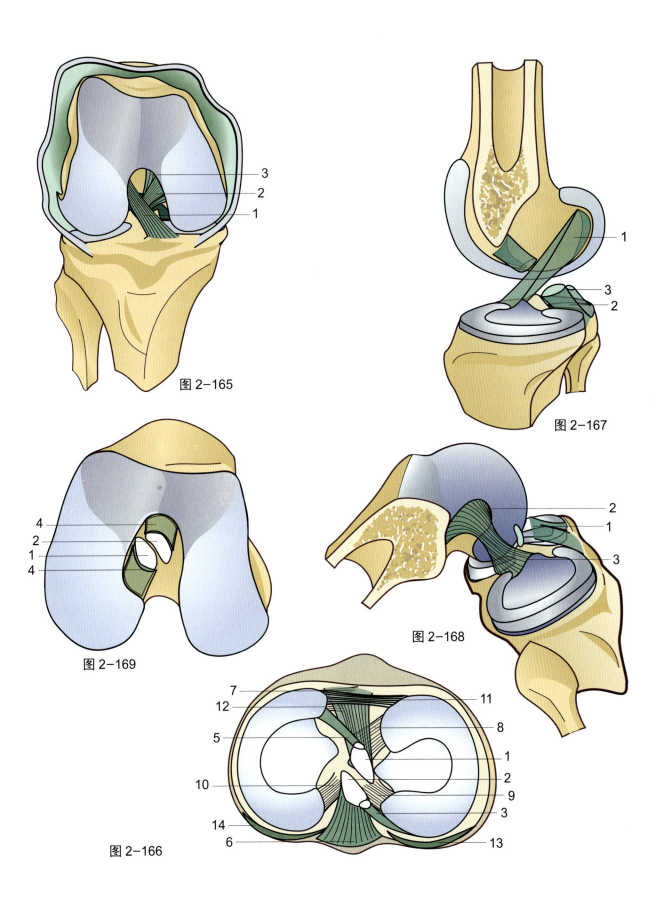

图 2-165

图 2-167

图 2-169

图 2-168

图 2-166

关节囊和交叉韧带之间的关系

交叉韧带与关节囊紧密相关，因此可以认为它们是增厚的关节囊，也认为是关节囊组成部分。我们在之前的篇幅中已经介绍了（图 2-78，第 93 页）关节囊是如何进入髁间窝的，将内外髁双层分隔。前面说过，为了方便起见，作为近似关节囊的胫骨附着点排除了关节腔中前交叉韧带的附着点。但事实上，关节囊的止点贯穿前交叉韧带的止点，即前交叉韧带成为了关节囊外的增厚突出部，即在双层关节囊之间。图 2-171（后内侧视图，去除内侧髁和部分切开的关节囊后）显示前交叉韧带清晰地贴靠在关节囊的外侧上（后交叉韧带未显示）。前方还可以看到髌骨上囊和髌骨凹陷。

图 2-172（后内侧视图，在去除内侧髁和部分关节囊后）显示后交叉韧带紧贴两个关节囊的"内层"。

请注意，交叉韧带的各个纤维束并的长度或方向各有不同，因此在膝盖运动时不会同时缩短（见第 124 页）。

这些图还示出了在外侧髁（图 2-171）和内侧髁（图 2-172）的水平部分切除的髁板。

垂直冠状切面（图 2-170）上，截去髁后部后将股骨和胫骨被人工拉开，显示了关节腔的"分区"。

● 在关节囊中间区，交叉韧带将凹进去的关节囊腔分隔成外侧和内侧两部分，而前方则延伸到髌下脂肪垫（见第 94 页）。

● 每半侧的关节腔又被半月板分成两层，即对应于半月板上方的股骨－半月板关节间隙和半月板下方的胫骨－半月板关节间隙。

交叉韧带的存在深刻地改变了这个铰链（滑车）关节的结构。这里的术语双髁关节在机械上是没有意义的，因为如果两个髁结合在一起，它们会形成滑车。前交叉韧带（图 2-173）从其初始的中立位置（1）开始，在屈曲至 45°～50° 时会水平躺在胫骨平台上（2），然后在极度屈曲时反过来爬升到最高（3）。在它向下移动的过程中，它把自己嵌在凹槽里，就好像面包刀一样"锯"穿了髁间结节之间的髁间隆起（图 2-174，面包刀将两个髁间结节分开的示意图）。

当膝盖从伸展运动到极度屈曲运动时，后交叉韧带（图 2-175）比前交叉韧带"扫过"更宽的区域（角度接近 60°），并"切"向股骨髁间窝，这"分开"了由两个股骨髁的生理上的和滑车理论的内外侧面。

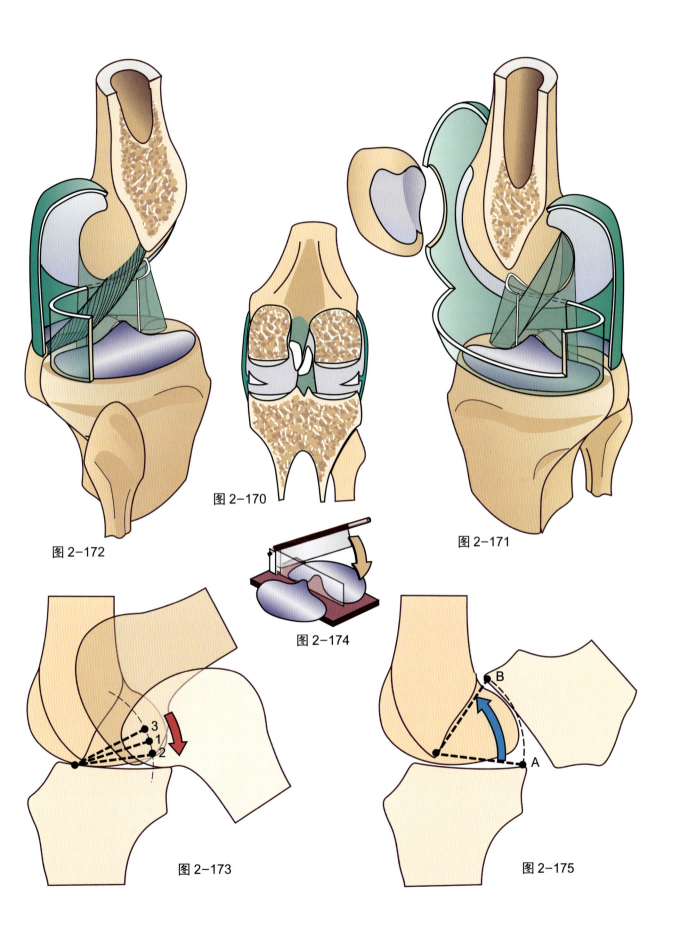

图 2-170

图 2-172

图 2-171

图 2-174

图 2-173

图 2-175

交叉韧带的方向

透视的后外侧视图（图 2-176）显示了在空间中彼此交叉着拉伸的交叉韧带。在矢状面上（图 2-177，外侧髁的中间视图），它们清楚地相互交叉，前交叉韧带向上和向后倾斜，后交叉韧带向上和向前倾斜。

如果这些韧带被切开，可以看到它们在伸展（图 2-178）和弯曲（图 2-179）期间彼此交叉，并且在它们的轴向平面上彼此相对滑动。它们在冠状面上也在相互交叉（图 2-180，后视图），因为它们的胫骨附着点（黑点）沿着前后轴（箭 S）排列，并且它们的股骨附着点相距 1.7cm。因此，后交叉韧带倾斜地向上和向内延伸，而前交叉韧带倾斜地向上和向外延伸。

相比之下，在水平面上（图 2-205，第 131 页），前后交叉韧带在空间上则彼此平行，并且沿着它们的轴向边界接触，但是每一个也穿过同侧副韧带（译者注：作者将前交叉韧带视为前外侧交叉韧带，后交叉韧带视为后内侧交叉韧带，交叉韧带穿过侧副韧带的视角为侧视）。因此，前或前外侧交叉韧带与外侧副韧带（LCL）相交（图 2-181，侧视图），后或后内侧交叉韧带与内侧副韧带（MCL）相交（图 2-182，内侧视图）。因此，当从侧面依次观察这四种韧带时，它们的斜度有规律地交替（图 2-183，四个韧带相对于胫骨平台的示意图）。

前后交叉韧带的倾斜度也不同：伸膝时（图 2-177），前交叉韧带更垂直，后交叉韧带更水平。这同样适用于它们股骨附着点的大致方向（透明显示的）：后交叉韧带是水平的 b，前交叉韧带是垂直的 a。

交叉韧带的长度比存在个体差异，但是，就像胫骨和股骨附着点之间的距离一样，它是每个膝关节的典型特征，因为它是如前所述髁的轮廓的决定因素之一。

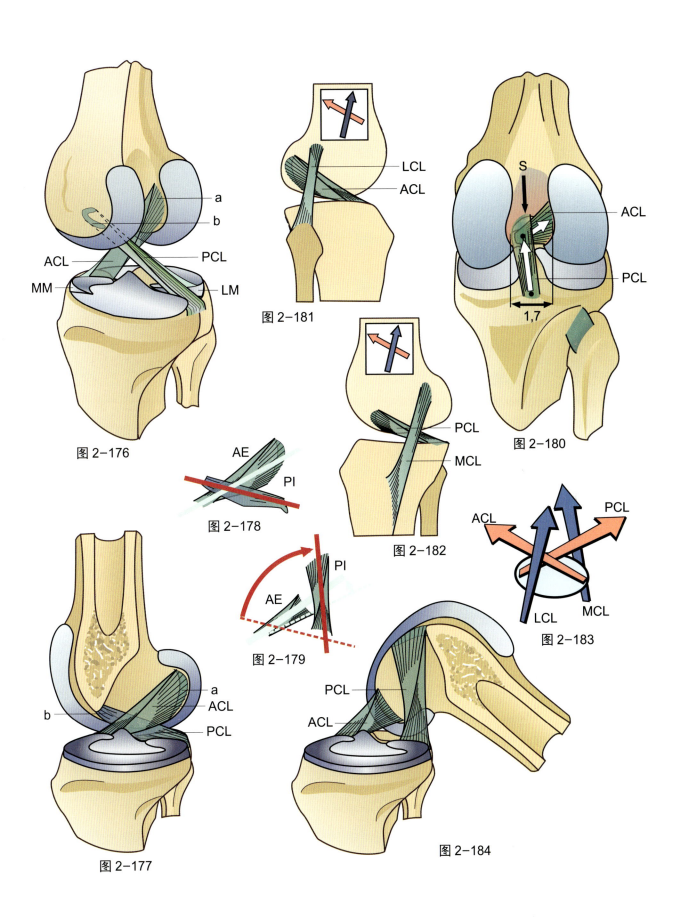

图 2-176

图 2-181

图 2-180

图 2-178

图 2-182

图 2-179

图 2-183

图 2-177

图 2-184

交叉韧带的机械作用

习惯上是将交叉韧带简化为具有点状附着点的线。第一种近似方法的优点是揭示了韧带的一般作用，但未能揭示其功能的微妙之处。为此，需要考虑三个因素：

韧带的厚度

韧带的厚度和体积与其阻力成正比，与其弹性成反比，因为韧带的每根纤维都可以被认为是低弹性的基本弹簧。

韧带的结构

由于其附着点的大小不同，韧带的纤维并不都是相同的长度，但重要的是各条纤维并不都是同时被动员的。就像肌肉纤维一样，在运动过程中会有纤维动员，因此韧带的阻力和弹性是可变的。

附着点的大小和方向

此外，韧带中的纤维并不彼此平行，而是自身排列扭曲且所在的平面也"扭曲"，因为它们的附着点也并不平行，而是在空间上通常彼此倾斜或垂直。此外，在运动过程中，附着点的相对方向也发生变化，这有助于不同纤维的动员，并改变韧带的整体作用方向。韧带定向作用的这种变化不仅发生在矢状面上，而且发生在空间的所有三个平面上，这样完美地解释了它们对膝关节前后、横向和旋转稳定性的同时的复杂作用。

因此，如前所述，交叉韧带的几何形状决定了矢状面和其他空间平面中的股骨髁滑车的轮廓。

总体而言，交叉韧带确保膝关节前后稳定，并在保持关节面接触的同时允许发生类似铰链的运动。它们的作用可以通过一个容易构建的机械模型来说明（图 2-185，横截面所示的模型）。两块木板甲和乙由两片纸 ab 和 cd 连接在一起，这两片纸 ab 和 cd 连接着它们的相对两端，因此它们可以绕着两个铰链相对于彼此移动。铰链 a 和铰链 b 分别与点 c 和 d 重合，但它们不能相互滑动。

前后交叉韧带在解剖和功能上是相似的，除了不是两个铰链，而是一系列沿着髁的曲线排列的铰链。和模型一样，前后滑动是不可能的。

继续分析该模型，前后交叉韧带由两条直线表示，前交叉韧带和后交叉韧带分别对应于 ab 和 cd，如图 2-186 和图 2-188 所示。图 2-187 和图 2-189 显示了韧带的最外和中间束的位置和附着点。

从伸直（图 2-186）或从 30° 的轻微弯曲（图 2-187）开始屈膝，当前后交叉韧带被拉紧到相同程度时，屈膝会使"股骨板"cb*（图 2-188）倾斜，同时前交叉韧带 cd 向上翘起，后交叉韧带 ab 变得水平。更详细的图（图 2-189，60° 屈曲中），分别显示前交叉韧带（红色）和后交叉韧带（绿色）附着点的向上和向下位移。然而，需要做的一项精确研究是在运动过程中研究每个交叉韧带的基本纤维的连续拉伸，因为很明显，它们拉伸到不同的程度，是根据它们在韧带内的位置决定的（图 2-190，PCL 纤维的空间图）。

*两个十字韧带附丽点之间的线性空间。

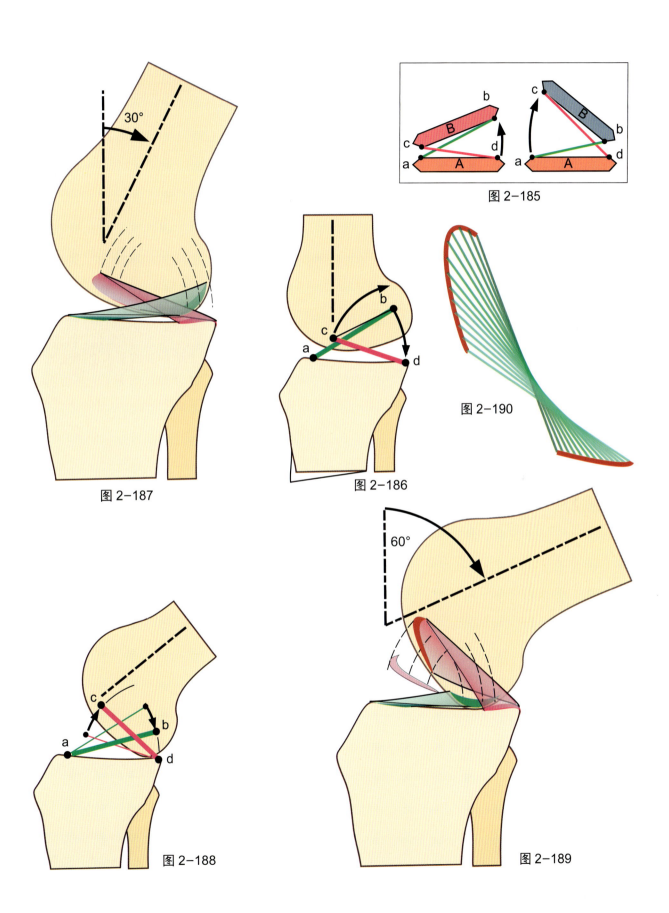

图 2-185

图 2-187

图 2-186

图 2-190

图 2-188

图 2-189

交叉韧带的机械作用（续）

当屈曲增加到90°（图2-191）然后增加到120°（图2-192）时，后交叉韧带（PCL）将自身抬高到垂直位置，并且相应的比前交叉韧带（ACL）更紧张。更详细的图（图2-193）显示前交叉韧带的后外束纤维松弛（－），只有前内束纤维紧张（＋），而后交叉韧带的后外束纤维略微松弛（－），前上束纤维紧张（＋）。后交叉韧带在弯曲时绷紧。

在从初始位置（图2-195和图2-196）伸直和过伸期间（图2-194），前交叉韧带的所有纤维都被拉紧（＋），而只有后交叉韧带的后外束纤维被拉紧（＋）。此外，在过伸期间（图2-197），髁间窝（c）的底部压在前交叉韧带上，并以弧形拉伸它。因此，前交叉韧带在伸膝过程中被拉紧，并限制过伸。

Bonnel最近证实了这一概念，那是首先由Strasser（1917）在一个力学模型的基础上阐述的，即前交叉韧带和后交叉韧带分别在伸直和屈曲过程中被拉紧。然而，一个更精确的力学分析表明，Roud（1913）认为交叉韧带的一些纤维由于长度不等而总是处于张力之下也是正确的。生物力学中经常出现的情况是，两个明显矛盾的观点可以同时正确，而不是相互排斥。

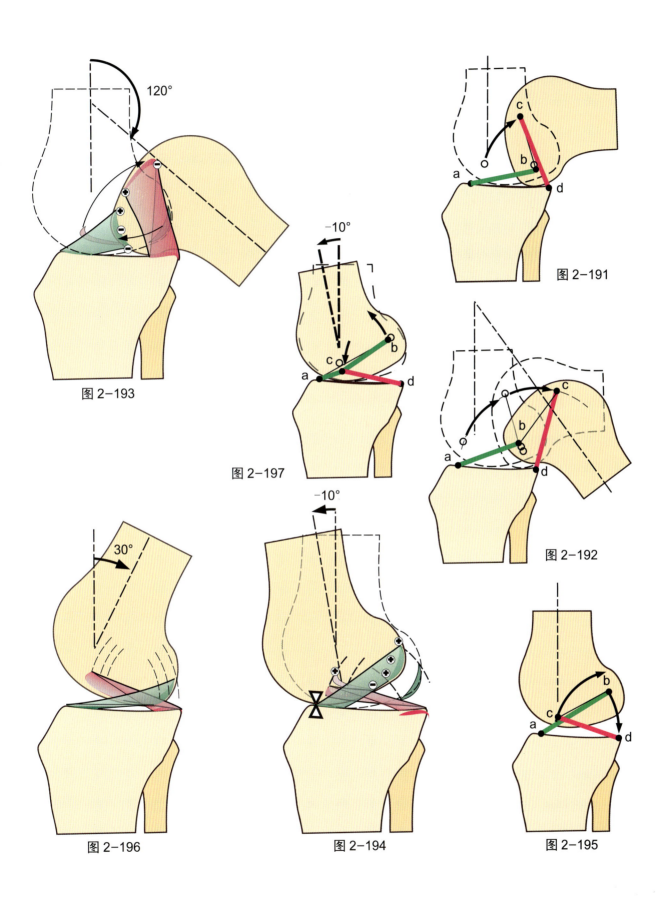

图 2-193

图 2-197

图 2-191

图 2-192

图 2-196

图 2-194

图 2-195

交叉韧带的机械作用（完）

股骨髁在胫骨平台上的运动包括滚动和滑动（见第 88 页）。很容易想象这些滚动运动，但是滑动怎么会发生在像膝盖这样一个松散但相互锁定的关节上呢？肌肉起着重要的作用：伸肌在伸展过程中将胫骨向前拉到股骨下方，相反，屈肌在屈曲过程中使胫骨平台向后滑动。但是，当在尸体上研究这些运动时，被动因素，尤其是交叉韧带，似乎占主导地位。正是交叉韧带拉回股骨髁，并导致它们在胫骨平台上以与滚动方向相反的方向滑动。

从伸直的位置（1）开始（图 2-198），如果股骨髁滚动而不滑动，它应该退回到位置 2，并且前交叉韧带 ab 的股骨附着点 b 应该在假定位移等于 bb′ 后撞击 b′。这种位移，如第 89 页的图 2-62 所示，会损坏内侧半月板的后角。于是现在点 b 只能沿着中心 a 和半径 ab 的圆移动（韧带被认为是非弹性的）；因此，b 的真实路径不通向 bb″，而是通向 bb′，bb′对应于股骨髁在位置Ⅲ，其比位置Ⅰ更靠前一段距离 e。在屈曲过程中，前交叉韧带开始动作并向前拉回股骨髁。因此可以说，在屈曲过程中，前交叉韧带负责伴随于股骨髁向后滚动的向前滑动。

后交叉韧带在伸膝过程中的作用在图 2-199 中有类似的展示。当股骨髁从位置Ⅰ滚动到位置Ⅱ时，股骨髁被后交叉韧带向后拉，并且它的股骨附着点 c 沿着中心为 d、半径为 dc 的圆行进到 cc′ 而不是 cc″。因此股骨髁向后滑动 n 距离到达位置Ⅲ。在伸膝过程中，后交叉韧带负责股骨髁的向后滑动和向前滚动。这些观察结果也可以用力学模型来证明（见本卷末尾的模型 3），该模型说明了由弹性带代表的交叉韧带中的交变张力。

抽屉运动是股骨下方胫骨的异常前后运动，可以在两个位置找到。

- 膝盖弯曲 90° 时。
- 膝盖完全伸直时。

膝盖弯曲 90° 时的检查（图 2-202）：病人仰卧于检查床，检查者将膝盖弯曲 90°，脚放在床上。然后，将病人的脚固定住，半坐在脚面，用手掌抓住小腿的上部。然后，将小腿向前拉向自己或向后拉离自己，分别做前后抽屉实验。必须在病人的脚处于旋转中立位置时进行检查，以展示抽屉的直接运动，当病人的脚处于外旋状态时则测试的是在外旋抽屉运动，病人的脚处于内旋状态时则测试的是在内旋抽屉运动。该术语优于"外旋或内旋抽屉运动"的标签，这意味着旋转发生在抽屉运动时。

后抽屉运动（图 2-200）由股骨下方胫骨的向后（红箭）位移引起；这是后十字韧带断裂的结果（黑箭）。因此记忆：后抽屉运动 = 后交叉韧带。

前抽屉运动（图 2-201）由股骨下方胫骨的前向（绿箭）位移引起；这是前交叉韧带断裂的结果。因此记忆：前抽屉运动 = 前交叉韧带。

随着患者膝盖的伸直，检查者用一只手支撑患者大腿的后部（图 2-202），而另一只手握住小腿的上端，并试图前后或前后移动它（Lachmann-Trillat 实验）。任何前向运动（所谓的前拉赫曼）都是前交叉韧带断裂的证据，尤其是后外侧角的断裂（根据 Bousquet）。这个检查很难进行，因为涉及的运动范围很小。

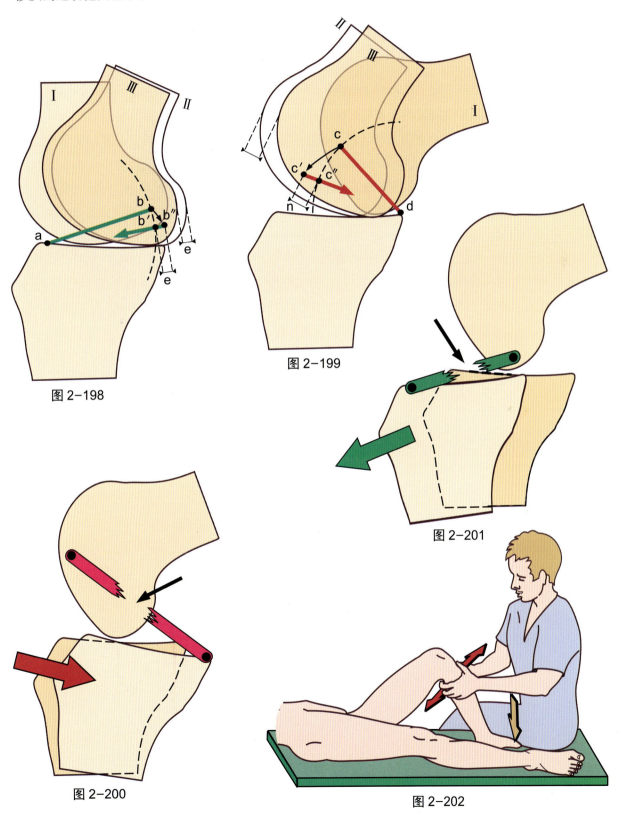

图 2-198

图 2-199

图 2-201

图 2-200

图 2-202

伸膝的旋转稳定性

我们已经知道，轴向旋转只能在膝盖弯曲时发生。另一方面，膝盖完全伸展时，轴向旋转是不可能的，因为它被绷紧的副韧带和交叉韧带所制止。

当膝盖处于轴向旋转的中立位置时（图 2-203，通过人工使韧带具有弹性而分开的关节表面的正视图），两条交叉韧带在空间上明显地相互交叉，并且韧带的倾斜度非常明显（图 2-204）。然而，在水平面上（图 2-205，髁显示为透明的俯视图），两个交叉韧带平行并彼此接触。

在股骨下方胫骨的内旋期间（图 2-206，正视图），前后交叉韧带在冠状平面（图 2-207）中明显更大角度地交叉，而在水平面（图 2-208，上视图）中，它们的内边界相互接触。因此，他们相互缠绕，像止血带一样拉紧对方，并制止内旋。

在股骨下方胫骨的外旋时（图 2-209，前视图），交叉韧带倾向于在冠状平面（图 2-210）中变得平行，而在水平面（图 2-211，上视图）中，它们的内边界倾向于彼此失去接触，从而放松"止血带"。因此，交叉韧带的收紧对阻挡外旋没有任何作用。

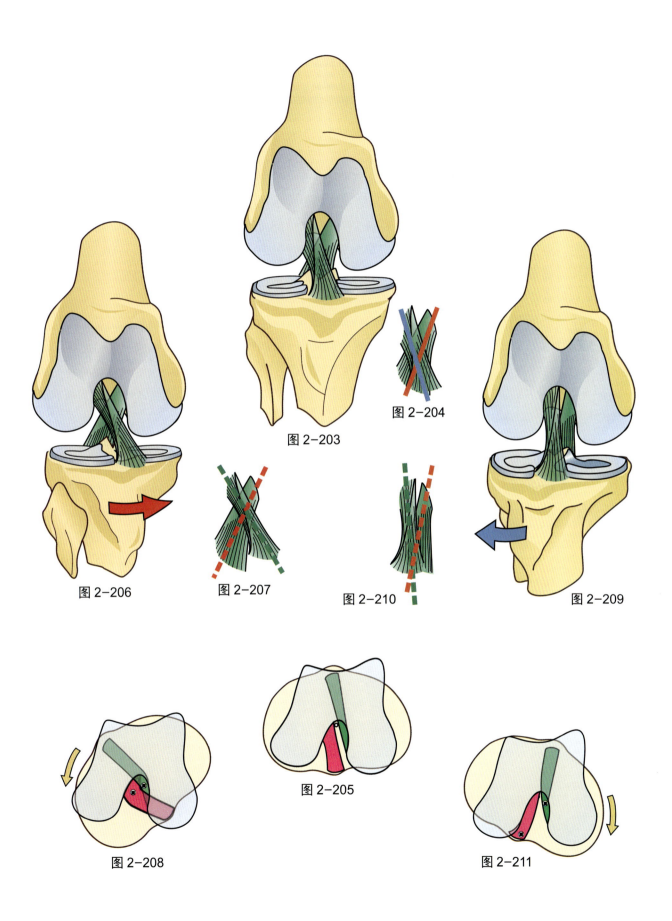

图 2-206

图 2-203

图 2-204

图 2-207

图 2-210

图 2-209

图 2-208

图 2-205

图 2-211

伸膝的旋转稳定性（续）

　　胫骨在股骨下的强制旋转将如何影响膝盖伸膝位置的旋转稳定性？膝关节完全伸直时，股骨下方胫骨的被迫内旋（图 2-212，股骨髁显示为透明的更详细的上视图）不是发生在胫骨髁间结节之间位于髁间窝的中心周围，而是发生在对应于髁间结节内侧边界的真实中心周围（用十字标记）。

　　同时，由于该旋转中心（由十字标记，图 2-212）与关节中心（白色圆圈）不一致，该偏心运动使后交叉韧带（红色）松弛（−）并使前交叉韧带（绿色）绷紧（+），同时使前交叉韧带扩张至内侧半月板的前角，然后向后拉。

　　韧带越来越相互接触（图 2-213，解剖后韧带的视图），并且越来越尖锐地相互交叉。如果这种运动继续下去（图 2-214：胫骨被人为地向中间旋转了 180°），韧带会相互缠绕，变得更短，将股骨和胫骨拉得更近（黑箭）。这正是现实中发生的情况：交叉韧带相互缠绕，使股骨和胫骨更加靠近，并检查内侧旋转。内侧旋转收紧前交叉韧带，放松后交叉韧带。当膝盖伸展时，十字韧带抑制内侧旋转。

　　相反，仍然在膝盖完全伸直的情况下，股骨下方胫骨的强制外旋（图 2-215，俯视图，髁透明）产生胫骨真实中心（用十字标记）的旋转，这种偏离中心的运动拉紧（+）后交叉韧带（红色）并放松前交叉韧带（绿色）。两条韧带趋向于彼此平行（图 2-216），如果横向旋转运动（仅图 2-217，90° 旋转）继续，韧带将变得平行，允许关节表面稍微分开（黑箭）。当膝盖伸直时，交叉韧带不阻滞膝外旋。

　　Slocum 和 Larson 详细研究了运动员（尤其是足球运动员）屈膝的旋转稳定性。一位足球运动员在转身时猛烈地外旋他的支撑腿的膝盖。内侧关节囊的重要受累情况如下。

- 如果弯曲 90° 的膝盖受到外翻 – 外侧旋转创伤，其前 1/3 很容易破裂。
- 膝盖伸直时，后 1/3 很脆弱。
- 当受伤涉及膝盖在 30° 和 90° 之间弯曲时，其中间 1/3 与内侧副韧带的深层纤维融合在一起时破裂。
- 此外，如果膝盖弯曲 90° 或以上，在前 15°～20° 的外旋过程中，前交叉韧带止点开始松弛，然后绷紧。如果继续外旋，韧带会缠绕在外侧髁的内侧表面上，从而被撕裂。
- 最后，通过半月板内侧的后半部分，通过其与胫骨的关节囊连接，可以防止弯曲的膝盖外旋。

　　综上所述，随着损伤严重程度的增加，屈曲膝盖暴露于外旋转创伤可连续产生以下后果。

- 内侧副韧带断裂，首先是深层纤维，然后是表层纤维。
- 前交叉韧带断裂。
- 内侧半月板撕脱。

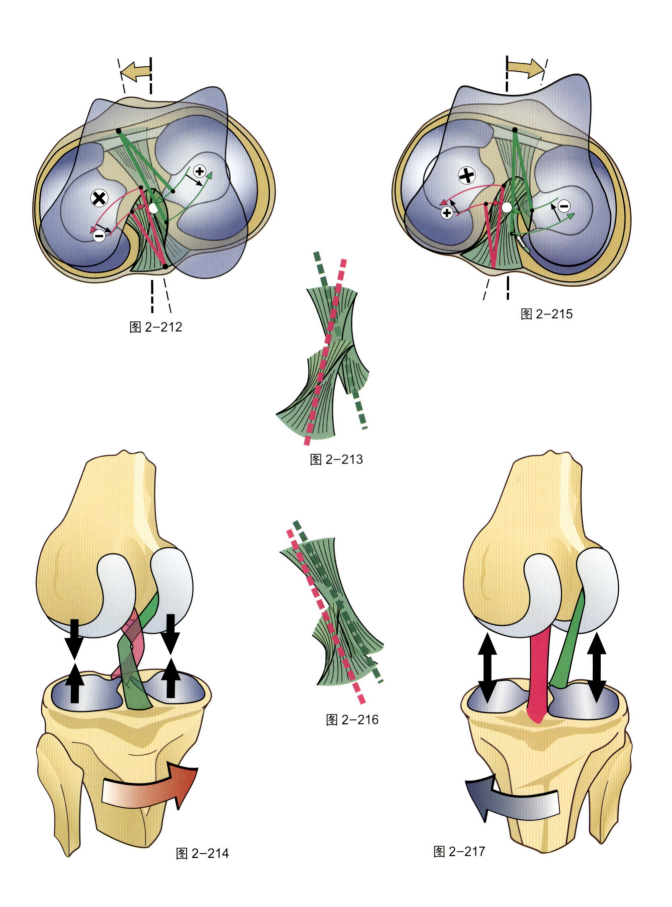

图 2-212

图 2-213

图 2-214

图 2-215

图 2-216

图 2-217

伸膝的旋转稳定性（完）

　　侧副韧带在保证膝关节旋转稳定性中的作用可以用它们的对称性来解释。

　　在旋转中立位置（图 2-218，俯视图，股骨髁透明），外侧副韧带向下和向前延伸时的倾角和内侧副韧带向下和向后延伸时的倾角使它们绕胫骨上端盘绕。

　　内旋（图 2-219）阻止了这种盘绕运动，并且这些韧带的倾角随着它们趋向于平行而减小（图 2-220，关节表面"分离"的后内侧视图）。随着盘绕的减少，关节表面被侧副韧带连接的强度降低，而被交叉韧带连接的强度增加。因此，侧副韧带放松所允许的"玩耍"被交叉韧带的张力所抵消。

　　相反，外旋（图 2-221）增加了盘绕，这使关节表面更靠近（图 2-222，后内侧视图），并在交叉韧带松弛时限制关节的运动。

　　总的来说，可以说侧副韧带限制了外旋，交叉韧带限制内旋。因此，外旋时的侧副韧带和内侧旋转时的交叉韧带确保了伸膝时的旋转稳定性。

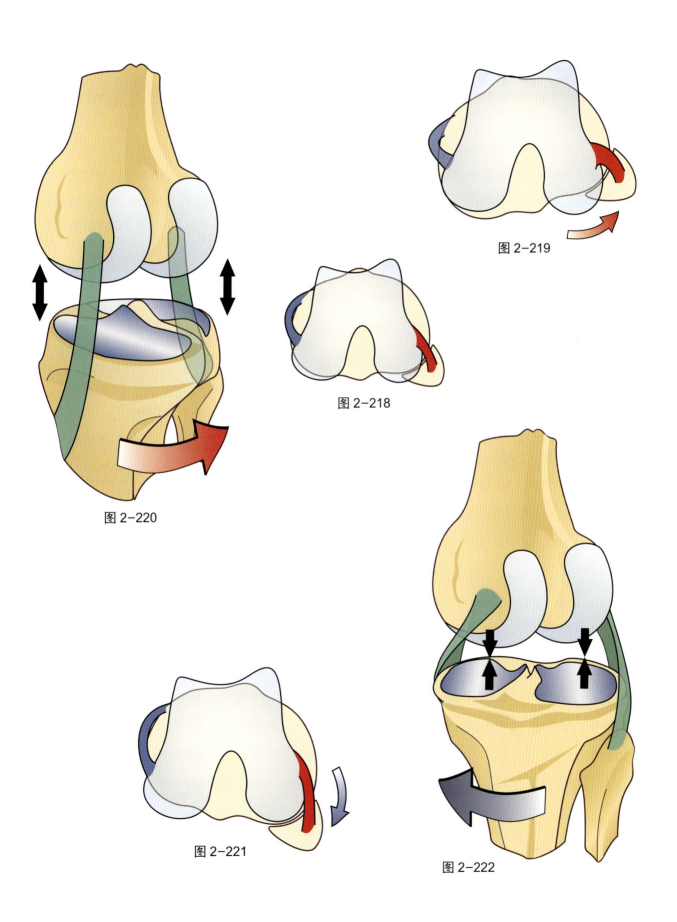

图 2-218

图 2-219

图 2-220

图 2-221

图 2-222

膝关节内旋时的动态检查

除了进行内翻 – 外翻和抽屉运动试验来测试膝关节静态稳定性之外，现在也有成熟的膝关节动态稳定性（或不稳定性）测试，旨在揭示在测试运动时发生的异常运动。这些动态不稳定性的测试是如此之多（每所膝关节外科学校在每届大会上都会提出一个新的测试），以至于需要对最重要的测试进行分类。实践上分为两组。

- 结合外翻和内旋的测试。
- 结合外翻和外旋的测试。

第一组测试包括以下内容：

外旋轴移试验或 MacIntosh 试验是最广为人知和使用最广泛的。在仰卧（图 2-223）或成 45° 角（图 2-224）的情况下进行。在第一种情况下，检查者将一只手放在脚底，支撑脚并用力向内转动，而肢体的重量使膝盖外翻。在第二种情况下，检查者用一只手绕过脚底抓脚背，向内旋脚部。膝盖的起始位置是伸直的（图 2-223），检查者的另一只手向上推动膝盖使其开始弯曲，向内推动膝盖以使膝关节外翻。在屈曲运动期间（图 2-224），检查者最初感觉到一些阻力，但是在 25°～30° 屈曲时，膝关节的锁定状态被解除，使得他感觉并看到外侧股骨髁跳跃到外侧胫骨平台前面。

在内旋过程中，如果发生外侧跳动即 MacIntosh 试验呈阳性，则表明前交叉韧带断裂。事实上，由于前交叉韧带在伸膝内旋时起阻挡作用（图 2-225），外侧股骨髁在外侧胫骨关节表面凸面的后下斜坡（1）上移动到后半脱位位置（PSL），并通过阔筋膜（F_1）和外翻的张力保持在该位置，这保持股骨和胫骨紧密贴合。只要阔筋膜位于胫骨关节表面凸面的前面，髁就保持在后半脱位的位置，但是超过这一点，随着弯曲度的增加（图 2-226），髁越过凸面（A）的顶点，并在胫骨关节表面的前边缘前部（2）停止，在此处，髁被后十字韧带（粉红色）保持在停止状态（图 2-226）。重要的是，病人也会自发地感受到这种跳动运动。

Hughston 试验与 MacIntosh 试验相反。患者仰卧（图 2-227）或以 45° 的中间角度（图 2-228）进行检查，检查者以类似的方式用手进行检查。不同之处在于，当膝盖从起始位置（35°～40° 屈曲）移回到伸直位置时，检查者将脚向中间旋转并突出外翻。因此，股骨外侧髁（图 2-225）从其与胫骨外侧表面（2）的前边缘接触的"前进"位置（点状）开始，然后突然"跳跃"（1）到后半脱位的位置，因为随着伸直，它不再被前交叉韧带保持。Hughston 试验阳性也表明前交叉韧带断裂。

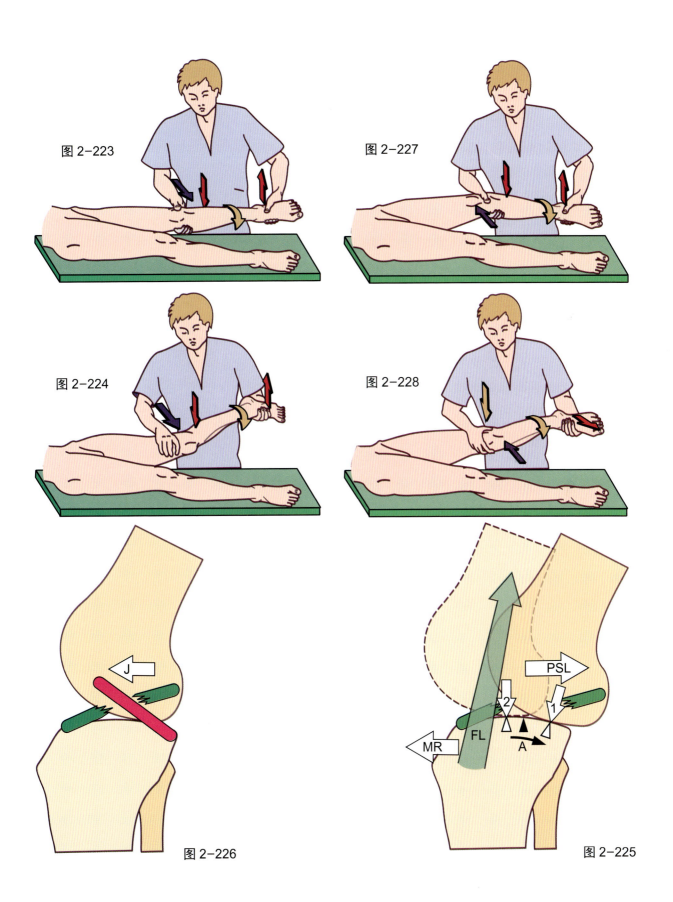

图 2-223

图 2-227

图 2-224

图 2-228

图 2-226

图 2-225

前交叉韧带断裂的动态测试

尽管 MacIntosh 和 Hughston 试验是最常用的试验，最容易执行且最可靠，但它们并不是唯二显示前交叉点断裂的试验。还有其他三个测试。

Losee 试验（图 2-229）是在患者仰卧的情况下进行的。检查者用一只手支撑脚后跟，膝盖弯曲 30°，另一只手用拇指抓住腓骨头和抓住膝盖的前表面。同时，他的第一只手外旋膝盖，从而防止股骨外侧髁的任何的后方半脱位，而另一只手增大外翻。然后伸直膝盖，同时降低膝盖的外旋程度（这种运动组合对于试验的阳性至关重要）。当膝盖完全伸展时，检查者握住膝盖的手的拇指向前推动腓骨。当近端关节表面在伸膝结束时向前跳动时，测试为阳性。

Noyes 试验（图 2-230）或屈曲旋转抽屉试验也适用于仰卧患者，膝部屈曲 20°～30°，并且无旋转。检查者的手仅用于支撑腿部，大腿的绝对重量导致外侧髁的后侧半脱位（两个红箭）和股骨的外侧旋转。可以通过向后推动胫骨近端（黄箭）来减少这种半脱位，当出现后抽屉运动时（Anglo-Saxon 测试），是前交叉韧带断裂的另一个证据。

Slocum 试验（图 2-231）是在仰卧病人身上进行的，病人半转身侧对检查者，四肢躺在板上。因此，随着膝盖的伸直，肢体的绝对重量自动使其外翻并内旋。在检查体重大的病人时，肢体不需要支撑这一事实是有用的。一只手放在膝关节的两侧，检查者逐渐弯曲膝盖，同时强调外翻。在 MacIntosh 试验中，弯曲 30°～40° 时会感觉到突然的跳跃，当膝盖伸展时会感觉到相反方向的跳跃，就像在 Hughston 测试中一样。Slocum 试验阳性表明前交叉韧带断裂。

这五项检查是前交叉韧带断裂的非常重要的指标，但是在两种情况下它们可能是不可靠的。

- 在关节高度松弛的年轻女孩中，在没有韧带断裂的情况下，它们可以是阳性的；因此需要检查可能是过度松弛的另一侧膝盖。

- 膝关节后内侧角严重受伤后，外侧髁外翻不再被其阻挡，跳动可能很难发生。

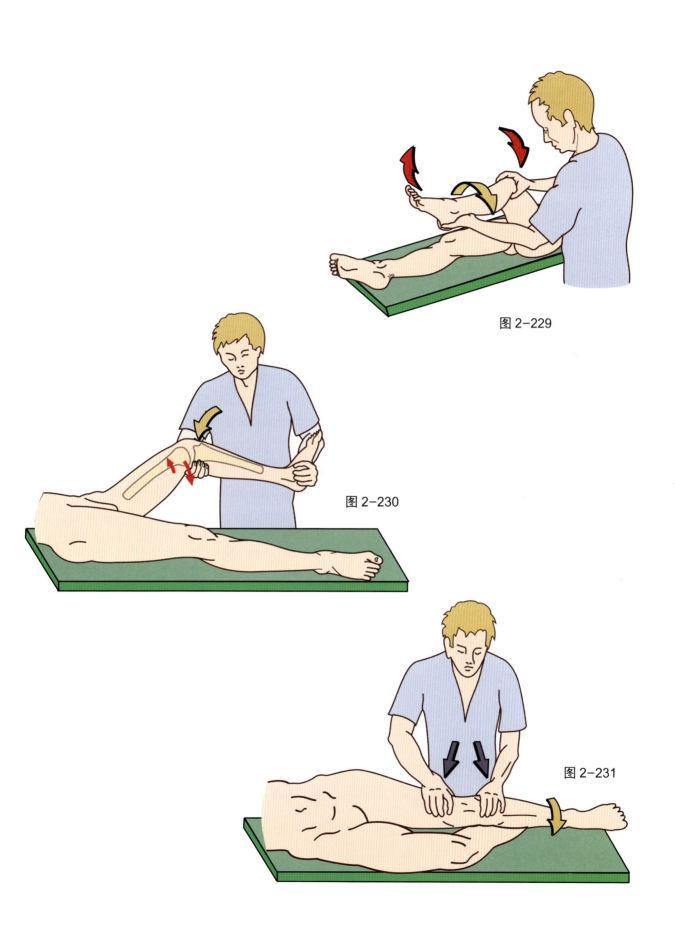

图 2-229

图 2-230

图 2-231

膝关节外旋时的动态测试

如果没有外旋时的动态测试，膝关节检查将是不完整的，外旋时，动态测试会使向外侧跳动。

轴移试验的反向试验或外旋－外翻－伸展测试（图 2-232）类似于 MacIntosh 试验，不同之处在于外旋代替了由检查者支撑脚的手产生的内旋转。从 60°～90° 的屈曲位置开始，逐渐伸直，加上不断施加在膝关节外侧的压力，导致股骨外侧髁在 -30° 伸展（图 2-233）处突然向胫骨外侧关节表面的后下斜坡跳动。

当外旋的膝盖弯曲时（图 2-235），在外旋过程中不再被后交叉韧带（红色）的张力所阻碍的外侧髁在外侧胫骨表面凸面的前下斜坡上经历前半脱位（箭 1）。随着膝盖逐渐伸直（图 2-234），髂胫束（ITT）向前移动到股骨髁和胫骨关节面之间的接触点；结果使外侧髁被向后拉（图 2-235）到其正常位置（虚线），并突然越过外侧胫骨关节表面凸形（A）的顶点，以在其倾斜的后表面上着陆（箭 2）。当膝盖变得不稳定时，患者和检查者在检查过程中都可以感觉到跳动，这是由外侧髁的前脱位突然减少引起的，这种情况可能是由于后交叉韧带断裂（红色）而造成的。

外旋－外翻－屈曲（图 2-236）试验以相同的方式进行，但是膝关节起始位置是完全伸直的。屈曲 30° 时的跳动感（图 2-235）是由外侧髁的前侧半脱位引起的，因为它突然从胫骨表面后斜面上的正常位置（箭 2）跳到胫骨表面前斜面上的异常位置（箭 1）。这可能是因为后交叉韧带断裂造成的。

在没有后交叉韧带断裂的情况下，可以进行另外三项测试，以诊断出膝后外侧角和外侧副韧带的撕裂。

Hughston 的后外侧抽屉试验：病人的脚平放在检查床上，髋关节屈曲 45°，膝关节屈曲 90°。通过坐在病人的脚上（见图 2-202，第 129 页），检查者能够将膝盖连续锁定在中立位置，先 15° 外旋膝关节，然后 15° 内旋。检查者双手紧紧握住胫骨上端，试图在这三个位置引发向后的抽屉运动。当胫骨平台外侧部分后外侧半脱位，而内侧部分保持不动时，试验为阳性。当脚外旋时，这产生了真正的旋转抽屉运动，当脚移动到旋转中立位时，这种运动减弱，当脚由于完整的后交叉韧带中产生的张力而向内旋转时，这种运动消失。

Bousquet 的过度外翻运动试验是在膝关节弯曲 60° 时进行的。当对胫骨上端施加压力，试图将其移动到股骨髁后下时，当脚外旋时，感觉到向后的跳动。这是真正的外旋抽屉运动的另一个例子。

反向外旋试验（要求股四头肌放松良好）可以通过两种方式进行。

● 伸膝时：通过脚抬起双个下肢，使膝关节伸直，受伤的肢体表现出膝盖内翻和由胫骨前结节的向外位移而形成的外旋。

● 屈曲：当一只手支撑脚并逐渐伸膝时，另一只手握住膝盖可以感觉到胫骨后外侧半脱位，表现为向内下脱位和胫骨结节向外侧移位。

清醒时对紧张的患者进行所有这些检查可能很困难，但是在全身麻醉的情况下，将产生清晰的结果。

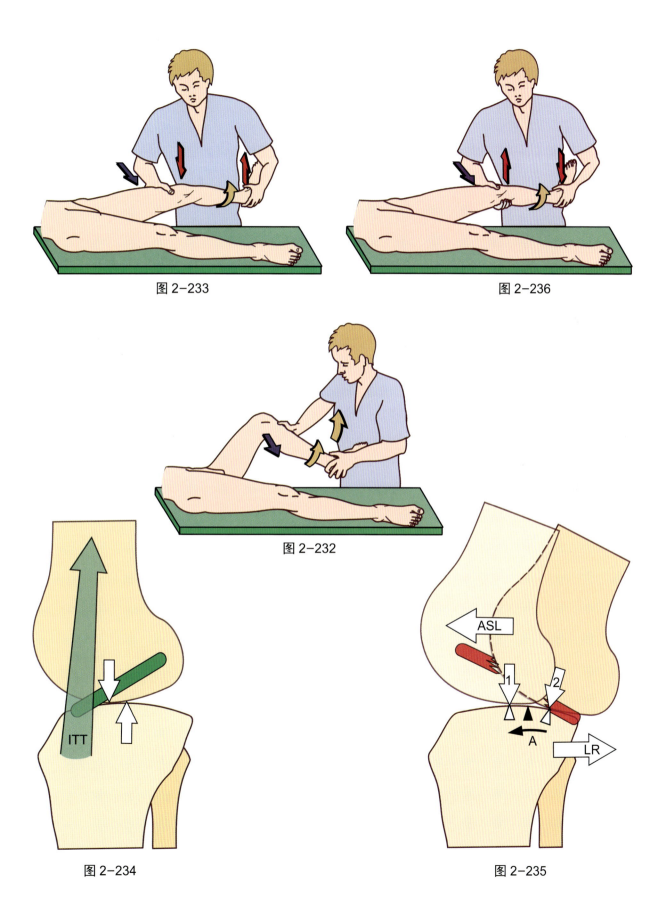

图 2-233

图 2-236

图 2-232

图 2-234

图 2-235

ITT

ASL

LR

A

伸膝肌肉

股四头肌是膝关节的伸肌，事实上它是唯一能够伸直膝盖的肌肉。它是身体中仅次于臀大肌的第二大肌肉。它的有效横截面积为 $148cm^2$，8cm 的偏移产生相当于 42kg 的力。它比屈肌强壮三倍，因为它必须一直抵消重力的影响。然而，我们已经看到，当膝盖过伸时，股四头肌不需要保持直立姿势（见第 114 页），但是，一旦开始任何屈曲，股四头肌就变得不可或缺，并被有力地收缩以防止膝盖屈曲引起的跌倒。

股四头肌（图 2-237），如其名称所示，由四块肌肉组成，由伸肌总腱附丽于胫骨结节。

- 三块单关节肌肉：股中间肌（1）、股外侧肌（2）和股内侧肌（3）。
- 一块双关节肌肉，股直肌（4），其非常特殊的生理学将在下一页介绍。

三块单关节肌肉都是膝关节伸肌，但它们也有侧向分力。更重要的是，股内侧肌比外侧肌更强壮且更偏下，其相对优势旨在阻挡髌骨外侧脱位的任何趋势。这些肌肉的正常平衡收缩产生沿大腿长轴向上的合力，但是，如果不平衡，例如，如果外侧肌比有缺陷的内侧肌更强，髌骨会侧向"逃脱"。这是髌骨反复性脱位的潜在机制之一，这种脱位经常发生在外侧。相反的，可以通过选择性加强股内侧肌防止这种外侧脱位。髌骨是嵌入膝盖伸肌的籽骨，位于上方的四头肌腱和下方的髌骨韧带之间。

这是一个重要的结构，通过向前移动其肌肉拉力的方向来提高股四头肌的效率。这很容易用有髌骨不存在时的平行四边形力学模型来证明。

股四头肌（Q）施加到髌骨的力（图 2-238，髌骨就位的示意图）可以分解为两个向量。

- 向屈曲－伸展轴作用并将髌骨压向股骨滑车的力 Q_1。
- 沿着髌韧带延长部分作用的 Q_2 力。反过来，当 Q_2 作用在胫骨结节上时，它也可以分解成两个直角的矢量，即力 Q_3 和前向力 Q_4，力 Q_3 作用在屈曲－伸直轴上并保持胫骨在股骨上，前向力 Q_4 是通过使胫骨在股骨下面向前滑动而唯一有效的伸肌分量。

让我们假设髌骨已经被移除（图 2-239，没有髌骨的示意图），就像髌骨切除术一样，让我们像之前一样分析。现在相同的力 Q 切向作用于股骨滑车，并直接作用于胫骨结节。它可以分解成两个矢量：Q_5，一个将胫骨牢固地保持在股骨下面的结合力，和前向作用的 Q_6，有效伸肌分量，现在明显较小，而结合 Q_5 的向心分量增加了。

如果我们现在比较这两种情况下的有效力（图 2-240，组合图），很明显 Q_4 比 Q_6 大 50%；因此，髌骨通过像在支架上一样抬起股四头肌肌腱，提高了它的效率。同样明显的是，没有髌骨，股骨胫骨接合的力增加，但是这种有利的效果被屈伸肌装置缩短引起的屈伸范围的减小及其对损伤的敏感性增加所抵消。因此髌骨是一个非常有用的结构，这就解释了髌骨切除术的罕见和恶名。

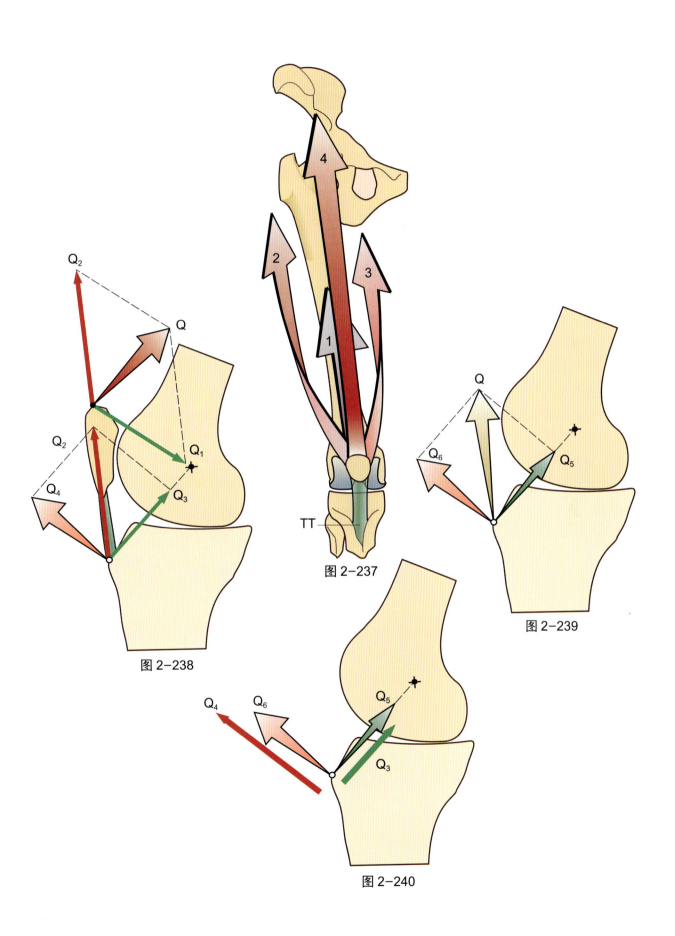

图 2-237

图 2-238

图 2-239

图 2-240

TT

股直肌的生理作用

股直肌只产生股四头肌总力量的 1/5，它本身不能使膝关节完全伸直，但它的双关节特性赋予它特殊的意义。

由于股直肌（红箭）在髋关节和膝关节的屈伸轴前方走行，因此它同时是屈髋肌和伸膝肌（图 2-241，具有四个位置的图），但是它作为伸膝肌的效率取决于髋关节的位置，相反，它在髋关节中的作用取决于膝关节的位置（图 2-242）。这是因为当髋关节处于弯曲位置 II 时，髂前上棘（a）和股骨滑车上缘之间的距离比处于伸直的位置 I（ab）时短（ac）。这种长度上的差异是由于髋关节弯曲时肌肉相对缩短，膝关节在腿部的绝对重量下被动弯曲。在这种情况下，股外侧肌比股直肌在伸膝时起更大的作用 III，因为股直肌因髋关节屈曲而放松。

另一方面，如果髋关节从伸直（I）位移动到过伸（IV）位，股直肌（ad）的起点和止点之间的距离增加一个长度 f，这使肌肉绷紧。这种相对延长成比例地提高了它的效率。这发生在跑步或行走过程中，当后侧肢体提供推进力时（图 2-245）：臀肌收缩以过伸臀部，而膝盖和脚踝开始伸直。股四头肌的力量随后达到最大，因为股直肌的效率提高了。因此，臀大肌是股直肌的拮抗肌 – 增效肌，即髋关节的拮抗肌和膝关节的增效肌。

在行走的单肢支撑阶段，当摆动肢体向前移动时（图 2-244），股直肌收缩，同时产生髋关节屈曲和膝关节伸直。这种肌肉的双关节配置使其在行走的两个阶段都很有用，即当后股提供推进力和摆动肢体向前移动时。当一个人从蹲姿站起来时，股直肌起着重要的作用，因为它是四头肌在整个运动过程中保持其效率的唯一组成部分。事实上，当膝盖伸直时，髋关节也由臀大肌伸直，臀大肌在其起点重新收紧股直肌，从而在收缩早期保持肌肉长度不变。这是位于肢体根部（臀大肌）的强力如何通过双关节肌肉（股直肌）传递到更远的关节的另一个例子。

相反，腘绳肌腱产生的膝关节屈曲通过股直肌的作用促进髋关节屈曲。这在膝盖弯曲跳跃时很有用（图 2-243），因为股直肌有效地促进了两个髋部的弯曲。这是腘绳肌腱（膝屈肌和臀部伸肌）和股直肌之间对抗 – 协同作用的又一个例子，股直肌弯曲髋关节并伸直膝关节。

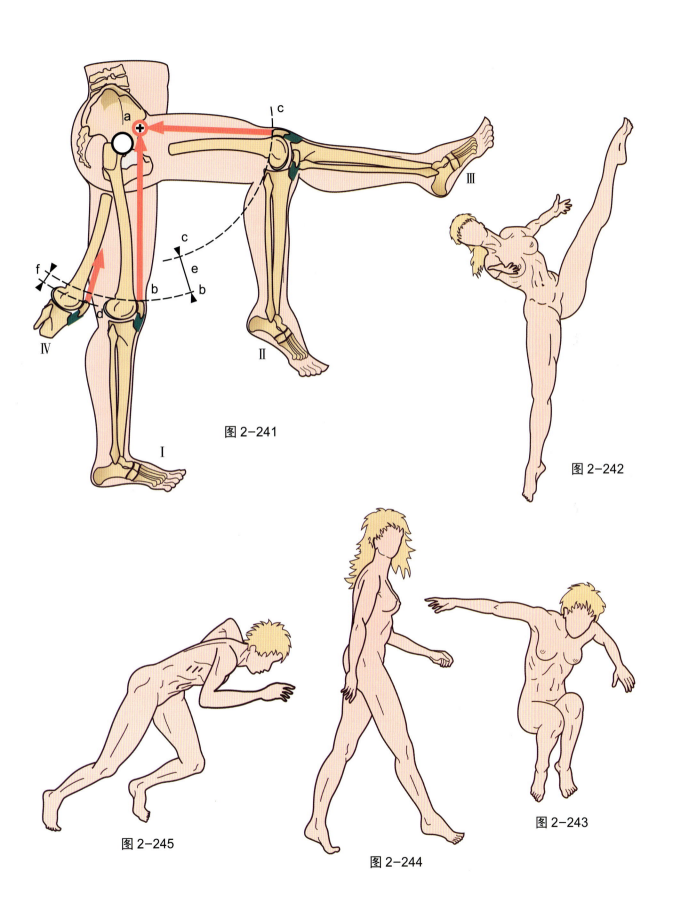

图 2-241

图 2-242

图 2-243

图 2-244

图 2-245

膝关节的屈肌

膝关节屈肌位于大腿后部（图2-246），包括腘绳肌——股二头肌（1）、半腱肌（2）和半膜肌（3）；所谓的鹅足肌群——股薄肌（4）、缝匠肌（5）和半腱肌（也属于腘绳肌）；腘肌（见下页）；腓肠肌的外侧头（6）和内侧头（7）（它们是非常弱的膝关节屈肌，但是强大的踝关节伸肌（见第212页））。在下肢的根部还有臀大肌（8）。

除此之外，腓肠肌是一个重要的膝盖稳定装置。因为它的起点在股骨髁之上，所以在行走的推进阶段，即当膝盖和脚踝同时伸展时，它的收缩使股骨髁向前移位。因此，它是股四头肌的拮抗-增效肌。所有这些肌肉都是双关节的，只有两个例外，即股二头肌和腘肌的短头，它们都是单关节的（见下页）。双关节屈肌有同时伸展髋关节的作用，它们在膝关节上的动作取决于髋关节的位置。

缝匠肌（5）是髋屈肌、外展肌和外旋肌，同时弯曲并向内旋膝盖。股薄肌（4）是髋关节的主要内收肌和辅助屈肌，同时也是髋关节的屈肌和内侧旋转肌（见第148页）。

腘绳肌既是髋关节伸肌（见第44页）也是膝盖伸肌，它们的动作取决于髋关节的位置（图2-247）。当髋关节屈曲时，这些肌肉的起点和止点之间的距离ab有规律地增加，因为股骨围绕其旋转的髋关节O的中心与腘绳肌腱的旋转点不重合。因此，随着屈曲的进行，腘绳肌腱变得相对更长，拉伸更多。当髋关节弯曲40°（位置2）时，它们的相对伸长仍然可以通过被动屈曲膝关节（ab=ab'）来抵消，但是，当髋关节弯曲达到90°（位置3）时，它们的相对伸长如此之大，以至于其持续为显著的相对伸长（f）。如果髋关节屈曲超过90°（位置Ⅳ），保持膝关节完全伸展变得非常困难（图2-248），并且它们的相对伸长（g）几乎完全被它们的弹性吸收，弹性随着缺乏锻炼而显著降低。（在位置Ⅳ，膝盖弯曲通过将腘绳肌的胫骨止点从位置d恢复到位置d'来使其放松）当在攀爬期间（图2-249），一个下肢向前摆动，并且髋关节弯曲促进膝关节弯曲时，通过髋关节弯曲拉紧腘绳肌增加了它们作为膝关节弯曲的效率。相反，膝关节伸展促进腘绳肌的髋关节伸展：这发生在试图伸直向前弯曲的躯干时（图2-248），也发生在攀爬过程中，此时先前的前肢变成后肢。

如果髋关节（图2-247）过伸（位置Ⅴ），腘绳肌腱会发生相对缩短（e），导致膝关节屈肌变弱（图2-13，第73页）。这些观察强调了单关节肌肉（腘肌和肱二头肌短头）的有用性，无论髋关节位置如何，单关节肌肉都保持相同的效率。膝关节屈肌施加的合力为15kg，即刚刚超过四头肌的1/3。

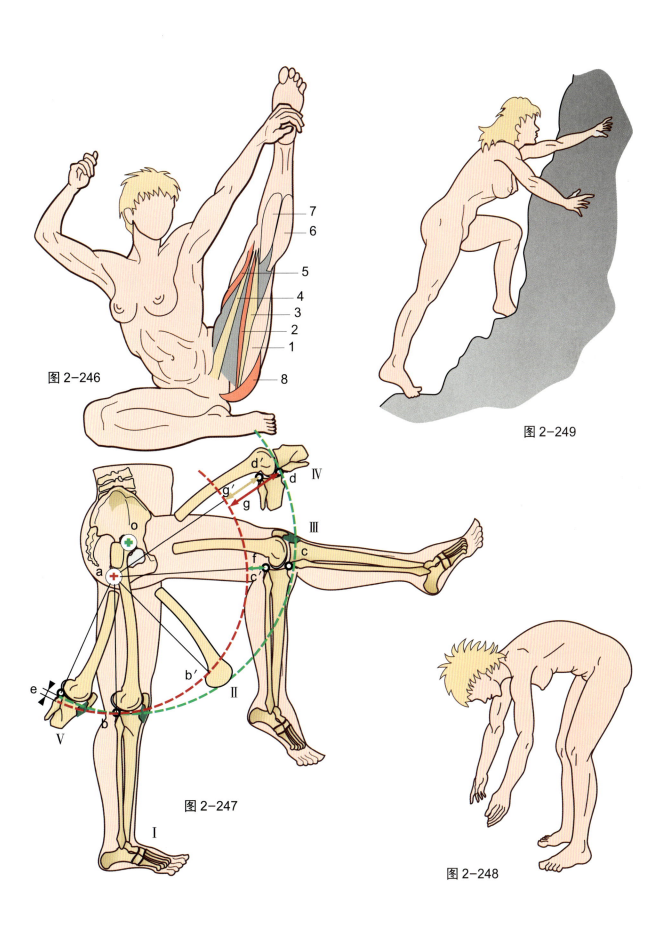

图 2-246

图 2-247

图 2-249

图 2-248

膝关节的旋转肌肉

膝关节屈肌也是膝关节旋转肌，根据它们插入腿骨的位置分为两组（图2-250：弯曲膝关节的后内侧视图）。

- 与膝盖旋转垂直轴XX′横向相连的，即外旋肌，包括（图2-253）股二头肌（1）和阔筋膜张肌（2）。当这些肌肉（A）向后拉动胫骨平台的外侧部分时（图2-251，胫骨平台的俯视图），它们使胫骨平台旋转，使得脚的尖端更面向外侧。阔筋膜张肌只有在膝盖已经弯曲时才变成旋转屈肌；当膝盖完全伸展时，它失去了旋转动作，变成了一个伸肌，将膝盖锁定在伸直状态。股二头肌的短头（1）（图2-254，弯曲膝盖的侧视图）是膝盖唯一的单关节侧旋肌，因此其动作不受髋关节位置的影响。

- 连接在膝盖垂直旋转轴XX′中间的那些肌肉，即由缝匠肌（3）、半腱肌（4）、半膜肌（5）、股薄肌（6）和腘肌（7）表示的内旋肌（图2-253和图2-254）。当它们向后拉动胫骨平台的内侧部分时（图2-252，胫骨平台的俯视图），它们使胫骨平台旋转，使得脚的尖端朝向中间。当膝盖弯曲时，它们充当外旋拮抗肌，因此当它们在猛烈转向与支撑肢体相对的一侧时猛烈地投入动作时，保护关节囊及其韧带。腘肌（7）（图2-256，后视图）是这些肌肉排列模式的唯一例外。由股骨外侧髁侧面腘沟下端的肌腱发出，它很快穿透膝关节囊（仍在滑膜外），在外侧副韧带和外侧半月板之间走行（图2-254）。它向外侧半月板的后边缘发送纤维膨胀，然后在进入胫骨上端的后表面之前，从弓状腘韧带（图2-161，第115页）覆盖下的包膜中显露出来。它是膝关节唯一的单关节内旋肌。因此，它的动作与臀部的位置无关，并且可以在胫骨平台的俯视图上容易地看到（图2-255，腘骨为蓝箭）；它向后外拉动胫骨平台的后部。

尽管腘肌位于膝关节后面，但它是一种伸膝肌。在屈曲过程中，它从股骨髁开始向上和向前移动（图2-254）拉伸肌肉，从而增加其作为内旋肌的力量。相反，当膝盖弯曲时，尤其是外旋时，腘肌的收缩将起点拉向后下方，导致股骨外侧髁滑向伸直方向。因此腘肌既是膝关节的伸肌又是内旋肌。

内旋肌的整体力量仅略大于外旋肌（1.8kg）。

如果把膝关节和肘关节（上肢的同源物）进行比较，与肘关节不同，膝关节不仅是屈曲的部位，也是轴向旋转的部位，这就解释了为什么脚趾的运动肌肉都没有起源于股骨，因此不会"穿过"膝关节。

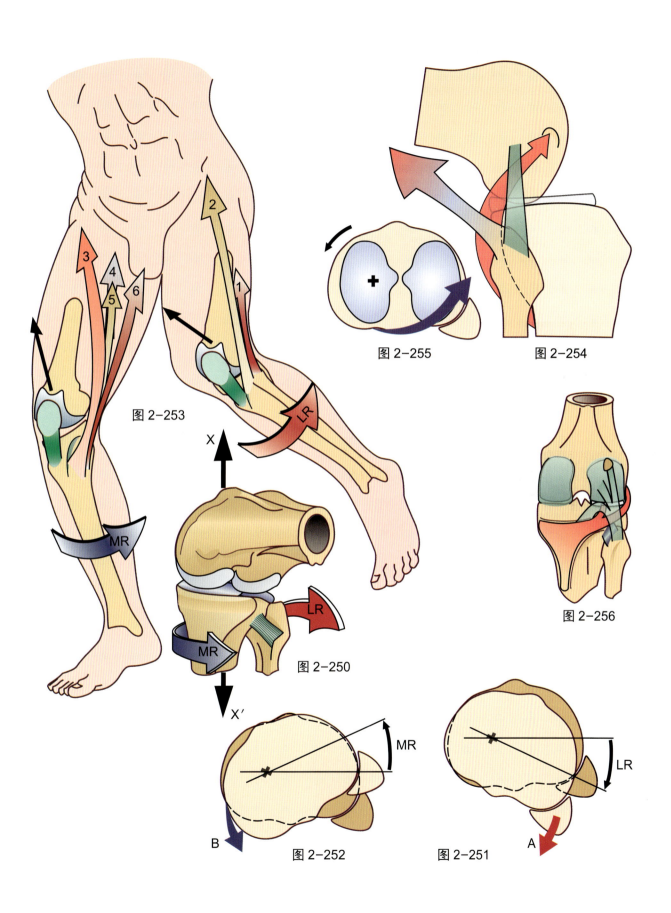

图 2-255

图 2-254

图 2-253

图 2-250

图 2-256

图 2-252

图 2-251

膝关节的自动旋转

我们已经看到（第74页）伸展的最后阶段伴随着少量的外旋，弯曲的起始总是伴随着腿和脚的内旋。这些旋转动作是自动发生的，也就是说，不需要有意识地旋转膝盖。基于Roud实验这种自动旋转可以显示在解剖结构上，Roud实验如下。

- 膝关节伸展时（图2–257，伸直膝关节的上面观），在冠状面上首先穿两个平行且水平的针，一个贯穿胫骨的近端（t），另一个贯穿股骨的远端（f）。

- 如果膝关节90°屈曲（图2-258，弯曲膝关节的上面观）这两个针将不再平行，因为股骨在胫骨上旋转形成一个30°的夹角。

- 当股骨轴复位到一个矢状面上，这一点就变得明显了（图2-259）：胫骨针现在的朝向为内后向外前，表明股骨下的胫骨向内侧旋转，并与股骨轴的法线形成20°的夹角。因此，膝关节屈曲伴随着胫骨向内侧20°自动旋转。这个10°的差异是由于生理性的外翻，股骨针与股骨轴不是垂直的，而是形成80°的V形角（如第69页，图2-3）。

- 这个实验可以反向进行：开始膝关节位于90°弯曲，插针是交叉的（图2-258），而在完全伸直时，它们彼此平行（图2-257）。这表明，膝关节的伸展过程伴随着自动的外旋。

由于膝关节屈曲时，股骨外侧髁比内侧髁后退得更远（图2-260，胫骨平台的上面观），导致胫骨内旋。膝关节完全伸直时，在横截面上的接触点a和b的连线为Ox，在屈曲过程中，内侧髁从a后移到a'（距离5~6mm），而外侧髁从b后移到b'（距离10~12mm），在屈曲时的接触点a'和b'的连线为Oy，Oy与Ox形成20°的夹角。内外侧髁在胫骨平台上不同的偏移距离是伸直过程中胫骨外旋20°的原因。

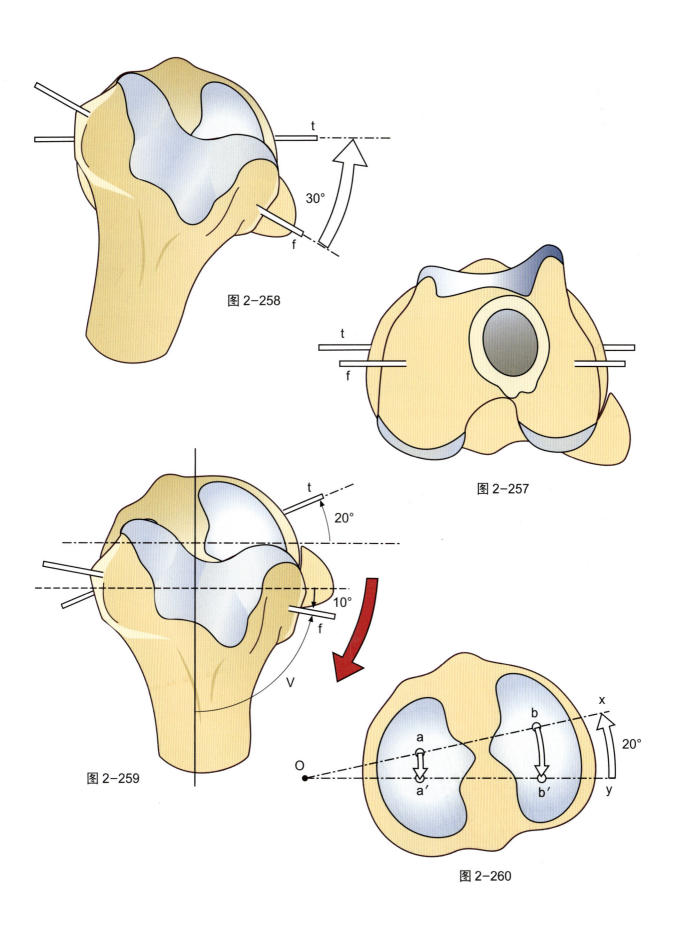

图 2-258

图 2-257

图 2-259

图 2-260

膝关节的自动旋转（续）

内外侧髁后移的差异是由于以下三个因素：

- 股骨内外侧髁在剖面上长度不等（图 2-261 和图 2-262）。如果将内侧髁（图 2-261）和外侧髁（图 2-262）的关节面展开并测量，则可以清楚地看出，外侧髁（bd'）的后曲面明显的长于内侧髁的后曲面（假设 ac'=bc'）。这一观察结果部分解释了为什么外侧髁的滑动距离大于内侧髁。

- 胫骨关节面的形状。内侧髁仅少量后移，因为它包含在凹面内（图 2-263），而外侧髁滑过外侧凹面的后缘（图 2-264）。

- 侧副韧带的情况。当股骨髁在胫骨表面后移时，内侧副韧带比外侧副韧带收紧得更快（图 2-263），这使得外侧髁由于倾斜而后移得更远。

还有一对旋转力起作用：

- 内侧屈曲回旋肌起主要的作用（图 2-265），即鹅足肌（绿箭）和腘肌（蓝箭）。

- 前十字韧带（黄箭）在伸直位时的张力（图 2-266）：韧带位于关节轴的外侧面，这种张力引起外旋。

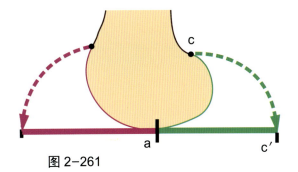

图 2-261

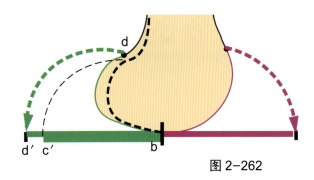

图 2-262

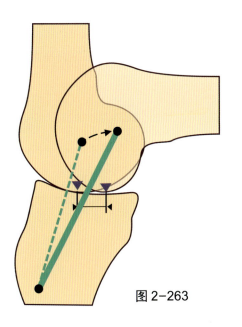

图 2-263

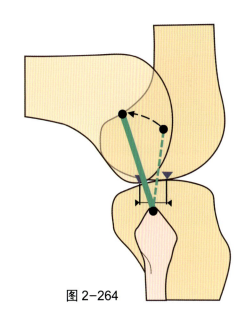

图 2-264

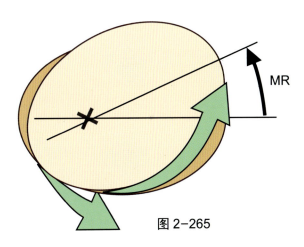

图 2-265

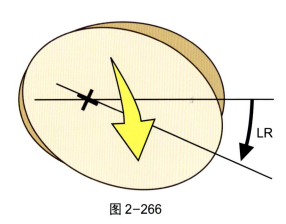

图 2-266

膝关节的动态平衡

在这一章的最后，这个松散的连锁关节能保持稳定性似乎是一个无止境的奇迹。因此，我们试图提供一个概要图（图 2-267），将主要的临床试验与基础的解剖结构联系起来：每个指示线对应一个可能的原因。最新的文献对这些试验的选择和解释可能有争议，在此将其分类仅是临时的。

● 正常受试者无旋转时直接行前抽屉试验检查可能呈弱阳性，因此与假定正常侧进行比较是必要的。当为明显阳性（+）时，提示前十字交叉韧带断裂。当呈强阳性时，提示内侧副韧带和前十字交叉韧带联合断裂。然而，要注意由于后十字交叉韧带断裂而导致的后半脱位的自发复位所产生的假阳性！

● 膝关节内旋 15° 时前抽屉试验呈阳性，这是前十字交叉韧带断裂的确切迹象，可能伴有膝关节后外侧角撕裂。

● 膝关节内旋 30° 时前抽屉试验呈阳性，表明前后十字交叉韧带同时断裂，如果伴有抖动，则外侧半月板后角也有破裂。

● 膝关节在外翻 – 内旋 – 屈曲位做外侧急拉试验（MacIntosh 的外侧轴移试验）和休斯顿急拉试验是前十字交叉韧带断裂的诊断方法。

● 膝关节外旋时的前抽屉试验呈中度阳性（+），表明膝关节后外侧角有撕裂，如果伴有抖动，则内侧半月板后角也有撕裂。

● 无旋转时后抽屉试验（直接后抽屉试验）是后十字交叉韧带断裂的确切标志。

● 膝关节在外翻 – 外旋 – 伸直位的外侧急拉试验（反向轴移试验）和在外翻 – 外旋 – 屈曲位的外侧急拉试验阳性表明后十字交叉韧带断裂。

● 膝关节外旋位的后抽屉试验阳性表明膝关节后外侧角有病变，伴或不伴后十字交叉韧带断裂。

● 膝关节内旋位的后抽屉试验阳性是后十字交叉韧带断裂伴有膝关节后内侧角撕裂的一个特殊标志。

● 膝关节伸直位的外翻运动，轻度外翻（+）提示内侧副韧带断裂。中度外翻（++）提示内侧髁病变；当严重外翻时（+++），提示伴有前十字交叉韧带断裂。

● 膝关节轻度屈曲（10°～30°）的外翻运动阳性，提示内侧副韧带、内侧髁及膝关节后外侧角的联合断裂伴有外侧半月板后角的损伤。

● 膝关节伸直位的内翻运动，中度内翻（+）提示外侧副韧带断裂，伴或不伴有髂胫束断裂。严重内翻提示外侧髁和膝关节后外侧角的联合破裂。

● 膝关节轻度屈曲(10°～30°)的内翻运动阳性提示的损伤与 12 相同，但不伴有髂胫束断裂。

● 膝关节过伸 - 外旋 - 外翻试验和大脚趾悬吊试验阳性表明外侧副韧带和后外侧角断裂。

要了解膝盖的结构，我们必须认识到活动的膝盖处于动态平衡状态，最重要的是，我们必须放弃像两块平衡板那样的双因素平衡的观点。相反，风帆冲浪（图 2-268）提供了一个更好的类比，说明了一种三因素平衡：

- 大海，支持着冲浪板，对应于关节面。
- 操纵冲浪板的冲浪者，依靠持续的肌肉运动对抗着风和大海，对应于关节周围的肌肉群。
- 帆，风的力量的接受者，对应于复杂的韧带。

在任何时候，膝盖的运动都是决定于这些因素的相互平衡，相互作用，即关节面、肌肉和韧带三因素的平衡。

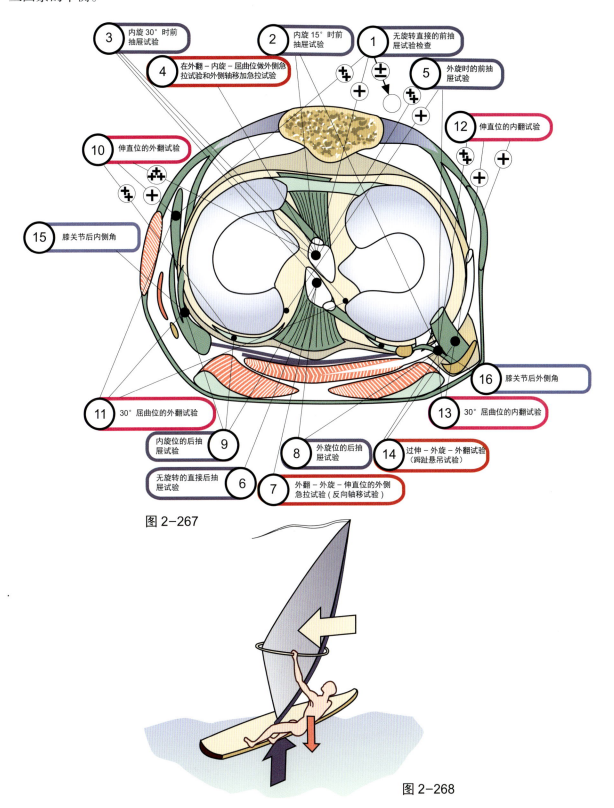

图 2-267

图 2-268

第3章 踝关节

Chapter 3   The Ankle

宋 平 译

　　踝关节或胫距关节是下肢的远端关节。它是一个铰链关节，因此只有一个自由的活动维度。它控制着腿相对于脚在矢状面上的运动。这些运动对于在平坦或粗糙的地面上正常行走是必不可少的。

　　它是一个紧密相连的关节，在单肢支撑过程中承受着极端的机械压力，承受着身体的全部重量以及步行、跑步或跳跃过程中脚与地面快速接触时动能损耗所产生的力。它也支持可能由上肢或躯干（在肩膀上）携带的重量。因此，很容易想象在生产全踝假体时应该考虑到长期安全性的问题。

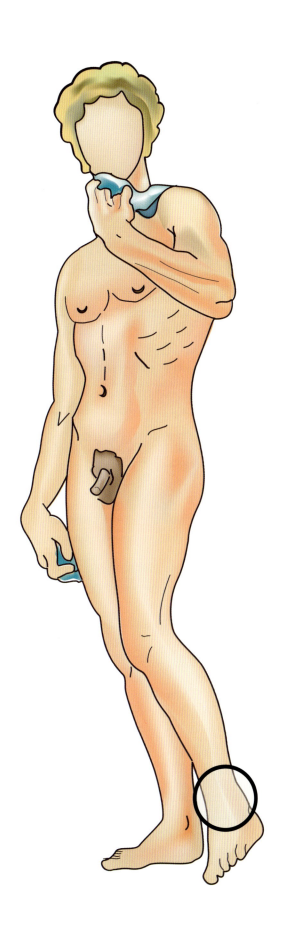

足的关节复合体

事实上，踝关节是整个后足关节复合体中最重要的部分。这组关节，借助于膝关节的轴向旋转，相当于一个具有三个自由活动维度的单一关节，允许足弓在空间中采取任何姿势以应对任何不平整的地面。它与上肢有一定的相似之处，手腕的关节复合体借助于前臂的旋前旋后功能，允许手在空间中实现任何姿势，但是脚的活动范围比手的范围有限得多。

这个关节复合体的三个坐标轴（图 3-1）大致在后足处汇合。当脚在参考位置时，这三个轴是正交的。在图中，踝关节的伸展改变了 Z 轴的方向，而另外两个轴线保持不变。

横轴 XX' 穿过内外踝部，对应于踝关节的轴。它几乎完全位于冠状面，控制着足在矢状面上的屈伸运动（第 160 页）。

腿的长轴 Y 是垂直的，控制着足在横断面上的内收和外展运动。如前所述（第 74 页），这些运动可能只是因为屈曲的膝关节的轴向旋转。它们在较小程度上依赖于后跗关节，但总是结合着围绕第三轴的运动。

足的长轴 Z 位于矢状面上是水平的。它控制着足的方向，允许它直接面向下方，无论是侧面还是内侧。与上肢相似，这些动作分别称为内旋和外旋。

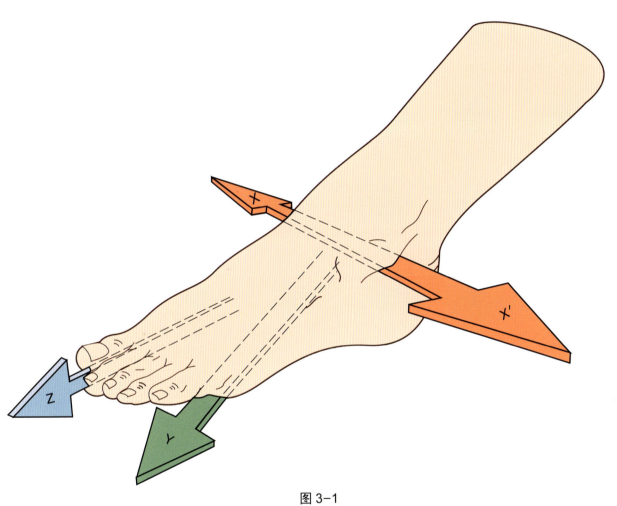

图 3-1

背伸 – 跖屈

参考位置（图 3-2）是脚底垂直于腿的轴线（A）。从这个位置起，踝关节背伸（B）被定义为使足背更靠近腿前表面的运动。它也被错误地称为向背部伸展或背屈，但这都是弃用的用词。

相反，踝关节跖屈（C）使脚离开腿的前表面，并使之趋向于与腿成一直线。它也被称为向跖部屈曲，但这个用词是不恰当的，因为屈曲对应的是将肢体的一部分向躯干方向靠近的运动。此外，伸肌产生屈曲是不合逻辑的。向跖部屈曲这个用词该被禁止，因为它是自相矛盾的。

从图中可以清楚地看出，跖屈的范围明显大于背伸的范围。为了测量这些活动角度，踝关节的中心不用来作参考点，因为测量足底线和腿轴线的夹角（图 3-3）更加简单。

- 当这个角是锐角（b），背伸范围为 30°～50°。粉色区域表示个体差异的幅度，为 10°。

当这个角是钝角（c），跖屈范围为 30°～50°。个体差异的幅度（蓝色区域）比背伸的区域大（20°）。

在极端运动中，踝关节并不是唯一涉及的关节：跗骨关节贡献了它们自己的运动范围，这些活动范围较小，但不容忽视。

- 在极端背伸时（图 3-4），当足弓变平时，跗骨关节贡献了几度（+）。
- 相反，在极端跖屈时（图 3-5），额外增加的活动范围（+）是由足弓的弯曲造成的。

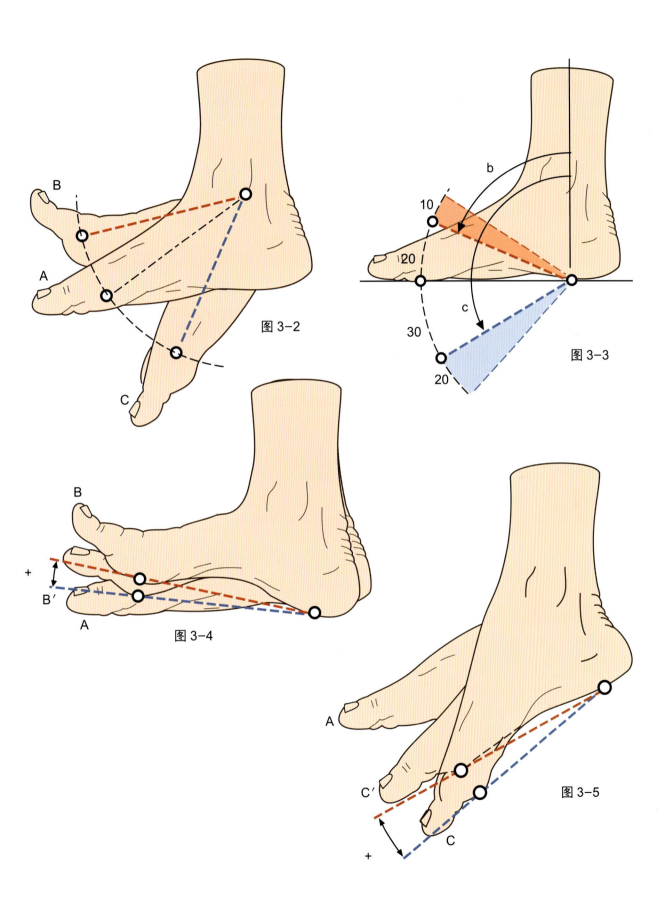

图 3-2

图 3-3

图 3-4

图 3-5

踝关节的关节面

如果把踝关节比作一个机械模型（图3-6），可以描述它的组成如下。

- 低位组件（A），距骨，上表面承载一个圆柱形凸面的结构，横向长轴为XX。
- 高位组件（B），胫腓骨的远端，形成一个单一的结构（这里显示透明），下端包含一个类似于上面提到的圆柱体结构凹面。

实心圆柱体被包裹在空心圆柱体内，被上半部分固定，并可以围绕共同的轴线XX′做屈（蓝箭）和伸（红箭）的运动。

在实际的骨骼中（图3-7，拆解的踝关节的前内侧观；图3-8，拆解的踝关节后外侧观）实心圆柱体对应于距骨滑车的三个表面，即上表面和两个侧表面。

- 上表面或滑车本身是一个前后方向的凸面，中央凹陷是一个纵槽（1），它的内侧（2）和外侧（3）唇分别接滑车的侧表面。
- 内侧面（7）几乎都是平坦的，除了前面部分是向中间倾斜的，与滑车的内侧唇（2）被一个明显的脊（11）分开。它与内踝外侧面相连（9），内踝外侧面与胫骨远端下表面的关节软骨相连（10）。
- 外侧面（12）明显不平衡（图3-8），是上下方向（图3-11，第165页）且前后方向（图3-9，第165页）的凹面。它位于一个稍微前外方向倾斜的平面上。它与外踝（14）内侧表面（图3-7）的关节面（13）接触。这个关节面通过胫腓骨关节间隙（15）与胫骨分离，填充着滑膜皱褶（16）（第174页），该皱褶与将外侧唇与滑车外侧面分隔开的脊（17）相接触。此脊向前（18）向后（19）倾斜（图3-12，第165页）。这个关节是韧带联合关节，由前（27）和后（28）胫腓联合韧带保持稳定。

距骨滑车滑轮形的表面对应于胫骨远端下表面一个相反形状的表面（图3-7和图3-8），这是一个前后方向的凹面（图3-12，第165页，矢状切面，外侧观）并包含一个平缓的矢状脊（4），这个脊的后侧边界是胫骨远端(10)下表面的边缘，它沉入到滑车沟(图3-11，冠状切面，前面观)内，在脊的两边，各有一个凹槽，一个内侧（5），一个外侧（6），每个凹槽对应滑车的相应面。

胫骨关节面后方边界为胫骨远端边缘（20），也称为胫骨第三踝。

踝关节外侧韧带见图3-7（前内侧观）。

- 距腓前韧带（21）。
- 跟腓外侧韧带（22）。
- 距腓后韧带（23）。

踝关节内侧韧带见图3-8（后内侧观），分为深、浅层。

- 胫腓后韧带（24），深层。
- 胫腓前韧带（25），深层。
- 三角韧带浅层纤维（26），浅层。

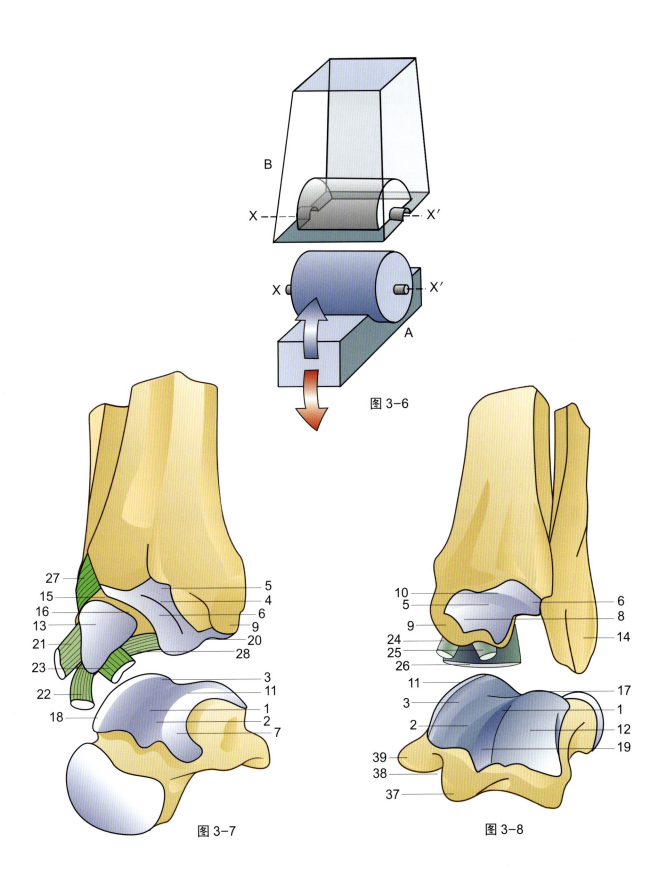

图 3-6

图 3-7

图 3-8

踝关节的关节面（续）

踝关节内外踝的横截面的上面观（图3-9）完美地说明了距骨滑车是如何紧贴在内外踝之间的，即双踝钳内。距骨滑车的上表面也是可见的，它的前面（A）比后面（P）更宽。这一观察具有重要的机械力学意义，这将在后面加以说明。这种滑轮形状的上表面由内侧面（2）和外侧面（3）组成，内外侧面分别构成了踝关节（5）的内外侧部分。内外侧面中间间隔是一个浅槽（1），并不是严格的在矢状面上，稍微有些偏前外侧（箭Z），即和脚的长轴在同一方向，而距骨颈部指向是前内方向（箭T），因此距骨自身是扭曲的。将踝关节从中间分开（图3-7），从距骨的内侧面看（图3-10），距骨滑车的内侧面（7）是矢状的（图3-9）并且除了前面部分几乎是平坦的。图3-9显示了内踝外侧部分的关节面软骨与胫骨远端内侧面的软骨紧密相连；这两个表面形成一个二面角（10），容纳位于滑车内侧唇和内侧面之间的锐脊（11）。

外侧面（12）明显向外扭曲（图3-8），上面是前后方向（图3-9）的凹面（图3-11），且前外侧呈一个略斜的平面（虚线）。它与外踝（14）内侧（图3-7）关节面（13）相连。它通过远端胫腓联合韧带（15）与胫骨关节面分开，下胫腓联合韧带（40）下面为滑膜褶皱（16）（第174页），它与分离滑车外侧唇和外侧面的脊（17）相连。这个脊在前侧（18）和后侧（19）是斜的（图3-12），因此只有它的中心部分是尖的（第172页）。

因此距骨滑车的两个侧面被内外踝（红箭）紧紧地固定在了适当的位置。胫骨远端与内外踝的联合也称为胫腓骨榫眼。内外踝的特征是不对称的，如下所示：

- 外踝大于内踝。
- 外踝比内踝更长（图3-11）。
- 与内踝（图3-9）相比，外踝（图3-9）位于更靠后的位置，其结果是，外踝相对于XX′轴呈轻度的外后倾斜（角度约为20°）。

术语后踝（图3-12）也适用于胫骨远端后缘（20），其长度（p）较前缘长。

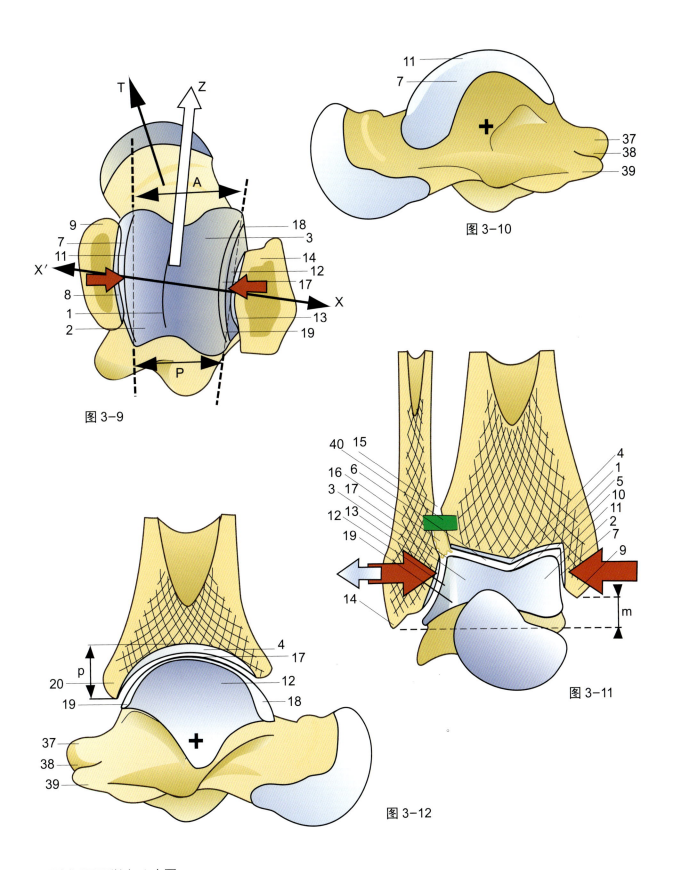

图 3-9

图 3-10

图 3-11

图 3-12

图例适用于以上 4 个图。

踝关节的韧带

踝关节韧带包括两个主要的韧带系统，即外侧和内侧副韧带，和两个副韧带系统，即前后韧带。

副韧带在关节的两侧形成两个坚固的扇形纤维结构，其顶端附着于相应的踝部，靠近屈伸轴XX′，并向远侧辐射，插入后跗骨的两根骨中。

外侧副韧带（图 3–13，外侧观）由三个不同的韧带组成：两个连接距骨，一个连接跟骨。

• 距腓前韧带（21）与外踝（14）的前缘相连，斜向下前方向，插入距骨上位于滑车外侧面和跗骨窦入口之间。

• 跟腓韧带（22）起于外踝的顶端附近，斜向下后方向插入跟骨的外表面。距跟外侧韧带（32）沿其下缘走行。

• 距腓后韧带（23）起于关节面后方的外踝内侧面（图 3–7，第 163 页），水平得向稍内后侧方向延伸至距骨外侧结节（37）。由于它的位置和方向，从后面更容易看到（图 3–14）。它与较小的后距跟韧带（31）相连，法国古典主义作家曾称它为"骨间的树篱"（h）。

从外踝发出两条下胫腓韧带（图 3–14 和图 3–15）：前韧带（27）和后韧带（28），其作用稍后讨论。

内侧副韧带（图 3–16，内侧观）分成深和浅的两个纤维层。

深层纤维由两个距胫束组成：

前距胫韧带（25）斜向下前方向，与距骨轭 * 的内侧缘相连（图 3–16 和图 3–15 为透明结构）。

胫腓后韧带（24）斜向下后方向，插入距骨滑车内侧面的深窝（图 3–10），其大部分后面的纤维延伸至内侧结节（39）。

广泛的三角形浅层纤维构成三角韧带（26）。在图 3–15（前面观）中，三角韧带的深纤维已被切开并翻开以显示其深层前束（25），在图 3–16（内侧观）中显示为透明的。从胫骨起源（36）扇形展开，沿一条连续的线插入舟状骨（33）、足底跟舟韧带（34）和跟骨支撑带（35）的内侧缘。因此，就像跟腓韧带一样，这个韧带并没有固定在距骨上。

踝关节前侧（图 3–15，上视图）和后侧（图 3–14，后视图）副韧带仅仅是关节囊的局部结构：

• 前韧带（29）从胫骨远侧的前缘斜伸到距骨轭的后外侧缘（图 3–13）。

• 后韧带（30）纤维起于胫骨和腓骨向距骨后缘的内侧结节（39）汇聚，沿着距骨外侧结节（37），形成了踇长屈肌的深沟（38）。这个沟槽沿着距骨支撑带的下表面向远端延伸（41）。

* 距骨轭是横卧在距骨颈上表面的 y 形脊；干支在内侧，双个分支分别是后外方向和前外方向。如第 189 页图 3–19 所示。

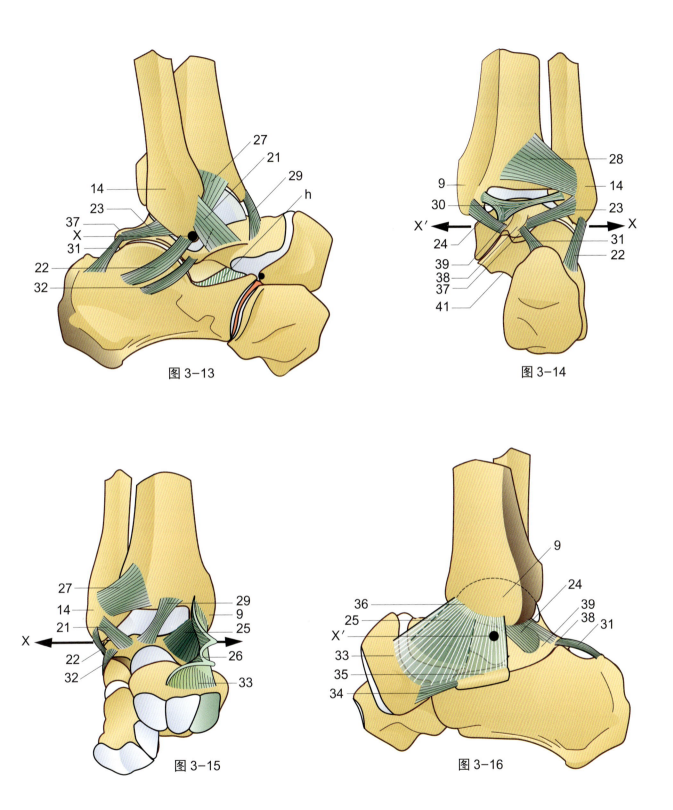

图 3-13

图 3-14

图 3-15

图 3-16

这四幅图由 Rouvière 创作，图例与前一页图例相同。

踝关节前后方向的稳定性和限制屈伸的因素

屈伸运动的范围首先由关节表面的弧形全长决定（图 3-17，轮廓图）。胫骨表面长度与 70° 角的圆弧等长，距骨滑车表面长度与 140°～150° 角的圆弧等长；因此，通过简单的相减，可以推导出踝关节屈伸的总范围为 70°～80°。由于滑车的弧长在后部大于在前部，因此跖屈的范围大于背伸的范围。

背伸的范围是由以下因素决定的（图 3-18）。

● 骨因素：在极度背伸时，距骨颈上表面（1）撞击胫骨表面前缘。如果继续背伸，距骨颈可能骨折。关节囊的前面部分被屈肌（箭所指）收缩拉起（2）是防止被夹在两块骨头之间，因为它有一些纤维连接着滑膜鞘。

● 关节囊 – 韧带因素：关节囊的后部是被副韧带（4）的后半部分纤维拉起（3）。

● 肌肉因素：小腿三头肌（5）是抑制背伸的主要阻力。肌肉挛缩会过早地抑制背伸，踝关节甚至会固定在马蹄足 * 的位置。这种畸形可以通过延长跟腱来治疗。

跖屈（图 3-19）受到相同因素的限制。

● 骨因素：距骨结节（尤其是外侧结节）与胫骨远端后缘接触（1）。在少数情况下，距骨外侧结节的骨折是由踝关节过度跖屈引起的，但在多数情况下，外侧结节与距骨在解剖学上是分离的，形成三角骨。关节囊逃脱被夹（2）的机制与背伸时相同。

● 关节囊 – 韧带因素：关节囊的前部是被副韧带（4）的前半部分纤维拉起（3）。

● 肌肉因素：屈肌（5）是抑制跖屈的主要阻力。屈肌的高张力会导致踝关节永久背伸，固定在仰趾足的位置，因为脚是用脚跟走路。

踝关节前后方向的稳定性和关节面的适应（图 3-20）归因于重力（1，红箭）的作用，这使距骨压在胫骨远端表面，其前（2）和后边缘形成骨性阻挡，阻止距骨滑车向前滑动，或者更多的时候，阻止当脚与地面暴力接触时的向后滑动。侧副韧带（4）在肌肉（此处未显示）的帮助下被动地辅助关节接合，这些都在完整的关节中积极地促进关节的接合。

当踝关节的屈伸运动超出机械因素设定的活动范围时，其中一个关节部件必须让步。因此，过度跖屈可导致伴有或多或少全关节囊韧带断裂的后脱位（图 3-21），或后半脱位导致的胫骨后缘骨折（图 3-22）。即使在适当的手术复位后，这种损伤仍有复发的趋势，因此如果边缘碎片的弧长超过胫骨表面的 1/3，则称为不可复位；此时有必要在螺钉的帮助下进行固定。

同样地，过度背伸可能导致前脱位（图 3-23）或前缘骨折（图 3-24）。

当外侧副韧带扭伤时，最先受影响的是前束（图 3-25）：起初只是轻微拉伤，严重时撕裂。这样就有可能在临床或放射学上表现出前抽屉运动：距骨向前脱出：由距骨滑车和胫骨榫眼顶组成的两个圆弧不再同心。当圆弧中心交错超过 4～5mm 时，说明发生了外侧副韧带前带断裂。

* 马蹄足这个术语来源于拉丁语中的 equus=horse：马蹄足像马一样用脚趾走路。

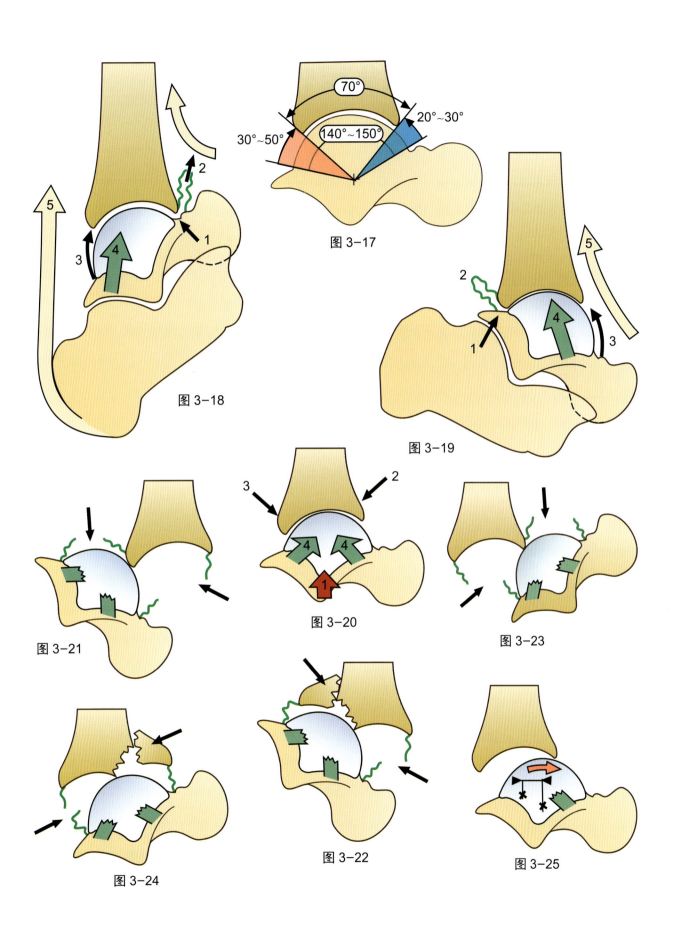

图 3-17

图 3-18

图 3-19

图 3-21

图 3-20

图 3-23

图 3-24

图 3-22

图 3-25

踝关节的横向稳定性

踝关节只有一个自由活动维度，由于它的特殊构造，在空间中不能绕其他两个轴作任何运动。它的这种稳定性是由于其关节面以榫卯关节的方式紧密结合在一起：距骨榫头紧紧地固定在胫腓骨榫眼内（图 3-26）。只要外踝（A）与内踝（B）之间的距离不变，两侧双踝钳的两臂使距骨保持稳定，不能向两侧移动。只有当胫腓下关节的内外踝和韧带（1）保持完整，才能满足这一条件。此外，强壮的外侧（2）和内侧（3）副韧带阻止距骨围绕其长轴的任何滚动。

当足部被暴力外翻时，距骨外侧面部压迫外踝，可能造成以下后果：

- 双踝钳结构因下胫腓关节韧带断裂而被破坏（图 3-27），导致胫腓关节的分离。距骨不再原位固定，可以左右移动，即所谓的距骨摆动；它也可以（图 3-28）在其长轴上旋转（距骨倾斜），这是由于内侧副韧带扭伤（3）造成的。（在图中，韧带仅轻微拉伸，即轻度扭伤）。最后，距骨可以绕其自身纵轴旋转（图 3-33）（箭 Abd），导致其滑车面后部分与胫骨远端后缘分离（图 3-2）。

- 如果继续外翻（图 3-32），内侧副韧带撕裂（3），严重的扭伤时，可能导致胫腓关节的分离（1）。

- 否则（图 3-30）高于下胫腓关节（1）的韧带的内踝（B）与外踝（a）同时骨折：这是高位 Pott 骨折或 Dupuytren 骨折类型。有时腓骨发生更高水平的颈部骨折：这是 Maisonneuve 骨折（这里没有显示）。

- 下胫腓关节的韧带经常抵抗损伤（图 3-29），尤其是前韧带。因此内踝骨折（B）复合外踝骨折仅在胫腓骨下关节上方或通过胫腓骨下关节；这是低位类型的 Pott 骨折，其变体之一（图 3-31）包括内侧副韧带断裂（3），而非内踝骨折。在这些低位 Pott 骨折中，常常伴有胫骨远端后缘的联合骨折，该骨折是第三个与内踝骨碎片相连的独立碎片。

除了这些外翻相关的内外踝脱位，还有内外踝内收骨折（图 3-34）：脚内收时，距骨（图 3-33）绕其纵轴（箭 Add）旋转，滑车的内侧面使内踝骨折（B）（图 3-34），而距骨的倾斜使外踝（A）胫骨远端发生撕脱骨折。

- 然而，大多数情况下，足内收或内翻不仅导致骨折，还伴有外侧副韧带扭伤。幸运的是，在大多数情况下，这种扭伤是轻微的，只是韧带拉伸而不是撕裂，不需要手术就可以治愈。另一方面，严重扭伤时外侧副韧带撕裂，导致踝关节不稳定。踝关节用力内翻位的前后位 X 线照片（如果需要，使用局部麻醉）将显示（图 3-35）倾斜的距骨：穿过踝关节表面的两条线不再平行，而是形成一个 10°～12° 的横向开放夹角。有些脚踝实际上是异常的松弛，最好做一个正常脚踝的 X 线片来作比较。严重的扭伤常常需要手术治疗。

不用说，如果要恢复踝关节的稳定性和功能完整性，所有这些双踝的损伤都需要细致的手术矫正。

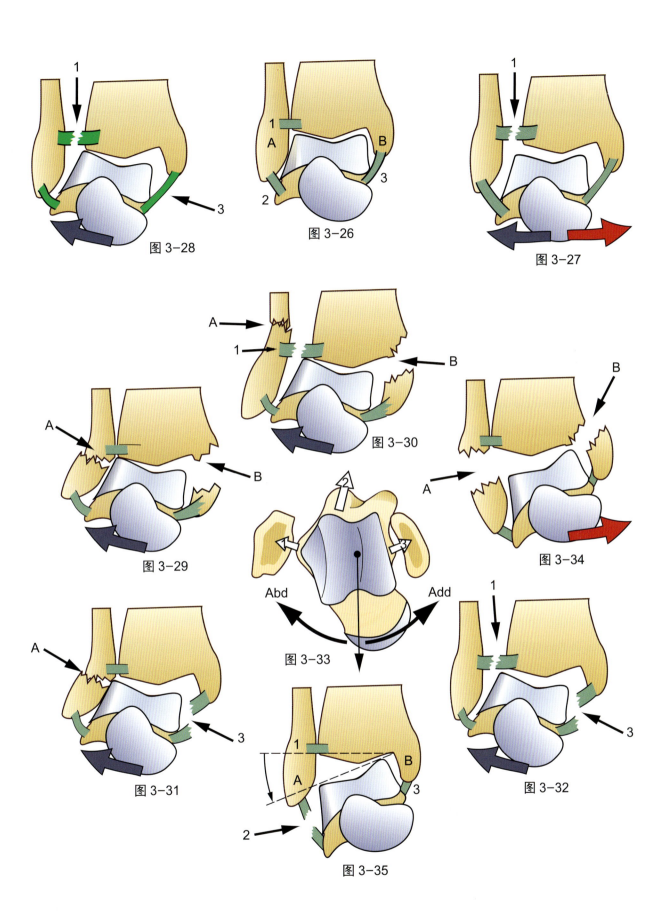

图 3-28

图 3-26

图 3-27

图 3-30

图 3-29

图 3-34

图 3-33

图 3-31

图 3-35

图 3-32

胫腓关节

胫骨在其两端与腓骨连接，即上胫腓关节（图 3-36 至图 3-38）和下胫腓关节（图 3-39 至图 3-41）。如下一页所示，这些关节相互之间及与踝关节是有机相连的，因此研究它们与踝关节的关系是合乎逻辑的。

当切除前胫腓联合韧带（1）和二头肌肌腱（3）向前翻（2）后将腓骨外旋，上胫腓关节可以明显暴露（图 3-36，侧面观）。然后后胫腓韧带（4）形成的铰链关节被打开。这是一个平面关节的关节面是椭圆形的并且关节面是平坦的或略凸的。

- 胫骨关节面（5）位于胫骨平台的后外侧边界上，呈后、下、外侧倾斜（白箭）。
- 腓骨关节面（6）位于腓骨头上表面，其方向与胫骨面方向（白箭）相反。其上悬垂着腓骨茎突（7），其与股二头肌肌腱（3）相连。踝关节外侧副韧带（8）连接在二头肌和腓骨面之间。

图 3-37（完整的胫腓关节外侧面观）清楚地显示了腓骨头靠后的位置；它还显示了短四边形的前胫腓韧带（1）和连接外侧胫骨突的较厚的股二头肌腱（2）。

图 3-38（后面观）显示了腘肌（9）与上胫腓关节的亲密关系，因为腘肌（9）位于后韧带（4）的表面。

下胫腓关节（图 3-39，关节如图 3-36 一样打开）没有关节软骨，因此是一个韧带联合（非滑膜关节）。胫骨表面是非常不平整的凹面（1），边界为骨的外侧缘分支，与它相连的腓骨面或凸起，或平坦，或凹陷，并且沿着外侧副韧带后带的止点在踝关节的腓骨关节面的上方。厚且颜色为珍珠白的下胫腓关节前韧带（5），斜向下外侧（图 3-40，前面观）；它的下边界侵犯了踝关节榫眼的外侧角，因此在踝关节背伸时，它将距骨滑车外侧脊的前部（白箭）磨成斜角，从而使其变平。较粗且较宽的后韧带（6）（图 3-41，后面观）长至内踝；同样地，它在踝关节跖屈时将滑车表面外侧脊的后部磨成斜角。

除了胫腓韧带外，腿的两个骨头通过骨间韧带连接（图 3-39），该韧带位于胫骨外侧边界和腓骨内侧表面之间（绿色虚线）。在显示腿部间隔的图表中也可以看到（第 210 页）。

在下胫腓骨关节中，两根骨头并不直接接触，而是由纤维脂肪组织分隔开，这种间隙可以恰当的通过 X 线片在踝关节中心显示出来（图 3-42）。正常情况下，腓骨阴影（c）与胫骨前结节（a）重叠的距离（8mm）大于其与后结节（b）的距离（2mm）。如果 cb 的距离大于 ac 的距离，表明存在胫腓关节的分离。在正位 X 线片上很明显看到外踝比内踝长。

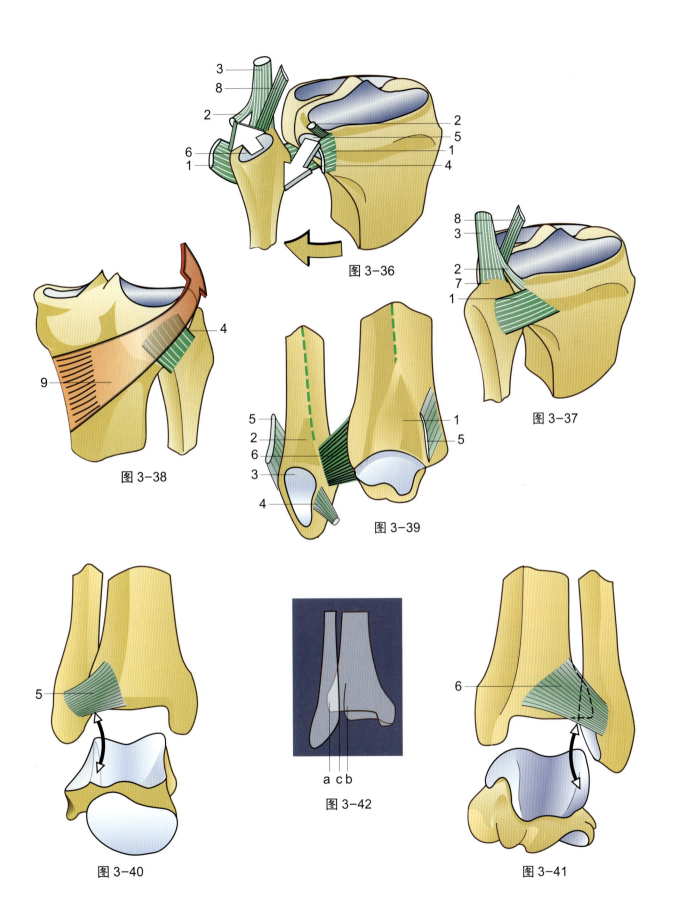

图 3-36

图 3-37

图 3-38

图 3-39

图 3-40

图 3-42

a c b

图 3-41

胫腓关节的功能解剖

踝关节的屈伸运动会自动带动两个胫腓关节运动。

下胫腓关节是第一个被带动的。其作用模式已经被 Pol Le Coeur（1938）研究的很清楚了，最重要的是依靠距骨滑车的形状（图 3–43，上面观），它对应胫骨（T）的内侧面位于矢状面上，对应腓骨的外侧面位于一个前外侧倾斜的平面上。因此，滑车表面后方（aa′）的宽度比在前面（bb′）小 5mm（e）。因此，为了夹紧滑车的两侧，踝间距离必须在一定范围内波动（e）：从跖屈时的最小距离（图 3–44，下面观）到背伸时的最大距离（图 3–45）。在解剖模型上，踝关节可以通过从侧面用力压迫踝部来简单地跖屈。

从骨骼图上（图 3–44 和图 3–45）也可以明显看出，由于胫腓后韧带（2）起着铰链的作用，外踝的轴向旋转引起内外踝的分离和靠近运动（e）。这个旋转很容易通过从外踝水平穿过一根针来证明：外踝内旋时，背伸时的位置（nn′）（图 3–44）和跖屈时的位置（mm′）（图 3–45）有一个大约为 30° 的夹角。与此同时，前胫腓韧带（1）由于外踝的倾斜而被拉伸（图 3–50）。值得注意的是，外踝的内旋在活体中不太明显，但仍然存在。此外，位于关节内的滑膜皱褶（f）按如下方式移位：当跖屈时（图 3–46），内外踝靠近，褶皱松弛（1）和当背伸时（图 3–47），内外踝分离，褶皱收紧（2）。

最后腓骨垂直移动（图 3–48 和图 3–49，腓骨用四变形尺表示）。腓骨被斜向下外方向的骨间膜纤维连接到胫骨上（为了显示清晰只保留一个纤维），当腓骨远离胫骨，就会被拉高一点（图 3–49）相反则会拉低（图 3–48）。

腓骨的运动可以概括如下。

- 踝关节背伸时（图 3–50 F，前面观）有以下情况。
- ➢ 外踝远离内踝（箭 1）。
- ➢ 同时外踝轻度上移（箭 3），胫腓联合韧带和骨间膜纤维倾向于变得更加水平（xx′）。
- ➢ 最后外踝外旋（箭 2）。
- 踝关节跖屈时（图 3–51 E，前面观）情况相反。
- ➢ 内外踝（箭 1）相互靠近，正如 Pol Le Coeur 所证明的。

➢ 连接胫腓骨的胫骨后肌纤维的收缩拉近了双踝钳的距离（图 3–52，右小腿的远端部分上的箭代表胫后肌的收缩）。因此，无论踝关节跖屈或背伸的程度如何，距骨滑车都被牢牢地固定在原地。

- ➢ 在韧带在垂直位 yy′ 时外踝（箭 2）下移。
- ➢ 外踝轻度内旋（箭 3）。
- ➢ 上胫腓关节是由于外踝的这些运动而参与其中。

—踝关节背伸时（图 3–49），腓骨关节面上移（h），外踝分离导致关节间隙扩大（红箭），腓骨外旋导致关节向后分离（粉红箭）。

—在踝关节跖屈时（图 3–48）发生相反的情况，即腓骨关节面下移、关节间隙的缩小以及腓骨的内旋。

这些位移虽小，但不容忽视，存在的最佳证据是在进化过程中，如果没有任何功能活动，胫腓关节最终应该会融合。

因此，双踝钳在胫腓关节、韧带和胫后肌的帮助下，可以不断适应距骨滑车的宽度和曲率的变化，从而保证踝关节的横向稳定性。为了避免破坏这种适应性，在修复胫腓骨关节的脱离时不再使用螺钉。

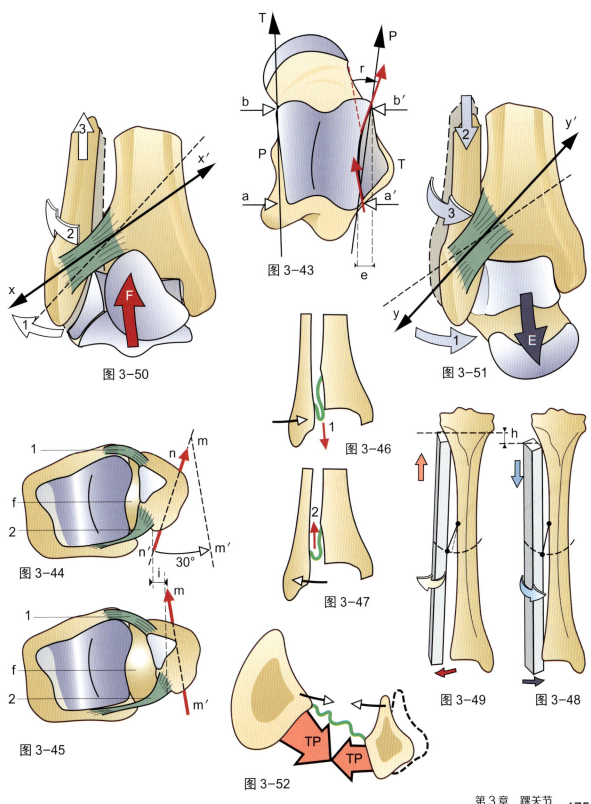

图 3-50

图 3-43

图 3-51

图 3-46

图 3-47

图 3-44

图 3-45

图 3-52

图 3-49

图 3-48

为什么小腿有两根骨头

在第一卷中我们问了一个问题：为什么前臂有两块骨头？并试图提供一个答案，以解释内旋－外旋（见第一卷，第136页）。关于小腿我们问了同样的问题，但答案不同，因为腿的轴向旋转发生在弯曲时的膝关节。那腿上有两块骨头的意义是什么？

波尔·勒·科尔（Pol Le Coeur）的著作（他发表于1938年的论文）中有一个尝试性的解释，他在书中描述了踝关节的特殊功能解剖结构，实际上踝关节是一个几何形状可变的关节。

我们已经看到了距骨滑车特殊形状的后果（图3-53，距骨的上面观）：外侧面的弯曲和倾斜形状使其前部比后部宽。从跖屈到完全背伸胫骨远端的下关节面在两个明显不同的区域接触滑车上表面（图3-54）。

- 跖屈时（E）（蓝色轮廓）滑车比较窄的后部分与胫骨接触。接触的范围最小。
- 背伸时（F）（红色轮廓）胫骨接触滑车最宽的部分，接触面积最大。如果分别画出这两个表面（图3-55），可以清楚地看出，前接触面明显大于后接触面。如果将一个表面置于另一个表面之上，则更明显（图3-56）；前表面在四个方向上都比后表面大。

这种安排的结果是，在背伸阶段，当支撑腿向前摆动撞击地面时，两块骨头之间的接触面是最大的，对距骨的压力最大。另一方面，在跖屈过程中载荷减小，对稳定性的要求降低；这种位置关系时骨头之间接触最少。

随着距骨滑车的宽度不断变化，踝间距离也需要相应变化，这是通过由两块骨头组成的胫腓骨榫眼的分裂来实现的。这就解释了为什么会有两块骨头！

还有一个关键的问题需要解决，那就是需要不断调整的踝间距离，在背伸F时增加，在跖屈E时减少，如图3-57所示，这个机械模型代表了距骨滑车和双踝钳的两个极端位置。这一微调机制（天才的一招！）（图3-58，腿部骨骼的后面观）依靠胫骨后肌（1）来跖屈踝关节，后者起源于胫骨和腓骨。因此，在踝关节跖屈时，这块肌肉同时产生踝关节的跖屈和内外踝的靠近，从而适应距骨滑车的较小宽度；在这个动作中，踇长屈肌起辅助作用，但程度较轻（2）。因此，双踝在跖屈时的适应是起源于肌肉的主动行为。另一方面，它们在背伸过程中的适应是被动的：与踝关节背伸不同，距骨滑车的逐渐加宽强行增加了踝间的距离，韧带和上述肌肉减缓了这一过程。

同时，距骨侧面的弯曲轮廓保证了施加在腓骨关节面上的压力总是垂直于其表面，从而导致腓骨在其长轴上的自动旋转。

四肢中间部分出现这两个骨头的结构可以追溯到4亿年前 [图3-59的鳍（a）转变成一条腿（b和c）]，在泥盆纪中期，我们遥远的祖先，一个名不见经传的鳍类鱼（新翼鱼，图3-60）在鳍演变成为腿后离开大海，它成了四足动物，类似于现代的蜥蜴和鳄鱼。鳍的渐进式重组导致近端部分保留了一条线h（图3-59），中间段发展成并排的两条线（未来桡骨和尺骨或腿部的胫骨和腓骨）和随后形成的腕骨和跗骨和五个手指和脚趾的线，从而提供了所有脊椎动物的原型。

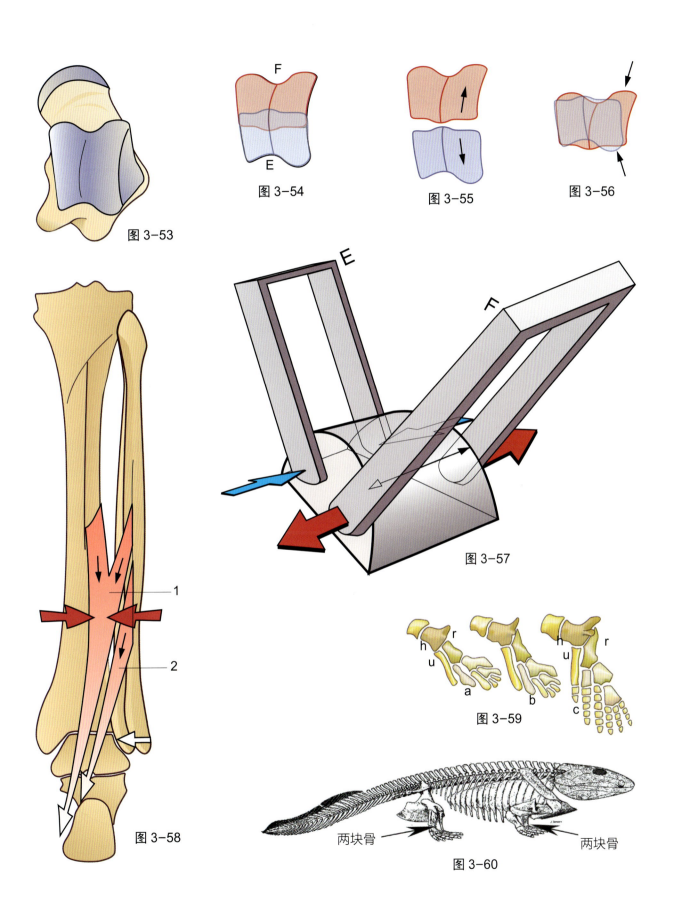

图 3-53

图 3-54

图 3-55

图 3-56

图 3-57

图 3-58

图 3-59

图 3-60

两块骨　　　　　　两块骨

第4章 足

Chapter 4   The Foot

宋 平 曹 正 译

足的关节数量众多，结构复杂，可分为两类：跗骨之间的关节和跗骨与距骨之间的关节。

- 距下关节。
- 跗骨横关节。
- 跗跖关节。
- 骰舟关节和楔舟关节。

这些关节有双重功能。

- 因为踝关节负责足在矢状面的运动，这些关节使足位于矢状面，以确保无论腿与地面的相对关系怎样，足底都与地面贴合。

- 这些关节改变足底拱顶的形状和曲率，使足适应任何不平整的地形，并在地面和承重肢体之间插入减震器，从而赋予弹性和柔韧性。

因此，这些关节起着至关重要的作用。另一方面，涉及足趾的关节，即跖趾关节和指间关节，远没有手部关节重要。然而，其中一个关节在步态周期 * 载重反应中是至关重要的，即蹬趾的跖趾关节。

---

* 在所有的脊椎动物中，这个中间的节段总是包含两块骨头，在进化过程中会被修改和适应。

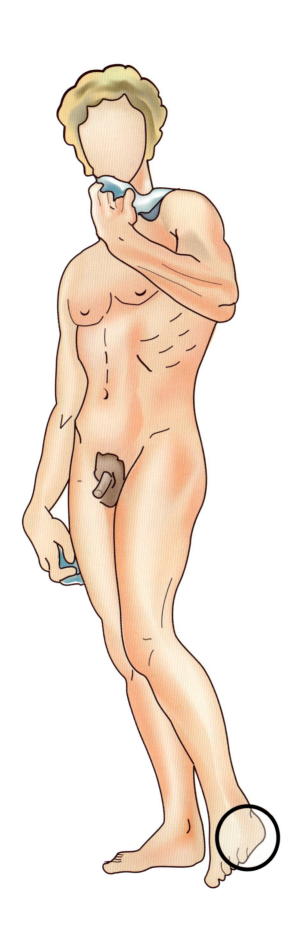

足的轴向旋转和左右移动

除了踝关节的背伸和跖屈运动，足可以绕腿的垂直轴（Y轴，第159页）以及自己的水平和纵轴（Z轴）转动。

绕垂直轴Y（图4-1）发生内收和外展运动。

- 内收（图4-2），当脚的尖端移动到身体对称面的内侧。
- 外展（图4-3），当脚的尖端移动到身体的对称面外侧。

当内收-外展运动仅发生在足部时，其运动总范围为35°～40°（Roud）。然而，在水平面上脚尖的这些运动也可以通过膝盖屈曲时腿的内外旋产生，或者膝盖伸展时通过整个下肢旋转产生。然后它们有一个更大的范围，如芭蕾舞演员，两侧最大可达到的90°。

足部围绕纵轴Z转动，使足底内翻或外翻。

- 内翻（图4-4）：通过与上肢的类比，这种运动被定义为旋前。
- 外翻（图4-5）：这种运动被称为旋后。

旋前的范围是52°（Biesalski和Mayer），而旋后的范围只有25°～30°。

这些外展-内收和内翻-外翻的动作，正如上面所定义的，实际上在足关节中并不是独立的。事实上，稍后将会证明，这些关节是如此的坚固，以至于其中一个平面上的任何运动都必须与另外两个空间平面上的运动相联系。因此，内收必然伴随着（图4-2和图4-4）内翻和轻微跖屈。这三个动作是典型的所谓的内翻位置。如果踝关节的等效背伸抵消了跖屈部分，则脚处于内翻位。最后，当膝关节的外旋抵消了内收时，所获得的运动显然是一种单纯的内翻。

相反（图4-3和图4-5），外展必然与外翻和背伸相关，从而导致所谓的外翻位置。如果背伸被踝部的等效跖屈所抵消（在图中跖屈是过度补偿的），脚就处于外翻位置。此外，如果膝关节内侧旋转抵消了外展，那么所获得的运动显然是单纯的外翻形式。

因此，除非足部以外的关节发生任何补偿运动，否则内收永远不能与外翻相结合，反之，外展也永远不能与内翻相结合。因此，有些动作的组合是被足部关节的结构所禁止的。

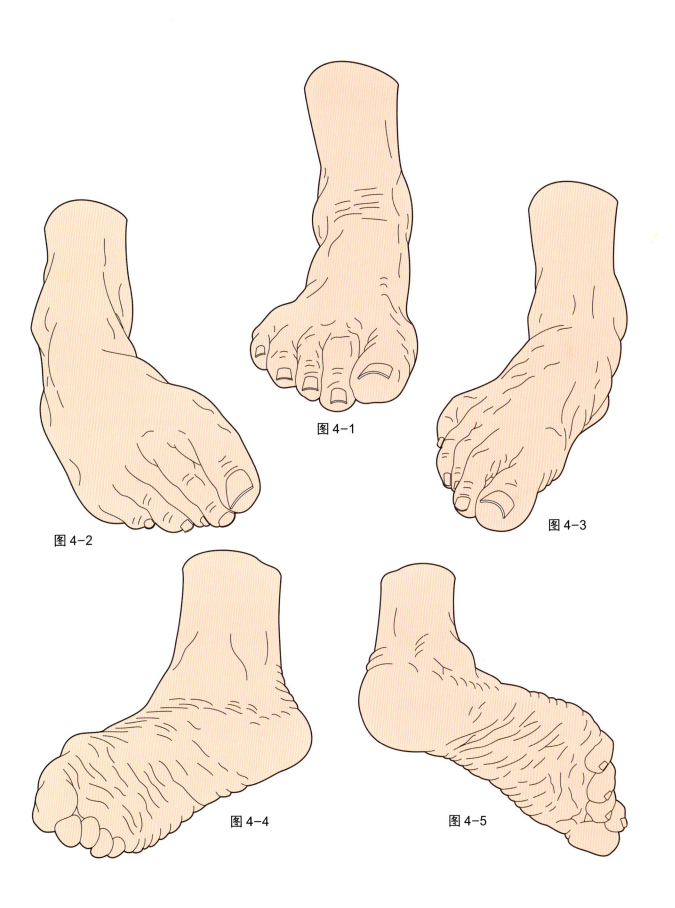

图 4-1

图 4-2

图 4-3

图 4-4

图 4-5

距下关节的关节面

（这些图例对所有的图表都是通用的。）

距骨 A 的下表面（图 4-6，距骨已与跟骨分开并绕起轴 xx′ 旋转）连接着跟骨 B 的上表面。这两个骨头由两个关节面连接，共同构成距下关节的关节面。

● 距骨后关节面 a 连接着较大的跟骨后关节面 a′（也称为 Destot 丘脑）。这两个表面通过韧带和关节囊连接在一起，使得关节在解剖学上是独立的。

● 距骨头颈的下表面的小关节面 b 连接跟骨前关节面 b′，它位置倾斜，由跟骨前突和距骨支撑带支撑。这两个，距骨和跟骨的关节面，属于一个更大的关节，也包括舟状骨（d′）的后表面和跗横关节内侧部分的距骨头（d）。

在检查这些关节的功能之前，必须先了解它们关节面的形状。这些关节具有平面多样性。

● 对应距骨的较大跟骨后小关节面（a′）大致呈椭圆形，其长轴斜向前外；沿其长轴为凸形（图 4-7 外侧观和图 4-8 内侧观），沿另一正交轴为直线形或微凹形。因此，它可以被比作一个圆柱体的一个部分（f），它的轴线是斜的，由后向前、由外向内、由上向下。

● 相应的距骨关节面（a）也是具有类似半径和轴的圆柱形状，除了距骨圆柱是一段凹面圆柱（图 4-7），而跟骨圆柱是一段凸面圆柱。

● 从整体上看，距骨头是球状的，其圆周上的斜面可以看作是在圆心为 g 的球体表面凿出的小平面（红色虚线）（图 4-6B）。因此跟骨的前表面 b′ 是双凹的，而与之相对的距骨表面是双凸的。跟骨面 b′ 的中部通常是窄的，类似于鞋底（图 4-6）；有时它甚至被细分为两个小平面（图 4-7 和图 4-8）：一个（e′）位于距骨支撑带上，另一个（b′）位于跟骨前突上。跟骨的稳定性与后者的表面积成正比。距骨也可能有两个独立的关节面 b 和 e。跟骨的前表面包含对应骰骨关节面（h）。

跟骨表面 b′ + e′ 本身是一个更大的凹球面的一部分，还包括舟状骨的后表面 d′ 和沿着三角肌韧带 5 和关节囊的足底跟舟韧带 c′ 的背面，这些表面形成一个适合距骨头的球形窝。在距骨头（图 4-6），相应的关节面很明显：大部分的关节面 d 在舟状骨内，关节面 d 和跟骨关节面 b 之间正中位置有三角区域 c，对应足底跟舟韧带 c′。

这两种不同类型的关节表面的组合（图 4-6C），即球形和圆柱形在同一关节里，揭示了这个关节非常特殊的生物力学性质，它只能有一个关节面位置一致，即传递全部力的负重位置。在其他位置上因为力不通过他们传递，强制的机械作用的重要程度相对于非一致的关节表面而言是次要的。与精确而规范的工业力学相比，这是一个可以被称为模糊力学的例子。

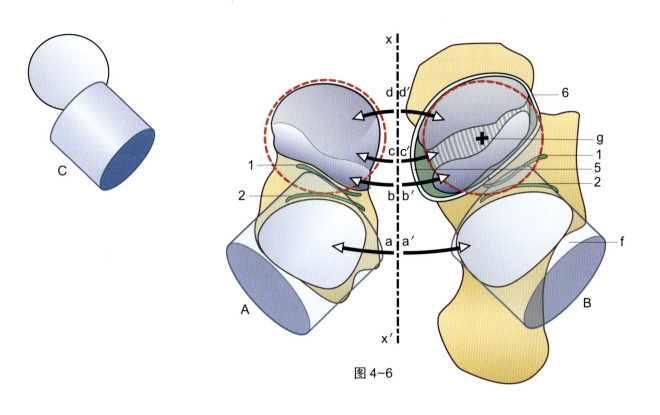

图 4-6

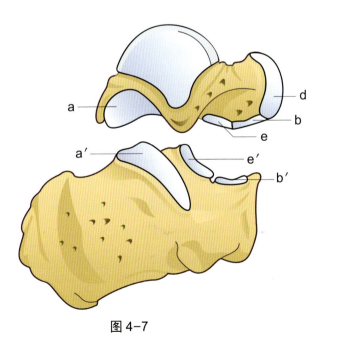

图 4-7

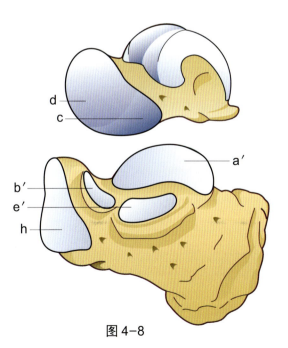

图 4-8

距下关节面相合与不相合

上一页对关节的描述使我们能够理解关节面的排列和一致性，但无法掌握其独特的工作方法。为此，必须更详细地描述前距下关节的关节面。关节围绕其旋转轴 xx′ 打开，如图 4-9 所示（在跟骨旁边，距骨下表面），图 4-10（跟骨上表面）。距骨颈下表面（图 4-9）的小平面 b 与距骨支撑带附近的跟骨上表面（图 4-10）的小平面 b′ 相对应。距骨头还包含（图 4-9）舟状骨（e）和距下关节（d）的关节面。

另一方面，距下关节外的软骨覆盖的表面被细分为三个面（上面贴着 c_1，c_2 和 c_3）对应于跟骨的前突，分为两个方面（c'_1 和 c'_2）。后方可见两个后距下关节的关节面，即在跟骨上的后距骨面（a′）和距骨上的下关节面（a）。

距下关节只有一个关节一致的位置：中间位置，脚处于直立位，没有内外翻；这是一个正常人直立在静止的水平地面上时脚的姿势（既不扁平也不拱起）。距下关节的后关节面是完全一致的：距骨颈的关节面（b）位于支持带上的关节面（b′），距骨中关节面 c_2 和在跟骨前突的水平面的 c_1 上面。这种站立的姿势是稳定的，因为靠重力而不是靠韧带连接的关节面是贴合一致的。所有其他的位置都是不稳定的，存在或多或少严重的不一致。

外翻时，跟骨前尖（图 4-11，右侧上视图，蓝色距骨假定为透明）向外侧移位，并趋于平卧位（图 4-12，前视图）。在这个运动中，b 和 b′ 两个关节面保持匹配并形成一个枢纽，而距下关节面 a 在撞到跗骨窦基底之前在距骨后关节面 a′ 上向下前方向滑动，距骨后关节面的后上部分 a′ 显露出来（图 4-11）。前面小的距骨面 c_3 在跟骨斜的关节面 c_2 上滑动（图 4-12）。因此，这两个关节面 c_1 和 c'_2 应该被称为外翻关节面。

内翻时跟骨向相反方向移位，其前端向内侧移动（图 4-13），其侧表面趋于平坦（图 4-14）。这两个轴心面保持接触；同时大距下关节的距骨关节面爬到跟骨后关节面上 a′，其前下部分显露出来（图 4-13），内翻时距骨的前关节面 c_1 停在跟骨前突的水平关节面上 c_1（图 4-14）。

因此，这两个位置由于关节面不一致而不稳定，需要充分的韧带支持。它们只能维护很短的时间，不受支持。

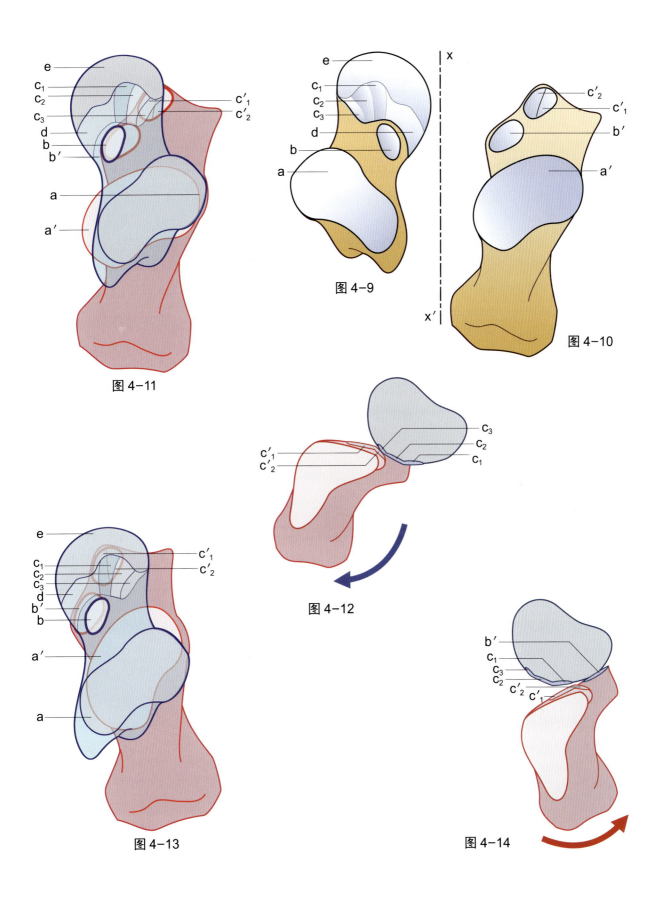

图 4-9

图 4-10

图 4-11

图 4-12

图 4-13

图 4-14

距骨：不寻常的骨头

后踝包含距骨，这个骨头有 3 个特殊性：

第一，由于它的位置在后踝的前面，它的作用是身体重量和整个脚上其他载荷的分配者（图 4-15）。

它的上关节面，即滑车，承受身体的重量（箭 1）和双踝钳传递的载荷，并将这些应力传递到三个方向。

- 后侧，通过距下关节的后一部分，连接跟骨的距骨后关节面，向脚后跟方向（箭 2），即后跟骨结节传递。
- 前侧和内侧（箭 3），通过距舟关节向足底的内侧弓传递。
- 前侧和外侧（箭 4）对足底的侧拱拱顶通过前距下关节的一部分。

它承受压力，并发挥了相当大的机械作用。

第二，它没有肌肉附着（图 4-16），但它被通往足部的腿部肌肉四面包围；因此有了"笼中骨"的绰号，也就是把骨头装在肌腱做成的笼子里。包括 13 块肌肉。

- 趾总伸肌的四个肌腱（1）。
- 第三腓骨肌（经常缺如）（2）。
- 腓骨短肌（3）。
- 腓骨长肌（4）。
- 跟腱即小腿三头肌的止点（5）。
- 胫骨后肌（6）。
- 跛长屈肌（7）。
- 趾长屈肌（8）。
- 跛长伸肌（9）。
- 胫骨前肌（10）。

第三，它完全被关节表面和韧带止点所覆盖（图 4-17，外侧面观；图 4-18，内侧面观），证实其中继站的名称。包括如下韧带。

- 骨间或距骨下韧带（1）。
- 外侧距跟韧带（2）。
- 距跟后韧带（3）。
- 踝关节外侧副韧带的前束（4）。
- 踝关节内侧副韧带前束的深层纤维（5）。
- 踝关节内侧副韧带的后束（6）。
- 踝关节外侧副韧带的后束（7）。

- 前副韧带加固的踝关节前囊（8）。
- 踝关节后副韧带加固踝关节囊（9）。
- 距舟韧带（10）。

由于没有肌肉附着，距骨仅由来自韧带止点的血管和少数直接血管提供营养；这种动脉供应在正常情况下是足够的。距骨颈骨折后，尤其是与距骨半脱位合并时，其血液供应可能受到损害而无法修复，导致距骨颈假关节形成，甚至距骨体无菌性坏死。

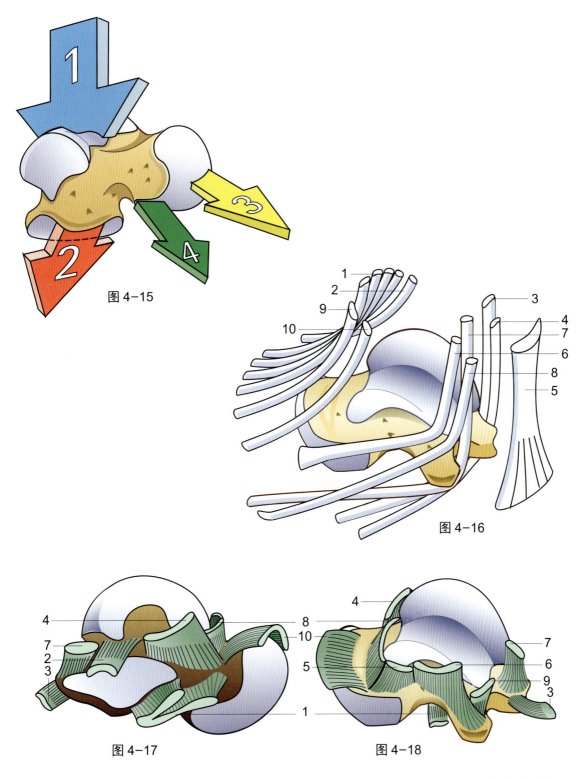

图 4-15

图 4-16

图 4-17

图 4-18

距下关节的韧带

距骨和跟骨由短而有力的韧带连接，因为它们在走、跑和跳时受到相当大的压力。

主要的韧带是距跟骨间韧带（图4-19，前外侧面观），由两个填充跗骨窦的厚四边形纤维带组成，跗骨窦是一个位于距骨颈下外部和跟骨前半部上表面之间的骨间沟。

- 前束（1）止于跟骨窦（跟骨前突之上的跗骨窦基底）。致密的珍珠白色的纤维斜向上、前、外侧延伸，止于距骨颈下表面的斜窦（跗骨窦的上面；图4-6A，第183页），位于距骨头软骨关节面的后缘。

- 后束（2）在前束后方止于跗骨窦底，即在距骨后关节面的前方。其粗纤维斜向上、后、外侧延伸，止于跗骨窦顶（图4-6A，第183页），位于距骨后关节面的前方。

假设韧带是有弹性的，当距骨与跟骨分离时，这两个纤维束的位置关系将很明显（图4-20，前外侧面观，韧带显示为可伸展的）。

距骨和跟骨通过另外两个不太重要的韧带绑定在一起（图4-19和图4-20）。

- 距跟外侧韧带（3），其起源于距骨外侧结节，平行于踝关节外侧副韧带的中间束斜向下后延伸，止于跟骨外侧面。

- 距跟后韧带（4），一束从距骨外侧结节滑到跟骨上表面的薄纤维。

距跟骨间韧带在距下关节的静力学和动力学中起着至关重要的作用。事实上，它占据了如图（图4-21，4块跗骨的上面观）所示的中心位置，图中一块透明的距骨滑车被放置在跟骨关节面上方。很明显，身体的重量通过下肢骨骼传递到距骨滑车后，分散到跟骨的后距骨关节面和距骨的前跟骨关节面，即前内侧 b′1 和前外侧 b′2 关节面。同样很明显的是，距跟骨间韧带（通过透明的距骨滑车可以看到两条绿色的线）正好位于下肢轴线的方向上（交叉成圆圈），因此它在足的扭转和伸展过程中同样活跃（第198页）。

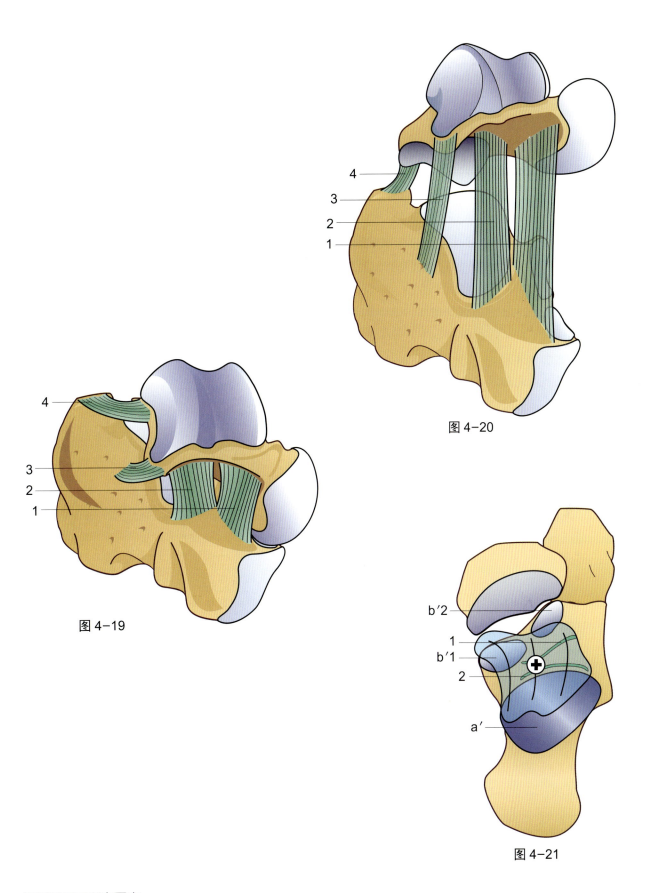

图 4-20

图 4-19

图 4-21

图释适用于所有图表。

跗骨横关节及其韧带

当关节在前面打开，舟状骨和骰骨向远处分离（图 4-22，受 Rouvière 启发），可以看到它是由距舟关节后内侧凹（图 4-6B，第 183 页）和轻微的跟骰关节前外侧凹，以这样一种方式，从上方俯瞰其横截面的时候，关节空间就像一个细长的斜体 S。

跟骨前表面（e）形状复杂：在横截面上，上段为凹下段为凸；因此从上往下，首先是凹的，然后是凸的。骰骨（e′）相应的后关节面呈相反的方向，但通常（图 4-27，舟骨 - 骰骨对的后面观）他延伸到舟骨的一个关节面（e′2），舟形面外侧端位于骰骨上。两块骨头通过两个平面关节面 h 和 h′相连，并由三条韧带紧密相连，即一条外侧背韧带（5）、一条内侧足底韧带（6）和一条短而粗的骨间韧带（7）（这两块骨头是人为分离的）。跗骨横关节的韧带有 5 条。

● 足底跟舟韧带 c′或弹簧韧带连接跟骨和舟骨（图 4-23），并提供一个关节面（见 183 页）；内侧边是三角韧带的止点（图 4-16，第 167 页）。

● 距舟背韧带（9）从距骨颈的背表面到舟状骨的背表面（图 4-22 和图 4-26）。

● 分歧韧带（图 4-23 和图 4-26），坐落在中间并形成了跗骨横关节的基底，韧带的内外侧带在跟骨前突前边缘的附近融为一体（10）。内侧带（11）或跟舟外侧韧带位于垂直平面上，止于舟状骨的外侧表面，其下缘偶尔与足底跟舟韧带融合，将关节分成两个不同的滑膜腔。外侧带（12）或跟舟内侧韧带，较前一韧带薄，水平插入骰骨的背侧。因此，内外侧带形成一个坚实的直角，开口朝向上外方（图 4-25，前面观）。

● 跟骰背韧带（13）是位于跟骰关节上外面的薄层肌肉（图 4-23 和图 4-26）。

● 足底跟骰韧带，致密且珍珠白色，平铺于跗骨的足底面，由两个不同的层次组成。

➢ 深层（14），连接（图 4-24，剪除上层后的背面观）跟骨前结节和腓骨长肌肌腱（FL）槽后方的骰骨足底面（图 4-22 至图 4-24 和图 4-27，也显示胫骨后 TP 止于舟状粗隆）。

➢ 浅层（15），向后附着于跟骨足底面后结节和前结节之间，向前附着于腓骨长肌肌腱槽前方的骰骨足底面。纤维发散（16）止于四个距骨的基底部。因而骰骨上的沟槽变成一个纤维 - 骨管（17），腓骨长肌肌腱 FL 由内向外通过（图 4-24 和图 4-26）；其内侧为蹋长屈肌腱（FHL），位于距骨支撑带和足底跟舟韧带下面。如果从后跗骨处取两个靠近中央的切面（图 4-28，两个切面的方向），内侧视图（图 4-29，切片的外侧部分）显示腓骨长肌 FL 肌腱远离骰骨和距跟韧带的前（1）带和后（2）带。大足底跟骰韧带及其深（14）和浅（15）纤维带，是支撑足底穹隆的必需结构之一（图 4-100，第 219 页）。

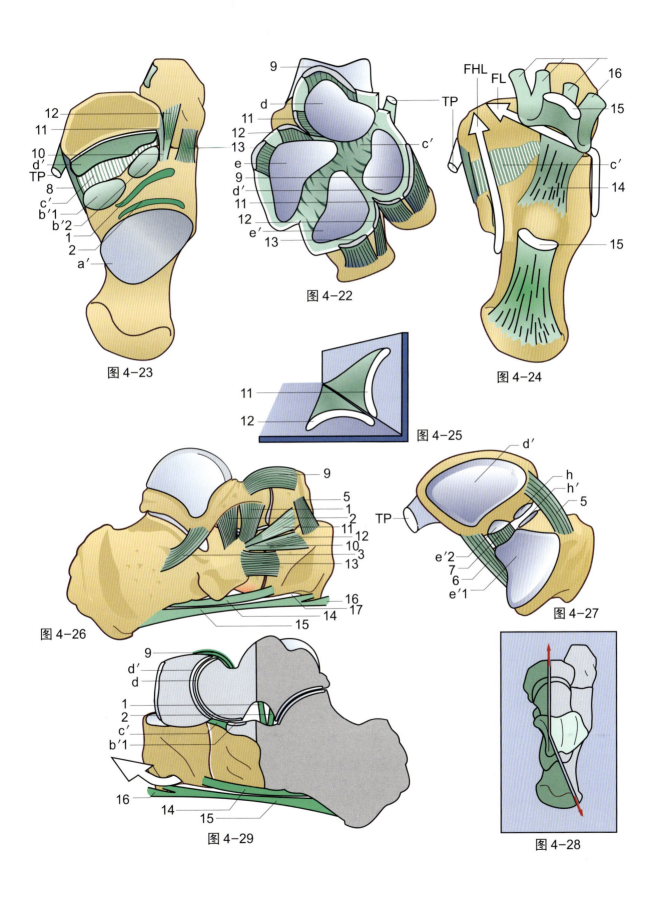

图 4-23

图 4-22

图 4-24

图 4-25

图 4-26

图 4-27

图 4-29

图 4-28

距下关节的运动

分开来看，距下关节的每一个面都可以粗略地比作一个几何表面。距骨后关节面是一个圆柱体的一段；距骨头是球体的一部分。

然而，这个关节必须被视为一个平面关节，因为在同一个机械体中的两个球形表面和两个圆柱表面，彼此同时的相互滑动时，在接触面中一点也不出现间隙，即相对的关节面没有分离，这种情况在几何学上是不可能的。因此，关节由于其独特的结构才有这种特殊的运行机制，这与非常紧密的关节形成鲜明的对比，比如髋关节，其关节表面是几何形的，因此它的活动范围小。

另一方面，如果距下关节的表面在中间位置是完全匹配的，即传递身体的重量需要的最大程度的接触，那么它们在极端位置上就非常不匹配，接触的面积减少，此时传递的压力也较小或几乎是零。

从中间位置开始（图 4-30，透明跟骨 – 距骨对的前面观），距骨（假定是固定的）上跟骨的运动在三个空间平面上同时发生。在足内翻时（图 4-2，第 181 页）跟骨的前端经历三个基本动作（图 4-31，初始位置为蓝色虚线所示）。

- 轻微的下压（t）导致足的轻微跖屈。
- 内侧位移（v）伴随足内收。
- 脚的旋转（r）随着足的旋后，跟骨趋于以外侧面为底躺平。

脚外翻时发生一套完全相反的基本运动。

Farabeuf 对这个复杂的运动做了完美的解释，他说跟骨在距骨下倾斜、翻转和滚动。这种与船的运动的比较是完全合理的（图 4-34）。从稳定位置（a）开始，当船遇到波浪时会发生以下情况。

- 当主体在波浪中，船会倾斜（b）。
- 当主体的一端在波浪中，船会翻转（c）。
- 当主体的一侧在波浪中，船会滚动（d）。

当船相对于波浪倾斜时（e），围绕倾斜、翻转、滚动的轴的这些基本动作自动组合。

在几何学上可以显示，一个运动三个基本运动的轴线方向已知，这个运动可以被简化为一个方向上的运动。跟骨，如图 4-32 所示，为平行六面体（图 4-32），轴线 mn 倾斜方向为由上向下、由内向外、由前向后。绕 mn 这个轴转动（图 4-33）的结果与上面描述的运动完全一致。这个轴，由 Henke 证明，进入距骨颈的上表面中间，穿过跗骨窦，穿出跟骨结节的外侧突（参见第 199 页和本书结尾的足的机械模型）。稍后讲解的 Henke 轴不仅是距下关节的轴，也是跗骨横关节的轴，它控制着踝关节下后踝的所有运动。

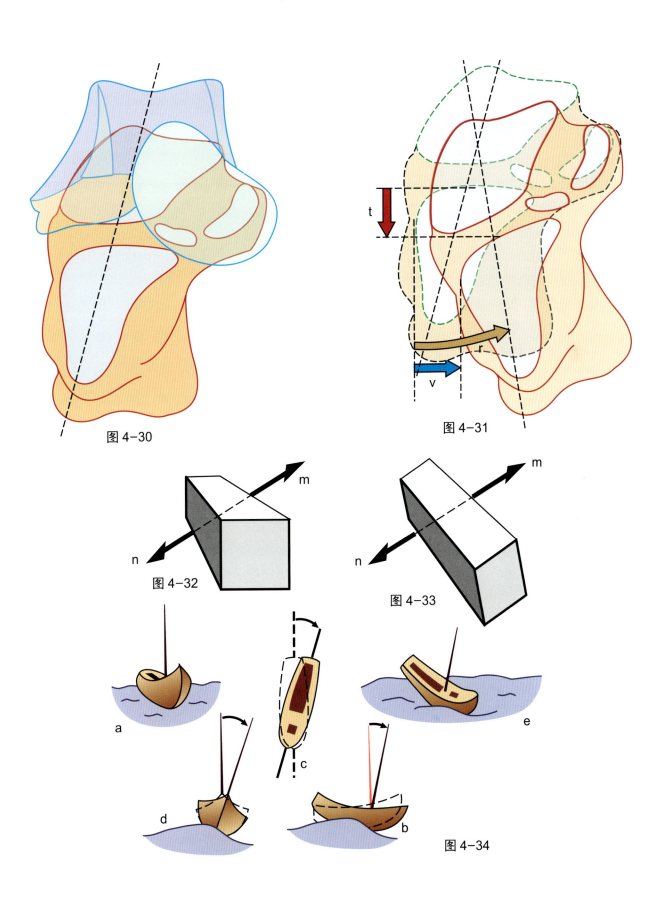

图 4-30

图 4-31

图 4-32

图 4-33

图 4-34

距下和跗骨横关节的运动

利用解剖标本内翻和外翻位的 X 线透视，可以很容易地分析后跗骨的相对运动。如果用金属针将每块骨头固定，并分别标记为距骨 a（蓝色）、跟骨 b（红色）、舟骨 c（绿色）和骰骨 d（橙色），则可以测量它们的位移角。

在垂直拍摄的上面视角的 X 线片上，将距骨固定不动，外翻（图 4–35）到内翻（图 4–36）的变化与以下位移角变化对应。

- 舟骨（c）（图 4–36）在距骨头上向内侧滑动，转动约 5°。
- 骰骨（d）随舟骨而动，也转动约 5°，相对于跟骨和舟骨向内侧滑动。
- 跟骨（b）向前侧略移动前并相对距骨旋转，约 5°。

这三个基本旋转的方向是相同的，即向内收的方向。

前后方向上的 X 线片显示，距骨仍被固定不动，从外翻（图 4–37）到内翻（图 4–38）的位移如下所示：

- 舟骨（c）旋转 25°，向内侧略微超过距骨。
- 骰骨（d）向内侧完全消失在跟骨的阴影后面，并旋转约 18°。
- 跟骨（b）在距骨下向内侧滑动并旋转约 20°。

这三个基本的旋转发生在同一方向，即在旋后方向，舟骨的旋转比跟骨角度大，尤其是比骰骨角度大。最后，从外翻（图 4–39）到内翻（图 4–40）的过程中，所拍摄的侧位片显示如下位移。

- 舟骨（c）从距骨头下方滑过，并翻转 45°，使其前表面朝下。
- 骰骨（d）相对于跟骨和距骨向下方滑动。骰骨这种相对于距骨的下降程度明显大于距骨上的舟骨。同时，骰骨旋转 12°。
- 跟骨（b）相对距骨向前移动，距骨的后缘明显比距骨后关节面后的跟骨突出。同时它在跖屈的方向上转了 10°，就像舟骨一样。

这三种基本运动是在同一方向上发生，即是在跖屈方向上。

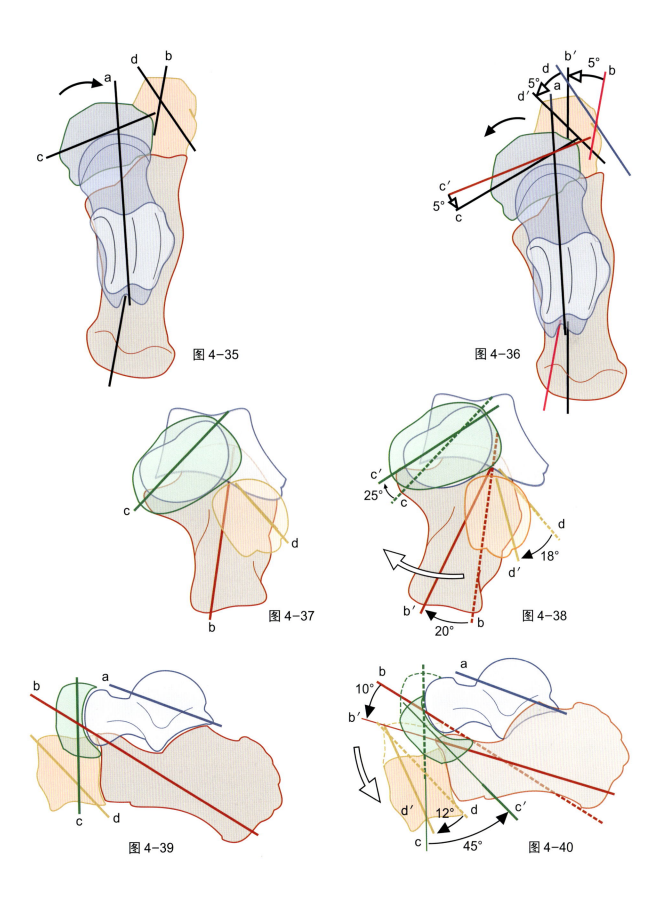

图 4-35

图 4-36

图 4-37

图 4-38

图 4-39

图 4-40

跗骨横关节的运动

这些运动取决于关节表面的形状和韧带的位置。整体而言（图 4-41，距骨和跟骨的前面观），关节面沿轴 xx′ 由上往下倾斜，由内向外与水平面成 45° 角，大致作为舟骨 – 骰骨对向下内方向或者向上外方向运动的铰链（箭 S 和 C）。卵圆形距骨头的表面其长轴 yy′ 与水平面成 45° 角（距骨头的旋转角），在这个运动方向上是细长的。

舟骨在距骨头上被胫骨后肌（TP）牵引向内侧（图 4-42）和下方（图 4-43）移位，其肌腱止于舟骨结节。距舟背韧带（a）的张力中止这些运动。舟骨通过楔骨和前三个跖骨改变位置产生足弓内侧的内收和凹陷（第 230 页）。

与此同时，舟骨相对跟骨（图 4-44，距骨切除后的上面观）和弹簧韧带（b）外翻，三角韧带的下边缘（c）和分岔韧带的内侧带（d）变得紧绷。在足内翻（图 4-45）时，胫骨后肌（TP，未显示）的收缩使舟骨更靠近跟骨（蓝箭），并使距骨骑过跟骨的后距侧（红箭），从而放松上述韧带。

这就解释了为什么跟骨的前关节面不能直接向下延伸到舟骨，因为由骨性的硬支架支撑的关节面不允许舟骨相对于跟骨的这些运动。另一方面，弹性韧带（b）的柔软表面对于足弓内侧的弹性和凹陷是必不可少的（第 230 页）。

跟骨上骰骨向上的运动非常受限（图 4-46，内侧观），原因有两个。

- 跟骨前突鸟嘴型的投影（黑箭），阻碍在关节前半部分的运动，上方覆盖着跟骰韧带（e）。
- 足底跟骰韧带强大的张力（f），其可以迅速阻止关节向下裂开（a）。

另一方面（图 4-47），跟骨的凸形关节面上的骰骨下降很容易；这种运动被分叉韧带外侧带（1）的张力阻断。

在横切面上（图 4-48，图 4-41 AB 水平上横切面），骰骨更容易向内侧滑动，因通过跟骨背侧韧带（g）的张力被阻断。总体而言，骰骨优先向下方和内侧运动。

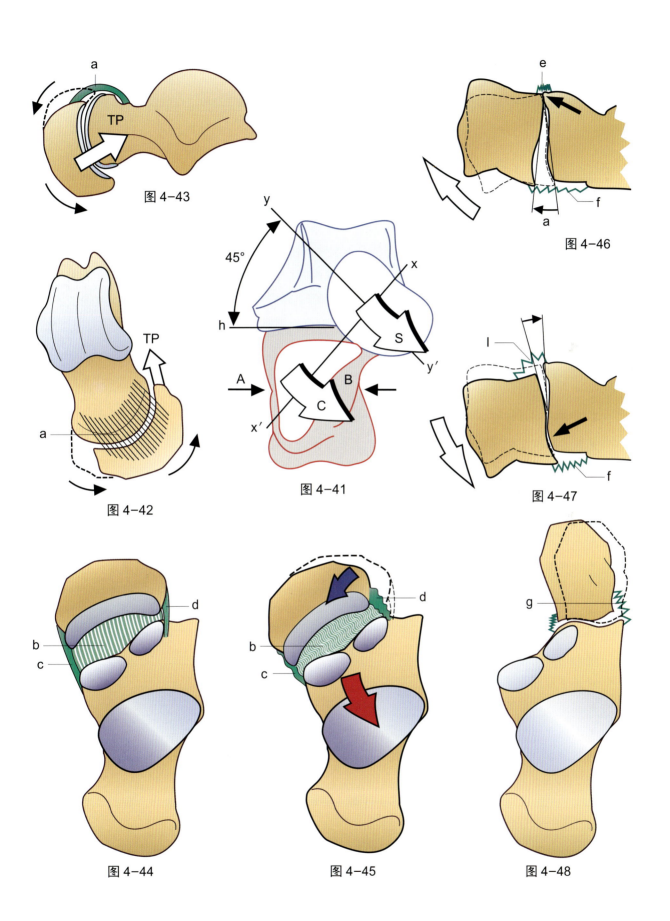

图 4-43

图 4-42

图 4-41

图 4-46

图 4-47

图 4-44

图 4-45

图 4-48

跗骨后关节的整体功能

从检查和解剖后跗骨的解剖标本可以清楚地看出，所有这些关节构成了一个不可分割的功能单元：后足关节复合体，负责调整整个足底穹窿的方向和形状。

距下关节和跗骨横关节机械地相互连接，一起形成了一个只有一个自由度，既绕着 Henke s 轴 mn 的单关节（参见本书末尾的足部模型）。

下一页的图表从两个不同的角度展示了后跗骨的四根骨头：前外侧观（图 4–49 和图 4–51）和前侧观（图 4–50 和图 4–52）。在这些图中，垂直平面上对应内翻 I（图 4–49 和图 4–50）和外翻 E（图 4–51 和图 4–52）的位置并列放置。因此，我们有可能理解舟骨–骰骨对相对于距骨的方向变化，规定距骨位置保持不变。

内翻运动（图 4–49 和图 4–50）：

- 胫骨后肌牵拉舟骨 Nav，显露距骨头 d 的上外侧部分。
- 在舟骰韧带的帮助下舟骨沿骰骨 Cub 牵拉。
- 骰骨依次拉动跟骨 Calc，跟骨 Calc 向前方潜至距骨 Tal 下（d）。
- 跗骨窦间隙扩大（图 4-49），而骨间韧带的两条束（1 和 2）变得紧绷。
- 在距骨关节间隙向上和向后扩大时，对应跟骨 a′ 的距骨后关节面在上下方向上充分显露。

综上所述：

- 舟骨–骰骨对（图 4–50）向内侧靠近（红箭 Add），使前掌向前和内侧移动（红箭，图 4–49）。
- 与此同时，舟骨–骰骨对通过分叉韧带绕前后轴旋转，而分叉韧带能有效抵抗拉伸–扭转应力。这种旋转是由于舟骨的下降和旋转与骰骨的下沉相结合而产生的，并产生足部的旋后（红箭）：当外侧足弓下沉时，脚底向内侧移动；对应第 5 距骨的骰骨关节面 Vm 面下方和前方；足底内侧弓的提升导致对应第一楔骨的舟骨前关节面 Ic 直接面向前方。

外翻运动（图 4–51 和图 4–52）

- 腓骨短肌止于第 5 距骨结节，向外侧和后方牵引骰骨。
- 当跟骨向后延伸至距骨下（d）时，骰骨沿舟骨拖动，显露距骨头的上内侧部分。
- 跗骨窦关闭（图 4–51），运动由距骨对跗骨窦底的冲击来抑制。
- 跟骨 a′ 对应的距骨后关节面的后上部分被充分显露。

综上所述：

- 将舟骨–骰骨对（图 4–52）向外侧拉动（蓝箭 Abd），使前脚掌朝向前方和外侧（蓝箭，图 4–51）。
- 与此同时，舟骨–骰骨对绕自身内旋 Pron（蓝箭），这是舟骨下降和骰骨外展的结果，其关节面 Vm 现在面向前侧和外侧。

作者使用第一（C_1）、第二（C_2）、第三（C_3）代表内、中、外侧楔状骨。

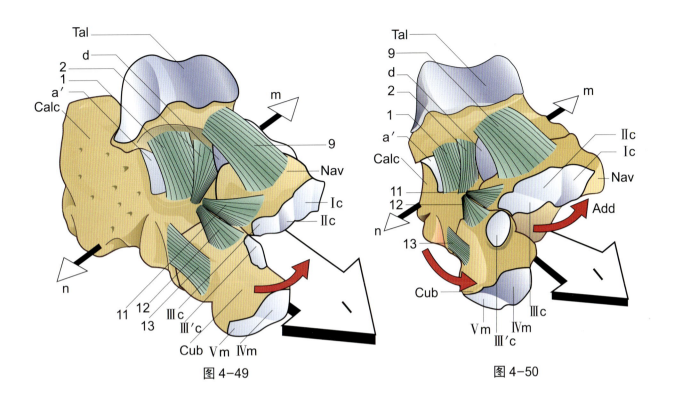

图 4-49

图 4-50

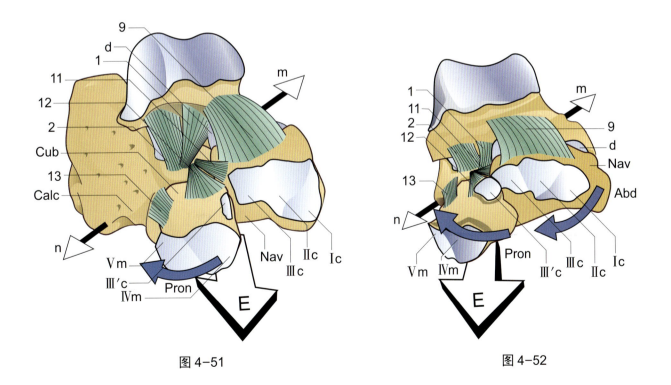

图 4-51

图 4-52

异向运动的万向后足关节

我们刚刚定义的 Henke 轴，可能并不如同人们所想固定不变的。现实中，它是随着运动在空间上不断移动的。这一结论可以通过对后跗骨外翻过程的连续 X 线拍摄来得出。在每个拍摄瞬间确定的旋转中心叠加在一起并不重合。这一观察结果证明了这样的假设，即移动的 Henke 轴（图 4-53）沿着投射到中间位置的弯曲路径从初始位置（1）移动到初始位置（2）。这个假设的数学证明需在计算机上进行。

在后足部，存在两个非平行的轴，即踝关节轴和 Henke 轴，它们代表了足下关节和横向跗骨关节的全部轴向。因此，可以使用万向关节[*]作为后足关节复合体的力学模型。在工业力学中，这种万向被定义为具有两个垂直轴和两个旋转轴的关节（图 4-54）。无论它们之间的角度在某一特定角度内如何变化（如 45°），旋转运动都会从一个轴传递到另一个轴。在前轮驱动的汽车中，这种万向双轴被放在传动轴和驱动轮之间。它也被称为等速运动关节，因为无论轴的位置如何，驱动力保持不变。在生物力学中，一共有三个此种类型的关节：胸锁关节——一种鞍状关节；腕关节——踝状体型的关节复合体；掌骨关节——另一种鞍状关节，在第一卷中有详细描述。

在后足部，关键的区别是这种万向关节是异动型的，即关节是不规则的。这两个周在空间中相对彼此是倾斜的，而不是垂直正交的。这个异动关节在图 4-55 中进行展示，包含：小腿骨骼 A 和前足骨骼 B；踝关节的横轴 xx' 稍前倾、内侧运行，Henke 在后前方上下内外地倾斜运行；介入片 C 没有骨等效，其对角包含关节的两个轴，表示一个不规则的四面体。

这种非正交轴的性质在后足关节复合体的运动中带来了细微差异。围绕这两个轴的肌肉（详见第 220 页）只能产生两种类型的运动，而其他类型运动是机械禁止的。反转（图 4-56）：伸脚，足底平面翻向内侧。外翻（图 4-57）：弯脚，足底平面翻向外侧了解这种异动的万向关节的机制让我们对脚部肌肉的动作、脚底静态和动态方向特性有了基本了解。

[*] 法语的"万向节"和英语的"万向节"是由 Girolamo Cardano（1501—1576）发明的，因此它的名称为法文。因其可以滚动和俯仰，将其安装在船的指南针上，极大地协助了海上探索。用英语将其称为万向节其实是错误的，万向用来形容球窝关节更加合适。

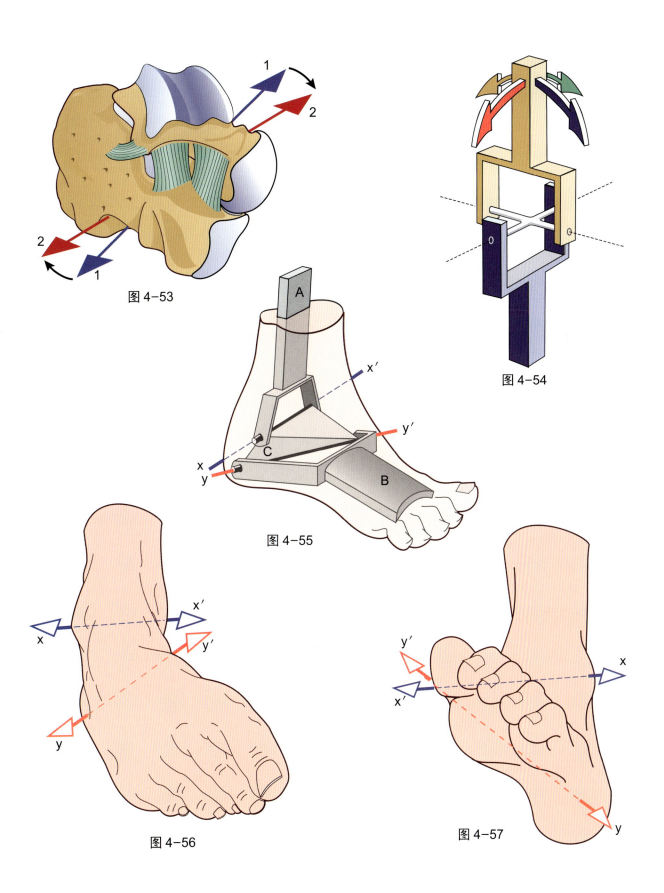

图 4-53

图 4-54

图 4-55

图 4-56

图 4-57

内、外翻过程中的韧带链

足的内外翻运动受到两种抵抗因素的限制：骨的影响和后足的韧带系统。

限制内翻运动的因素

如前所示，在内翻过程中，跟骨向下和向内倾斜，导致距骨向没有骨阻力的跟骨后方距骨面的上部爬升。同时，距骨后平面的前下部分裸露，而当舟骨上下滑动而未遇到任何骨性障碍时距骨的头部也是如此。因此，内翻不受除内踝外的任何骨质限制，这使得距骨滑车保持在适当位置。因此，内翻仅受一条被收紧且产生两条张力线的韧带所束缚（图 4-58）。

主要张力线：

- 起自外踝。
- 然后沿着踝关节外侧副韧带（1）的前侧部。
- 通过以下方式分叉到跟骨和骰骨：
- ➢ 骨间韧带（2 和 3）。
- ➢ 外侧跟骰韧带（7）。
- ➢ 上外侧，背侧跟骰韧带（6）。
- ➢ 足底跟骰韧带（此处未显示）。
- ➢ 舟骨韧带分叉（8）。
- 最终通过舟距骨韧带背侧从距骨到舟骨（5）。

次要的张力线：

从内踝开始，沿着踝关节的内侧副韧带的后侧部（此处未显示），至后侧距跟韧带（此处未显示）。

因此，在内翻过程中，距骨充当了韧带的中继点，其中有两个朝向距骨，三个远离距骨方向。

限制外翻运动的因素

外翻过程中（图 4-59），距骨下表面的主要后平面沿跟骨距骨平面的后斜面向下滑动，直至撞击到跗骨窦部平面的跟骨上表面。如果不阻止这一运动，那么距骨外侧被拉向侧面并撞击到外踝，造成骨折危险。因此，骨与骨之间的接触在限制外翻运动中起主要作用。

限制外翻的韧带同样产生两条张力线。

主要张力线：

- 起自内踝，通过踝关节内侧副韧带前侧带的两个平面前行：
- ➢ 表层（三角韧带 9），将踝骨直接连接到由舟跟足底韧带连接的舟骨和跟骨（11）。
- ➢ 深层（10），通过前胫腓韧带（此处未显示）将踝骨连接至距骨，然后通过骨间韧带（12）连接至跟骨。

●蔓延至跟骨，跟骨由叉状韧带束缚在骰骨和舟骨上，叉状韧带分成两个分支，分别连接骰骨（7）和舟骨（8）。显然，该韧带在内外翻过程中将这三个骨骼紧密地结合在一起。

●最后通过足底跟舟韧带（未示出）延伸至足底。

次要张力线：

●起自外踝。

●通过踝关节外侧副韧带的后侧带（未显示）至距骨，然后通过外侧距跟韧带至跟骨（13）。

●也通过踝关节外侧副韧带的中间带直接延伸到跟骨（4）。

总的来说，距骨作为中继站接收并发出两个韧带。

可以得出一个总体结论是内翻会撕裂韧带，特别是踝关节外侧副韧带的前束，引起严重的扭伤，而外翻会导致起自外踝的骨折。

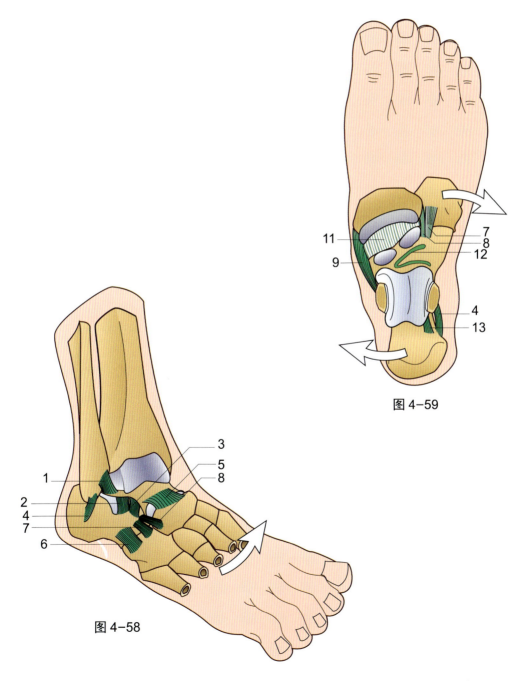

图 4-59

图 4-58

楔舟关节、楔间关节和跗跖关节

所有这些关节都是平面关节，具有小范围的滑动和间隙运动。

舟骨—骰骨部分（图 4-60，正视图）具有三个舟骨面：分别与内侧（C_1）、中间（C_2）和外侧（C_3）楔形连接的 Ic、IIc 和 IIIc，三个骰骨面为与第五跖骨连接的 Vm、第四跖骨连接的 IVm 和外侧楔骨相连的 III'c。骰骨还在楔舟关节处支撑着舟状骨外侧末端（箭处）。放大的前外侧视图（图 4-61）说明了这三个楔形体如何与舟—骰骨部分相连接：双箭显示了外侧楔形体如何靠在骰骨上，即在小平面上（III'c）位于舟骨关节的前侧，为楔骰关节。

楔间关节（图 4-62，楔舟关节、楔间关节的俯视图，以及跗跖关节的一部分）的关节面和骨间韧带：C_1 和 C_2 之间的一个已被切开（19），C_2 和 C_3 之间的另一个（20）留在原位。

跗跖关节位于三个楔骨的近端（图 4-64，俯视图），位于骰骨外侧，远端基于五个跖骨的基部 M_1、M_2、M_3、M_4 和 M_5。它由一系列紧密互锁的平面连接组成。剖开的关节背侧视图（图 4-63）显示了骨的各个关节小平面和跖骨的相应小平面。

第二个跖骨 M_2 的底部具有三个切面，可紧密地插入由外侧楔骨 C_3 的 IImC_3 内侧切面、中间楔骨 C_2 的前平面 IImC_2 和内侧楔骨 C_1 的小侧面 IImC_1 形成的楔形榫眼中。跗跖关节也通过强大的韧带保持在一起（图 4-62），当俯视关节时，第一个跖骨绕其轴线旋转（箭1），第三个跖骨被拉向外侧（箭2）。主要韧带包括以下几束。

● 从内侧看，从 C_1 的外侧向第二跖骨底部内侧延伸的坚实的叉状韧带（18）。这是足中关节断裂的关键韧带。

● 从外侧看，包含在（C_2）和第二跖骨（M_2）之间、在 C_3 和 M_3 之间的直纤维韧带系统（21）以及在 C_3 和 M_2 之间和在 C_2 和 M_3 之间的交叉纤维韧带系统（23，24）。

跗跖关节的坚固性还取决于从每个跖骨的根部延伸到相应骨以及相邻跖骨根部的众多韧带（图 4-64，背视图；图 4-65，足底视图）。尤其是在背侧（图 4-64），韧带从第二跖骨的根部放射到所有相邻的骨骼；在足底方面（图 4-65），韧带从内侧楔骨延伸到前三个跖骨，从腓骨长肌（FL）的足底沟出来插入到第一跖骨底部的足底面（白箭）。腓骨短肌（FB）插入第五跖骨底部的结节内。跗跖关节的关节空间在这两张图中以红色虚线显示。

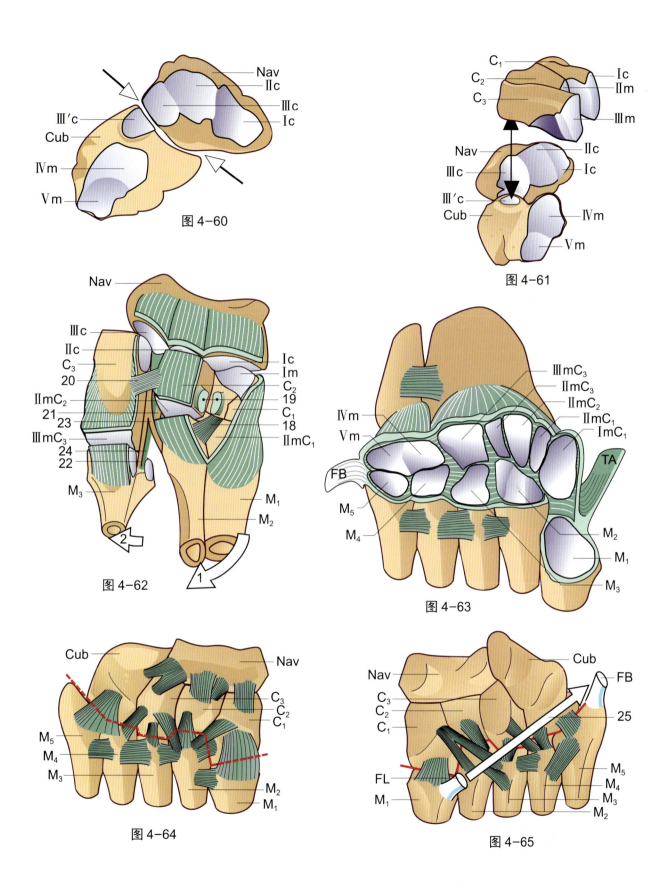

图 4-60

图 4-61

图 4-62

图 4-63

图 4-64

图 4-65

跖骨与跗跖关节的活动

　　楔状关节（图 4-66，冠状截面）允许发生小的垂直运动以及足底穹顶的横向曲率的改变（请参见第 241 页）。外侧楔骨（C_1）靠在骰骨（Cub）上，其内侧的第三个（深色）维持楔骨弓形。沿着足长轴（图 4-67，矢状切面），楔骨相对于舟状骨的小位移有助于内侧足弓曲率的变化（请参见第 236 页）。

　　跗跖关节的运动（图 4-68，俯视图）可以从关节间隙的形状及其关节面的方向推导出来（在解剖学教科书中有很好的描述）：

　　● 总体而言，跗跖关节的联合间隙在内侧，内侧，内侧和后斜上方倾斜，其内侧末端位于外侧末端前 2cm。与 Henke 轴一样，距骨屈伸轴的总体倾斜度也有助于外翻 – 内翻的运动（请参阅本卷末的足机械模型）。

　　● 楔骨的过度角度遵循几何级数：侧面楔骨（C_1）超出骰骨（Cub）2mm；侧面楔骨比中间楔骨（Ci）超出 4mm；中间楔骨（Cm）超过中间体 8mm。

　　这就构成了第二跖骨基部的楔形榫眼，其在所有跖骨中移动性最小，并充当了足底拱形体的组成部分（参见 240 页）。

　　● 关节空间的两个最外面的部分具有相反的倾斜度：M_1 和 Cm 之间的空间在前后和侧面都是倾斜的，并且在产生时穿过 M_5 的中间。M_5 和骰骨之间的空间倾斜在产生时结束于 M_1 的头部。

　　因此，两个最外侧跖骨（活动度最好）的屈伸轴不垂直，而是相对其长轴倾斜。结果是这些最外侧的跖骨不在矢状平面内移动，而是沿着圆锥形表面移动。在屈曲过程中，它们都同时向着足长轴活动（图 4-70，骨关节空间和最外侧跖骨的俯视示意图）。

　　● M_1 头部的运动 aa′ 具有 15° 范围的屈曲分量 F 和外展分量 Abd。

　　● 对称地，M_5 的头部的运动 bb′ 由与内收分量 Add 相关联的屈曲分量 F 组成。

　　因此，这些跖骨的头部在内部同时向着足长轴线移动（图 4-70），并且沿着曲线 a′b′ 使足底拱形体变凹增加了前弓的曲率（红色虚线）。相反，跖骨伸展则是前足弓变平（请参阅本卷结尾处的足部机械模型）。

　　使两个最外侧跖骨靠近的运动也通过其关节面的横轴 xx′ 和 yy′ 的倾斜来协助（图 4-69，骰骨和楔骨前表面的正视图）。它由粗双箭表示。图 4-71 中示意性地显示了前弓的变凹和展平的运动。因此，前弓曲率的变化直接是由跗跖关节发生的运动引起。

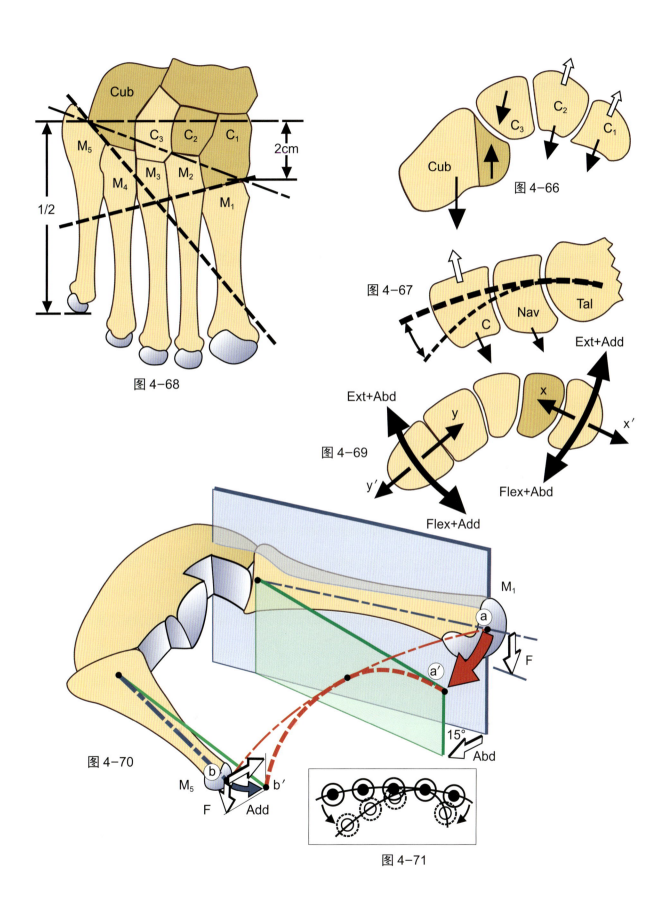

图 4-68

图 4-66

图 4-67

图 4-69

图 4-70

图 4-71

足趾的伸展

足趾的跖趾关节和趾间关节与手指相同（请参阅第一卷），除了某些功能差异外，将不再进行描述。掌指关节的屈曲范围比伸展范围大，而跖趾关节的伸展范围更大。

- 主动伸展范围为 50°~60°，主动屈曲范围仅为 30°~40°。
- 被动伸展（图 4-72）与主动屈曲的 45°～50° 范围相比，达到或超过了 90°。

脚在跖趾关节处的左右移动幅度远小于手指。尤其是人类的蹬趾与猴子不同，因其适应了在地面上直立行走而失去潜力。

足趾的主动伸展由三块肌肉产生：两块外在肌肉 - 伸蹬趾长肌和趾长伸肌；另一根固有的肌肉 - 趾短伸肌。

趾短伸肌（图 4-73）完全位于足背。它的四个肉腹来自踝窦部沟槽和下伸肌支持带干。他们的细肌腱与趾长伸肌的肌腱融合在一起，附着于内侧四个足趾，不同之处在于其第一根筋腱直接插入蹬趾近端趾骨的背侧表面。因此，第五个足趾没有收到来自趾短伸肌的肌腱。因此，这块肌肉伸展了前四个足趾的跖趾关节（图 4-74）。

趾长伸肌和蹬长伸肌位于腿的前方，其肌腱插入趾骨的方式后面将会讲到（第 214 页）。

趾长伸肌腱（图 4-75）沿脚背前表面向下伸肌腱支持带外侧环下降，然后分成四根肌腱发向外侧四个足趾（图 4-98）。因此，第五个足趾只通过长伸肌伸展，该长伸肌不仅是如其名称所示的足趾伸肌，而且首先是踝屈肌（参见第 220 页）。因此，仅当与协同拮抗的踝部伸肌，主要是小腿三头肌收缩时，才会表现出其对足趾的纯粹伸肌作用（显示为白箭）。

伸蹬趾长肌腱（图 4-76）在下伸肌支持带上方的内侧穿过，然后深至其下肢（另请参见图 4-98，第 219 页）以插入两个大趾趾骨，即进入趾骨近端的内侧和外侧边缘，并进入趾骨远端的基部的背面。因此，它是蹬趾的伸肌，但首先也是踝屈肌。就像趾长伸肌一样，它需要收缩足踝的协同拮抗伸肌以产生蹬趾的孤立延伸。对于杜氏营养不良症来说，足趾的真正伸肌是趾短伸肌。我们在后面会对此意见提供支持。

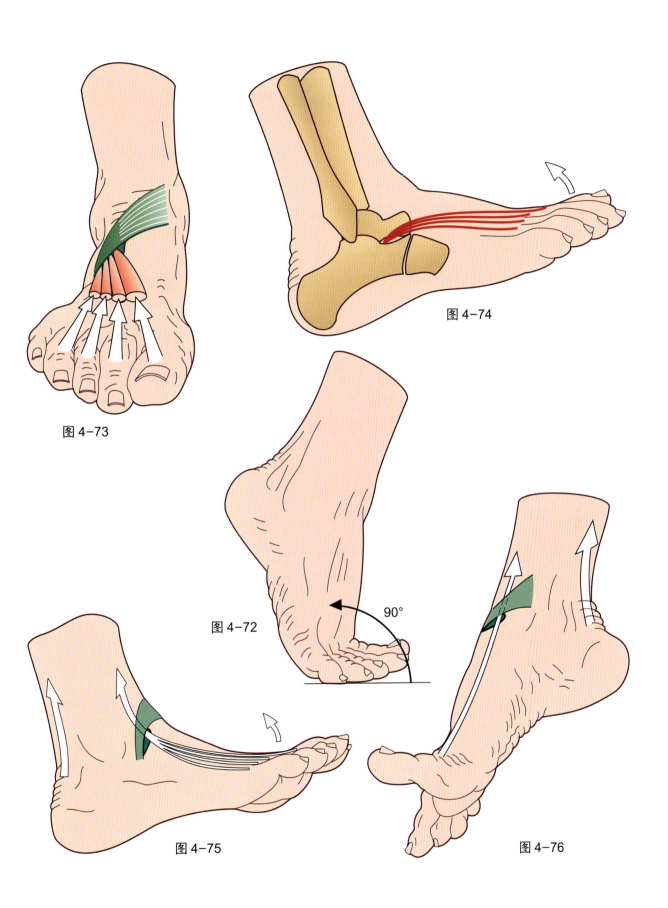

图 4-73

图 4-74

图 4-72

90°

图 4-75

图 4-76

小腿的构成

正如前臂包含手和手指的外在肌肉一样，小腿部包含足和足趾的外在肌肉。图 4-77 和图 4-79（右腿远端分别从上部和下部截取的横截面）清楚地显示了肌肉如何围绕两条腿骨，即胫骨（T）和腓骨（F）。这两块骨之间存在骨间膜（1），如同一个位于正中的分隔板，而腿则包裹在一个连续且不可伸展的浅筋膜（2）中。浅筋膜直接覆盖胫骨的内侧表面，因此可以直接皮下注射；另一方面，腓骨位于较深的位置，并通过两个纤维间隔，即外侧肌间隔膜（3）和前外侧肌间隔膜（4）与浅筋膜相连。

因此，人腿具有三个空间间隔和四个筋膜室（图 4-78，后外侧透视图：胫骨的横切面水平高于腓骨）。

- 在小腿的前表面，前隔室（箭 1）被骨间膜和前外侧肌间隔膜包围，并固定着踝屈肌和足趾伸肌。

- 在腓骨的前外侧部分是前外侧隔室（箭 2），该隔室由两个肌间间隔界定，并充满腓骨肌肉。

- 腿的后表面为后部隔室，后部隔室又由在胫骨内侧边界和腓骨后外侧边界之间延伸的深筋膜（5）分为两部分：深部后部隔室（箭 3）位于胫骨和骨间膜之间，包含足趾屈肌和一些足踝伸肌；位于深筋膜和浅筋膜之间的浅部后方隔室（箭 4）包含强有力的踝关节伸肌，即小腿三头肌。

前隔室（图 4-80：腿的前视图）包含四块肌肉。

- 胫骨前肌（6）起自胫骨，骨间膜的内侧一半（1）和浅筋膜深表面上 1/4（7）。其肉腹占据了隔室的内侧一半，形成了一个坚固的远端肌腱 TA，该肌腱由下伸肌支持带的上干（8）和下干（9）固定在足踝的前部。

- 踇长伸肌（10）的位置比胫骨前部稍远，起自腓骨和骨间膜的内侧面；它的肌腱（EHL）平行于胫骨前肌腱，并延伸至下伸肌支持带的两个主干。

- 趾长伸肌（11）从腓骨，骨间膜和深筋膜（12）的上表面的 1/4 上部延伸至踇长伸肌的近端和侧面，其远端腱（EDL）延伸到前所描述两条肌肉直至伸肌支持带外侧。

- 第三腓骨肌（13）（通常不存在）来自腓骨侧面的下半部分，其肌腱（FT）相当细，可延伸至伸肌支持带的最外侧。

- 胫前动脉（图中 14）及其伴行静脉穿过由胫腓骨和骨间膜上缘形成的椭圆形小孔，并在前隔室内侧向深处延伸，两侧是胫前神经（15）（在横截面中显示）。

前外侧隔室（图 4-81，腿部侧视图）包含了两个腓骨肌。

- 腓骨长肌（16）起自腓骨的外侧表面（17），外侧肌间隔膜（3），前外侧肌间隔膜（4）和深筋膜上，1/4 的深表面。它的肌腱（18）向外踝后边界方向下降。

- 腓骨短肌（19）从腓骨外侧和两个肌间间隔的区域（20）直到腓骨长肌的远端。它的肌腱（21）沿着腓骨长肌下降并前行，然后共同进入位于外侧踝后缘的骨纤维通道，并且无论踝关节位置如何都继续下行。通过此通道后转向骰骨的外侧边界。

在腓神经（23）旁的腓动脉（22）（显示在横截面中）在进入外侧隔室的上角之前穿过外侧肌间隔膜。它发出一条穿过前外侧隔室（24）并与胫前动脉吻合的分支，然后下降到前外侧隔室中，并在腿中间穿至前外侧隔膜（25），然后再重新进入胫前动脉。在图 4-77 和图 4-79 中还可以看到走行于皮下脂肪的大隐静脉（LSV）和小隐静脉（SSV）。

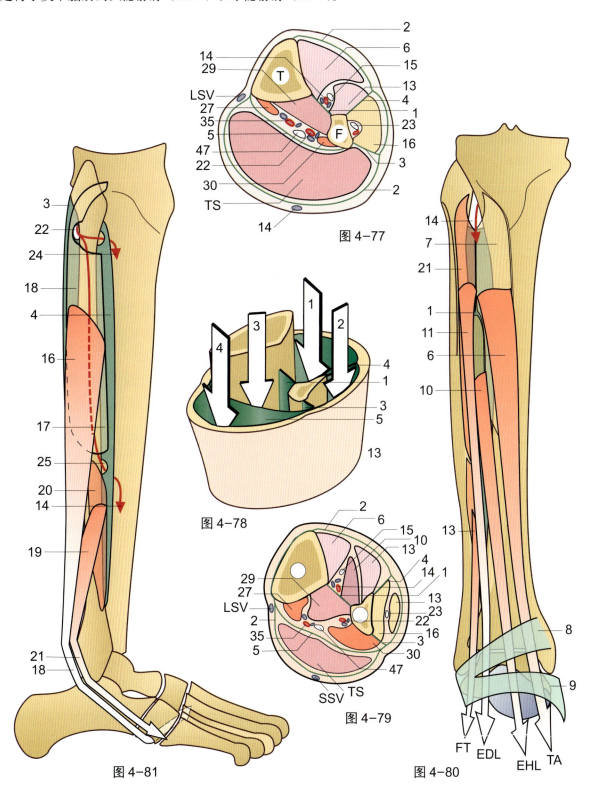

图 4-77

图 4-78

图 4-79

图 4-81

图 4-80

小腿的构成（续）

后部空间包含两个隔室。

● 包含四块肌肉的深部隔室（图4-82，去除小腿三头肌的后视图）：

➢ 腘肌（26）实际上是膝关节肌肉，朝上倾斜走行离开该区域。

➢ 趾长屈肌（27）是最内侧的肌肉，位于胫骨后表面内侧的较大区域处，起自腓骨，穿过纤维束（28）。在向下走行时，其肌腱（FDL）在距跟骨的支撑点之前穿过距骨的后缘。

➢ 如前所示（图4-58，第177页），胫后肌后部（29）起自于骨间膜和双腿骨。它的肌腱（TP）在由趾长屈肌（白箭）形成的纤维束向下延伸，绕过内踝的后边界至前足后改变方向。

➢ 姆长屈肌（30）自腓骨远端至前所述肌肉，其肌腱（FHL）在距骨后表面的内外侧结节的凹槽中行进，然后在载距突下滑至前足。

一个浅部隔室（图4-83和图4-84），基本包含小腿三头肌和两个深浅的平面：

● 较深的平面（图4-83）包含两块肌肉：

➢ 比目鱼肌（31）是有很坚实腱膜的非常宽的肌肉（32），它沿着两条线（33）延伸，一条进入腓肠肌深层，另一条至腓骨头。这两条线起点由一条纤维束连接，该纤维束沿着胫后神经（在横截面中可见）伴胫骨动脉延伸（34），当它进入深部腔室后分成胫后神经（35）和腓总神经（图4-79，22）。比目鱼肌腹部终止于广泛的腱膜，形成跟骨腱（36）（详见224页）。

➢ 跖肌（37）是起自外侧踝突板和籽骨的细长肌肉，其肌腱细而长（38）（几乎与腿等长）且沿着肌腱的内侧边界延伸。比目鱼肌和跟骨肌腱共同向下至跟骨。该肌肉是较弱的踝关节伸肌，虽然通常不表现功能，但它具有很大的价值，因为它为移植提供了易于获得的肌腱。

● 较浅的平面（图4-84）包含双头腓肠肌，它起自膝上方，因此是双关节的。它的两个头在起点处分开，但在中线合并，终止于腱膜跟腱（参见第224页）。

➢ 内侧头（39）起自内侧踝突板和连接在内侧髁上方的长腱板（40）。肌纤维和肌腱带在半膜肌（41）和半腱肌（42）的肌腱外侧横行，中间存在滑囊（此处未显示）。

➢ 外侧头（43）起点与内侧头相似。它的肌肉纤维和肌腱带（44）与股二头肌（45）一起向内侧延伸。

能够直观看到这些隔室很重要，这样可以便于了解受伤后常见的骨筋膜室综合征。外伤造成的静脉回流受阻会导致隔室内部肌肉中产生水肿，隔室内压力增加并形成恶性循环，从而加剧静脉淤滞，水肿加重。隔室中压力的增加将导致动脉供血不足，从而造成肢体远端的坏死风险。更糟糕的是，这会导致隔室中所含神经缺血，存在长期损害神经传导并最终损害神经的风险。

为了尽快采取唯一可能的治疗方式，尽快诊断出骨筋膜室综合征十分必要，治疗针对浅筋膜部分，这将减少隔室内的压力并打破恶性循环。

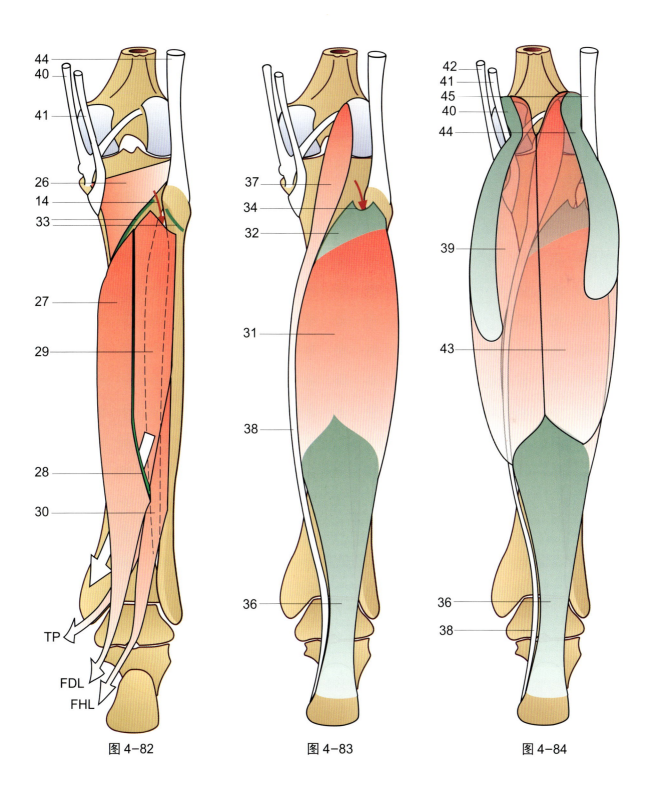

图 4-82   图 4-83   图 4-84

骨间肌及蚓状肌

　　和手一样，骨间肌分为足背侧和足底两类，但它们在脚上的排列略有不同（图 4-85，正面观，显示后侧切面）。四个足背骨间肌（1）位于第二个跖骨中心（而不是如手一样是第三个），并按顺序插入第二个足趾（第一和第二骨间肌）或下一个足趾（白箭），即第三骨间肌插入第三趾，第四骨间肌插入第四趾（图 4-92）。三个足底骨间肌（2）起自最后三个跖骨的内侧，并插入到相应的足趾中（图 4-93）。

　　足骨间肌的插入方式（图 4-86，伸肌组件的背面视图；图 4-88，足趾肌肉的侧视图）与手骨间肌的插入模式相似。每一个都插入近端指骨（3）底部的侧面，并将肌腱（4）滑送到背侧的外侧带（5）中。如同伸指长肌插入手指一样，趾伸肌腱（EDL）插入趾骨近端侧面（6）的纤维中，而不是插入其根部，再将两个趾骨（5）插入远端趾骨基部。在跖趾关节的近端（图 4-87，背面视图），第二，第三和第四足趾的伸肌腱由相应的短趾伸肌（EDB）的细肌腱相连。图 4-85 还显示了在足背侧的趾长伸肌（EDL），踇长伸肌（EHL）和趾短伸肌（EDB）的肌腱。

　　与手中一样，有四个蚓状肌（图 4-85、图 4-87 和图 4-90）起自趾长屈肌腱（19）（手屈指时深部对应的部分），其边缘（图 4-97）有四头肌或屈指组件的插入（此处未显示，因为它与屈肌位于同一平面内）。每个蚓状肌向内延伸（图 4-97，第 217 页），像骨间肌一样通过肌腱（图 4-87 和图 4-88），插入到趾骨近端（8）并进入背侧趾骨扩展区（9）。

　　趾长屈肌腱（19）像手的指深屈肌（图 4-88 和图 4-97）沿着跖趾关节的纤维软骨（10）延伸，然后穿至趾短屈肌腱（24），最终插入远端趾骨的底部。足方肌是足固有肌肉，因此它与手的屈指位类似：位于浅表，并在插入中间趾骨侧缘之前被趾长屈肌穿过。趾长屈肌使中趾骨的远端趾骨屈曲（图 4-90）。骨间肌和蚓状肌（图 4-89）（如手）使近端趾骨弯曲，并使中趾骨和远端趾骨伸展。它们对于足趾稳定至关重要：在近端指骨弯曲时，它们作为跖屈肌为足趾伸肌提供了坚实的支撑点。因此，若没有骨间肌起稳定作用的近端趾骨会因伸肌的牵拉而过度伸展并滑向下方，导致足趾的爪脚畸形（图 4-91）。这种畸形通过跖趾关节（＋）轴上方的骨间肌背侧骨固定。此外，中趾骨和趾骨远端肌肉在屈指时相对缩短而出现屈曲，并且足趾通过伸肌之间的近端趾间关节半脱位（箭）而固定在这种畸形中，从而出现伸肌反转。

　　因此，就像手一样，足趾的位置取决于不同肌肉之间的平衡。因此，正如 Duchenne de Boulogne 所说，很明显，趾短伸肌（EDB）是真正的足趾伸肌，因为趾长伸肌（EDL）实际上是踝屈肌，并且因其直接插入跖骨而"获益"。

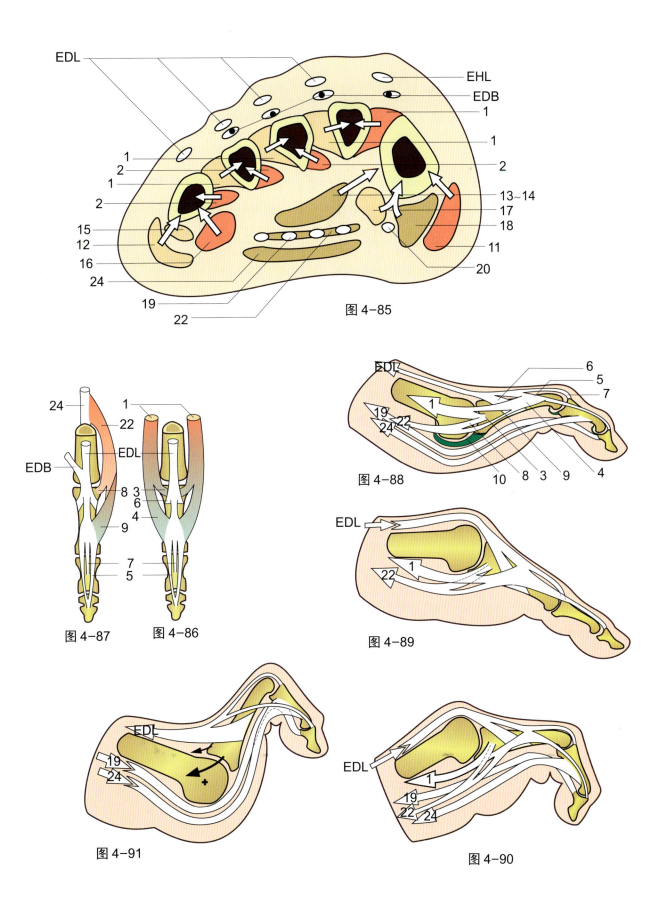

图 4-85

图 4-87　　图 4-86

图 4-88

图 4-89

图 4-91

图 4-90

足底部的肌肉

足底肌肉从深到浅分为三层。

深层由背侧（1）和足底骨间肌（2）以及附着在第五个足趾和跚趾的肌肉组成，如下所示。

- 背侧骨间肌（1）（图4-72，足底视图），既是足趾屈伸肌，也是足趾远离过第二距骨和第二足趾的足轴线。跚趾在跚展肌（11）作用下外展，起自跟骨结节内侧，小足趾是由外展小趾肌（12）所支配。这两条肌肉相当于背侧骨间肌。

- 足底骨间肌（2）（图4-93，足底视图）将最后三个足趾拉近第二个足趾。跚内收肌使跚趾更靠近足的轴线，其具有起自前跗骨的斜头（13）和起自第三、四、五距趾关节韧带的横头（14）以及深部的横向距骨韧带。它直接从侧面拉动跚趾的近端趾骨，并在支撑前足弓方面发挥作用（图4-28，第241页）。

- 第五足趾的肌肉（图4-94，背面视图）有三只，构成外侧足底组件。

  ➢ 小趾对趾肌（15）是这些肌肉中层次最深的。它从前跗骨延伸到第五距骨，其作用类似于第五指对手的作用，但效率较低。它维持足底穹窿和前弓的曲率。

  ➢ 其他两块肌肉都插入到近节趾骨底部的外侧结节中：趾短屈肌（16）起于前跗骨，而外展小趾肌（12）起于跟骨结节外侧和第五距骨结节（图4-95），并有助于支撑外侧足弓（图4-18，第239页）。

- 跚趾的肌肉（图4-94）有三只，位于内侧足底区（外展肌除外）。它们插入近节趾骨基底部外侧面，同时插入两个距趾关节相关的骨头，名字叫籽骨肌。

- 在内侧，一块籽骨和近端趾骨插入到跚短屈肌内侧（17）和外展肌（11），它起自跟骨结节内侧（图4-95）。并有助于支撑内侧足弓（请参阅第237页，图4-7）。

- 在外侧，一块籽骨和近端趾骨连接起自前方跗骨的跚内收肌的两个头（13和14）和跚短屈肌的外侧头（18）。

这些籽骨肌是跚趾的强有力屈肌。它们对于跚趾稳定至关重要，并且由于跚伸肌的不平衡作用，缺如会导致爪趾畸形，其在动态运动的最后一个步骤中也很重要（请参见图4-50，第247页）。

中间层由趾长屈肌组成（图4-96）。趾长屈肌（19）穿过跚长屈肌（20）的深表面，在后者从大头肌下方的凹槽中出来并交换腱相互连接之后。然后，长屈肌将最后四个足趾分成四个腱。除第一筋（22'）外，筋（22）源自长屈肌的两个相邻肌腱（图4-97）。在插入远端指骨之前，长指屈肌腱刺穿短指屈肌腱。这些肌腱的倾斜拉力被沿着脚轴（图4-97）的跟骨结节的两个过程之间的扁平肌的作用抵消，直至第五足趾的屈指长肌腱的外侧边界。它是足底方肌（23），其同时收缩会减少这些肌腱的倾斜度。

拇长屈肌（20）（图4-94和图4-96）在两个芝麻骨之间延伸，插入跚趾的远端趾骨，并使其有力地弯曲。

浅表层（图 4-95）由位于中间足底隔室和屈肌的一块肌肉组成。它是指屈短屈肌（24），由后跟结节结节形成，并被插入最后四个足趾。它类似于手的屈指趾高位。它的穿孔肌腱（图 4-97）插入到中指骨，它们弯曲。

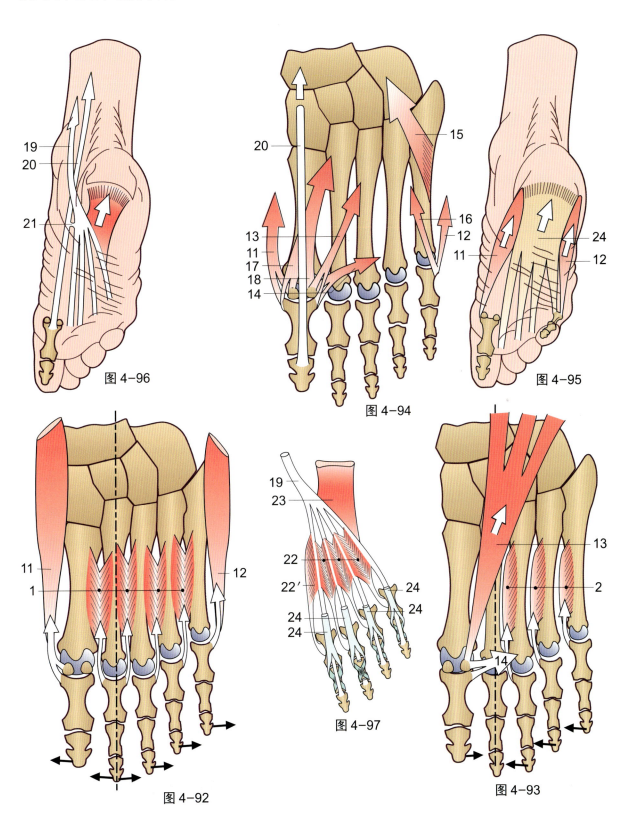

图 4-96

图 4-94

图 4-95

图 4-92

图 4-97

图 4-93

足背和足底的纤维鞘走行

踝关节的下方伸肌支持带（图 4-98）将足的四个背腱与足背相连接在前凹的跗骨上，无论踝关节如何弯曲，它都可以起到滑轮作用。它起自跟骨前突上表面窦部，分成两个分支：

- 远端支向足内侧倾斜（a）。
- 近端支止于靠近内侧踝的胫骨头（b）。

从内侧看，它们在深浅层包绕胫骨前肌（1），胫骨前肌于滑膜鞘内，从两个手指的宽度开始直至支持带上缘。

从外侧看，源自跗骨窦的支持带包含两个环。

- 包含踇长伸肌（2）的内侧环，被包绕在滑膜鞘中，该滑膜鞘几乎不超过近端支持带。
- 包含趾长伸肌（3）和第三腓骨肌（4）外侧环（未显示），它们被包绕更向近端延伸的共同滑膜鞘中。

其他所有肌腱均落在后踝凹槽内。在外踝后方，外侧后踝凹槽内（图 4-99，侧视图）有一条骨纤维通道（5），该通道由下伸肌支持带干产生，包含腓骨短肌的两个平行腱（6）（前面和上方）和腓骨长肌（7）（后方和下方）。它们在踝尖部急剧弯曲，并在两个腓骨结节（10）上的骨纤维通道（8 和 9）内固定到跟骨的外侧表面。在这一位置，他们共同把滑膜鞘分成两部分。腓骨短肌插入到第五跖骨的外侧结节（11）和第四跖骨的基部。该肌腱的一小段（12）已切除，以暴露出腓骨长肌的肌腱，因为它改变了方向并进入了骰骨（13）的下表面的凹槽。再次从足底可以看到（14）（图 4-100，脚部骨骼的下视图），滑膜鞘将其包裹在内，并在前、内侧斜向弯曲，在内部形成一条由跗骨和长足底韧带组成的浅表带（图 4-15 中所示的深层纤维）从跟骨（16）到骰骨和所有跖骨的底部，并向胫骨后肌腱（17）的末端扩展。腓骨长肌腱主要插入第一个跖骨的基部（18），但向第二个跖骨和内侧楔骨滑动。当它进入足底纤维束时，它总是与一个可以与籽骨（32）相连。

因此，足底表面被三套纤维组织覆盖（图 4-100）。

- 长足底韧带的纵向纤维分为两层（该图仅显示深层 15）。
- 腓骨长肌腱纤维（7）向前和向内走行（14）。

胫骨后肌腱（21）的扩张，向前及外侧面至除了两个最外侧的跖骨外的跗骨和跖骨。内踝后部（图 4-101，内侧视图）在源自伸肌支持带的纤维鞘内包含三个肌腱。这些肌腱排列如下。

- 胫骨后肌（19）靠近踝骨，并在其踝部尖端的隧道（20）内略微弯曲，以插入到舟骨结节（21）中，同时向足底扩张。
- 趾长屈肌（22）与胫骨后肌并排，然后沿载距突（23）的内缘（也参见图 4-103）穿过踇长伸肌腱的深表面（24）。
- 拇长屈肌（25）在距骨（26）的内侧和外侧结节之间延伸（另请参见 38，图 4-14，第 167 页），然后在走行至载距突（27）下方（另请参见图 4-103）。因此，它改变了两次方向。

在图 4-99 和图 4-101 中的箭 A 和 B 所示的两个水平 A 和 B 处截取右脚的两个冠状切面清楚地说明了这些肌腱及其滑膜鞘在后踝凹槽中的排列方式：A 部分（图 4-102）穿过槌状孔；B 部分（图 4-103）在更靠前的位置穿过载距突和腓骨结节。他们显示了姆内收肌（28）、小趾外展肌（31）、跖方肌（29）和屈趾短肌（30）。

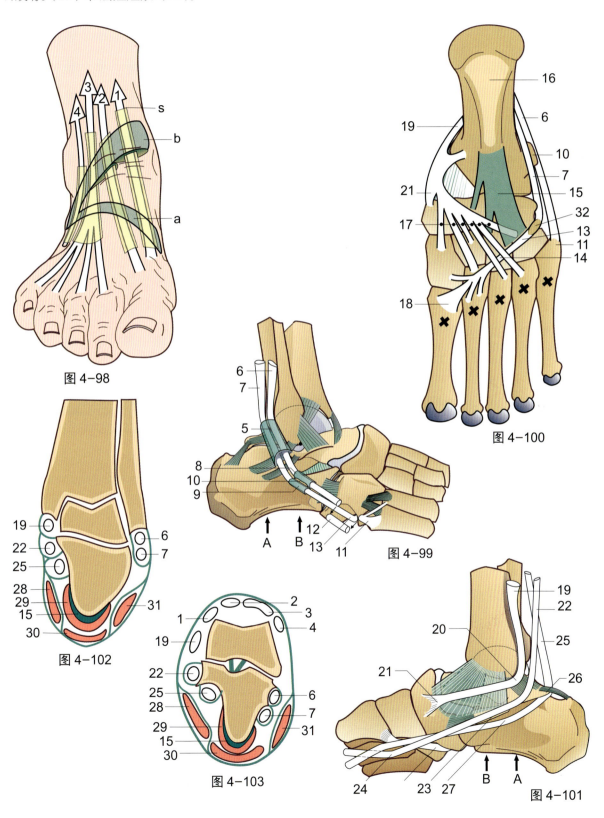

图 4-98

图 4-100

图 4-102

图 4-99

图 4-103

图 4-101

踝关节的屈肌

足踝和后足活动由围绕后足关节复合体轴的踝屈肌和伸肌带动，如先前提到的异动万向关节（图 4-55，第 201 页）。[我们认为最好放弃使用 Ombredanne 的原始图（图 4-105），因为其中的 xx' 和 ZZ' 轴是正交的，这与事实不符。]根据定义，xx' 和 uu' 轴异动关节不是正交的（图 4-104 和图 4-105），因此会为运动引入偏性方向，这种偏向因肌肉不均匀分布而加强。这两个轴创建四个象限，包含 10 个肌肉和 13 个肌腱（图 4-104）。位于横轴 xx' 前方的所有肌肉都是踝屈肌，但根据它们与 Henke 轴 uu' 的关系，它们可以进一步分为两组：

- 位于该轴内侧的两条肌肉，即长伸肌（EHL）和胫前肌（TA），根据其与该轴的距离成比例地具有内收和后旋功能。因此，胫前肌比蹬长伸肌更强。
- 位于该轴外侧的两条肌肉，即趾长伸肌（EDL）和腓肠肌（FT），它们同时有外展旋前功能。同理，腓肠肌比趾长伸肌更强。

为了单纯实现踝关节屈曲而不受内收 – 内旋或外展 – 内旋的影响，这两个肌肉群必须同时以拮抗剂 – 增效剂的方式平衡收缩（见足末端机械模型）。四个踝屈肌中的两个直接插入跗骨或跖骨中：

- 胫前肌（TA）（图 4-106）插入内侧楔骨和第一跖骨。
- 仅在 90% 的病例中存在的第三腓骨肌（FT）（图 4-107）插入到第五跖骨的底部。

因此，它们可以在不需要其他肌肉协同作用下完成脚上动作。

其他两个足踝屈肌则不是这种情况，即趾长伸肌（EDL）和蹬长伸肌（EHL），它们通过足趾作用体现在脚上。因此，如果足趾间被趾骨（Ix）稳定在直立位置或屈曲状态（图 4-107），那么趾长伸肌会使踝关节屈曲，但是如果趾骨屈肌不足，则产生以屈曲为代价造成踝关节屈曲足趾的爪形畸形（图 4-111）。类似地，（图 4-106）通过籽肌（S）固定蹬趾可以使伸直肌屈曲踝关节。如果籽肌功能不全，则踝关节屈曲时将伴有蹬趾的爪畸形（图 4-109）。

当腿前隔室的肌肉麻痹或虚弱（相对频繁发生）时，脚尖不能抬起（图 4-108）。因此，在步行过程中，患者必须将整条腿抬高，以使足趾的尖端离开地面，即高抬腿步态（图 4-109）。在某些情况下，趾长伸肌保留了一定的力量（图 4-110），跌落的脚则会向侧面偏移：这是外翻马蹄足。

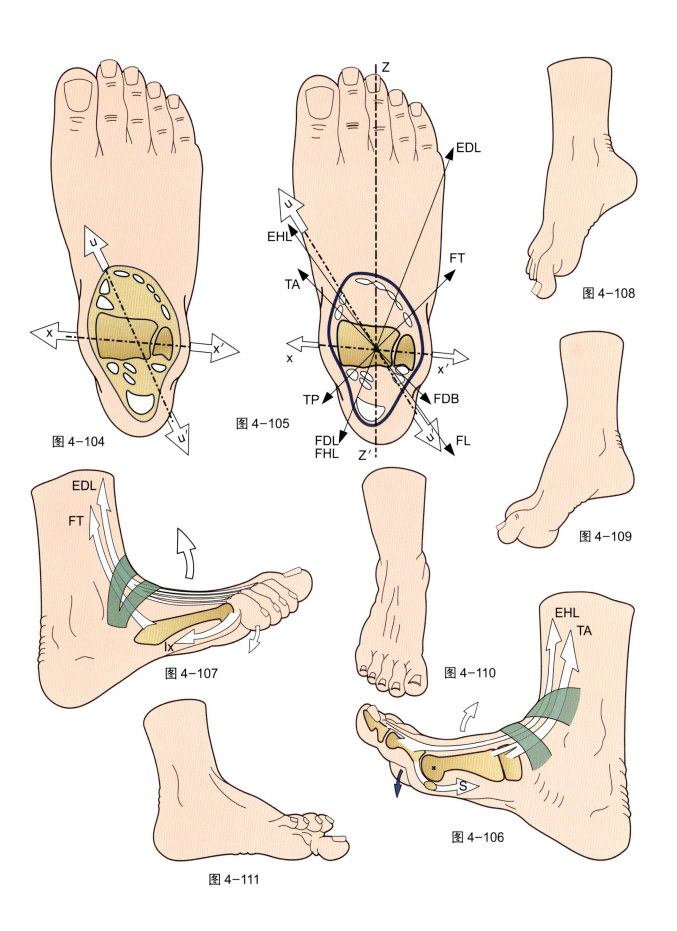

图 4-104

图 4-105

图 4-106

图 4-107

图 4-108

图 4-109

图 4-110

图 4-111

小腿三头肌

所有的踝关节伸肌都在屈伸轴 xx′ 的后方（图 4-105，第 221 页）。从理论上讲，踝关节有六个伸肌（不包括功能上可忽略的跖肌）。然而，实际上只有小腿三头肌才是有效的：仅次于臀大肌和股四头肌，它是机体中最强大的肌肉之一。此外，其或多或少的轴向位置使其主要起伸肌作用。

顾名思义，小腿三头肌由三个肌腹组成（图 4-112，后视图），它们汇聚成一条普通的肌腱 - 跟腱（1）- 插入至跟骨后表面（请参阅下一页）。

在这三块肌肉中，只有一根是单关节的，即比目鱼肌（2），出现在胫骨，腓骨和足底弓（3）位置，这是一条将胫骨和腓骨的附着结构结合在一起的肌肉（在这里显示为透明）。它位于深部，仅在跟腱两侧、小腿远端处行至浅层。

另外两条肌肉是双关节的，即腓肠肌的两个头。外侧头（4）来自股骨外髁和外侧髁突，通常包含一个籽骨。内侧头（5）同样起源于内侧髁和内侧髁突。这两个肌腹向中线会聚，形成菱形倒 V 形的窝（10）。它们在两侧均由腿后肌群肌腱固定在适当位置，并在上方分开形成菱形正 V 形的窝，即外侧为股二头肌（6）和内侧为鹅足（7）。腓肠肌滑过腿后肌腱促成两个滑囊：一个在半腱肌与腓肠肌头部之间（8）（总是存在），另一个在股二头肌和腓肠肌外侧头之间（9）（偶尔存在）；这些囊可引起腘窝囊肿。腓肠肌和比目鱼肌终止于复杂的腱膜（见下页），进而连接至跟腱。

股三头肌各部分收缩时的短缩长度（图 4-113，侧视图）明显不同：比目鱼（Cs）的短缩为 44mm，腓肠肌（Cg）的短缩为 39mm。这是由于以下原因：双关节腓肠肌的效率密切取决于膝关节屈曲程度（图 4-114：侧视图，膝盖屈曲）：屈曲和伸展的极端位置之间腓肠肌位移产生的相对伸长率或收缩率（e）等于或超过其短缩距离（Cg）。因此，当膝关节伸展时（图 4-115），被动拉伸的腓肠肌可以产生最大的力量，这使得股四头肌的部分力量传递到足踝。另一方面，当膝关节弯曲时（图 4-117），腓肠肌完全松弛，其 e 大于 Cg，因此没有效率。比目鱼则是唯一活动的肌肉，但是如果膝关节伸展不是这些活动的必要组成部分，其肌力将不足以允许步行，骑马或跳跃。注意腓肠肌不是膝关节屈肌。

任何结合了足踝伸展和膝关节伸展的动作，如攀爬（图 4-116）或跑步（图 4-118 和图 4-119）会激活腓肠肌。当股三头肌从弯曲足踝伸展膝盖位置（图 4-118）开始收缩至伸展足踝（图 4-119），在该步骤的最后阶段，它可以达到最大的效率。

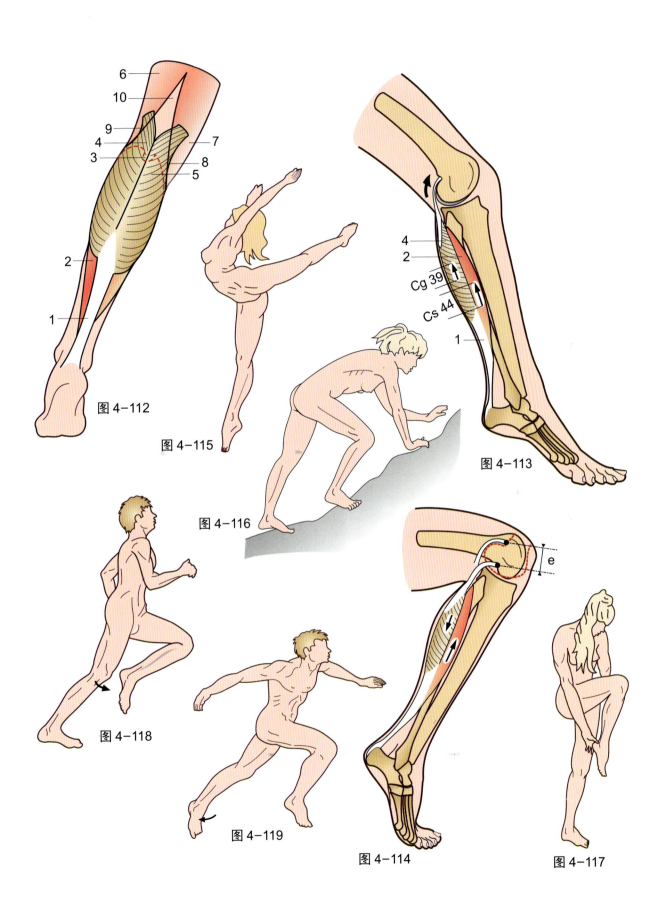

图 4-112

图 4-115

图 4-116

图 4-113

图 4-118

图 4-119

图 4-114

图 4-117

小腿三头肌（续）

小腿三头肌具有非常复杂的腱膜系统（图 4-120，去除胫骨的前视图，从正面显示了肌肉的深处），包括腱膜起源和在跟骨肌腱处达到顶点的腱膜末端。

它的起源包括三个腱膜。

- 腓肠肌内侧头（1）和外侧头（2）的两个腱附接在股骨髁上方，并形成其起源部位的外侧边界。
- 比目鱼肌（3）来自胫骨，腓骨和足底弓，其下部深深地凹陷成马蹄形的内侧（4）和侧面（5）边框。

它的止点包括两个腱膜。

- 厚的公共端（6）平行于比目鱼肌，并在插入跟骨（8）前产生跟腱（7）。
- 矢状薄片（9）垂直于前者并与其前表面融合。它的独特之处在于，它穿过马蹄形的凹痕后，在下方附着部位的后表面逐渐变细。

因此，前后有三个连续的腱膜平面：两个腓肠肌腱平面；底部腱板向后跨的矢状面。

相对于该腱膜系统，股三头肌的肌纤维排列如下。

- 腓肠肌内侧（10，红色）和腓肠肌外侧头（11，绿色）的肌肉纤维（图 4-121，去除足底内侧的一半后的前内侧透视图）直接来自股骨髁上表面，从其起源的腱的前表面开始，并在插入终板的前侧时向腿部轴线内侧下降。
- 比目鱼肌纤维（图 4-122，与上述相同，且完整的片状结构）分为两层：
  ➤ 前层（12），其纤维（深红色）插入终板的前部（此处仅显示内侧纤维），并插入其内侧和外侧边缘的程度较小。
  ➤ 后层（13）的纤维（深蓝色）插入矢状板的两侧。

该图还示出了跟腱的螺旋结构（14）（红色和蓝色纤维），这是其具有弹性的原因。

跟腱的力以相对于其力臂 AO 非常宽的角度作用于后肢跟骨（图 4-123）。该力 AT（绿色矢量）的分解表明，垂直于力臂的有效分量 T_1（红色矢量）大于向心分量 T_2。因此，肌肉可以发挥很高的机械优势。

无论足踝屈曲或伸展的程度如何，有效分量 T_1 总是超过 T_2。这是因为肌腱（图 4-124）插入跟骨后表面（k）下部同时通过滑囊将其上部分开。因此，不是在插入点 k 处而是在腱与跟骨后表面之间的接触点 a 处施加肌肉拉力。足踝弯曲 I（图 4-124）时，该点与跟骨后表面相对较远。随着踝部 II 的伸展（图 4-124），腱向远离跟骨后表面方向移动，从而其接触点 a' 在骨骼上相对"下降"，而力臂 a'O 的方向保持或更低水平，与腱的方向保持恒定的角度。肌腱的这种插入方式允许其在跟骨后表面提供的滑轮段上"滚出"，从而在伸展过程中提高其效率。它与肱三头肌插入鹰嘴过程的方式相同（请参阅第一卷）。

当股三头肌收缩最大时（图 4-125），伸展运动与内收－旋后运动结合，引导足底向后和向内运动（红箭 Add + Sup）。末端内翻是由于股三头肌通过距下关节作用在踝关节上（图 4-126）。它依次带动了这两个关节（图 4-127）：首先，它使踝关节绕着横轴 xx″ 延伸 30°，然后又将距骨下关节延伸并使跟骨绕 Henke 轴 mn 倾斜，从而使脚内收 13°（Ad）和旋后 12°（Su）（Biesalski 和 Mayer）。

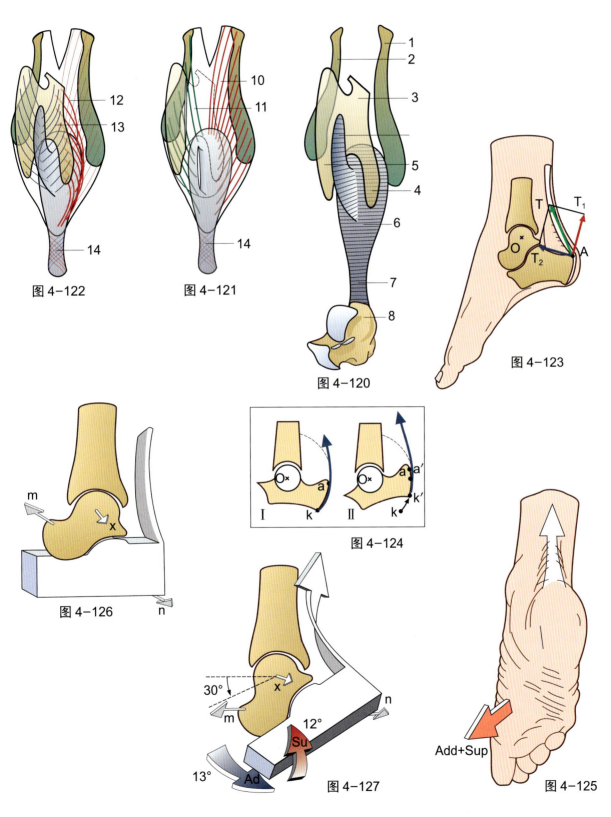

图 4-122

图 4-121

图 4-120

图 4-123

图 4-126

图 4-124

图 4-127

图 4-125

踝关节其他伸肌

在横轴 XX′ 后方的所有肌肉（图 4-128）均为足踝伸肌。除了小腿三头肌（1），还有五个其他踝关节伸肌。跖肌（此处未描述）比较弱以至于可以忽略不计，仅在提供用于移植的肌腱材料方面很重要。不幸的是，它并不总是存在。

在外侧面（图 4-129，足踝外侧视图），伸肌包括腓骨短肌（2）和腓骨长肌（3），它们位于 Henke 轴 uu′ 的外侧（图 4-104），因此同时也是外展肌和旋前肌（请参阅下一页）。

在内侧面（图 4-130，足踝内侧视图），伸肌是胫骨后肌（4）、趾长屈肌（5）和蹬长屈肌（6）。由于它们位于 Henke 轴 uu′ 的内侧（图 4-104），因此它们同时是内收肌和后旋肌。

因此，踝关节的伸展仅仅来源于这两个内外侧肌肉群的协同拮抗作用。但是，这些肌肉（可以称为副伸肌）的伸肌动作与小腿三头肌的伸肌动作相比要小（图 4-131：伸肌相对力量图示）。实际上，小腿三头肌的力量相当于 6.5kg（左侧），同时它结合了比目鱼肌（Sol）和腓肠肌（Gc）的肌力，因此要比其他伸肌肌力大很多（右侧），为 0.5kg 或伸肌总力量的 1/4。众所周知，肌肉的力量与其横截面及其延长度成正比，因此可以用三维图来表示，该三维图的基部和高度对应于横截面积和延长度。

因此，横截面为 20.2cm^2，延伸长度为 44mm 的比目鱼肌（Sol），其力量（880kg/cm^2）要比总截面积为 23cm^2，延伸长度为 39mm 腓肠肌（Gc）稍差一些（897kg/cm^2）。另一方面，腓肠肌（Fib）的力量，即腓骨长肌（FL，绿色）和腓骨短肌（FB，橙色），是副伸肌 AE（蓝色）总肌力的一半，腓骨长肌本身的强度是腓骨短肌的两倍。

跟腱断裂后，当脚放松且悬空时，副伸肌可以主动伸展足踝，但不能抬起脚尖。这种主动运动的丧失可作为跟腱断裂的检查试验。

三头肌腱的结构不仅有利于在足踝伸展过程中传递肌肉施加的力，而且还有助于吸收因起跳落地接触足趾尖而产生的冲击。实际上（图 4-131bis），其纤维在中心纵向延伸，而在外周则螺旋且纵横交错。当肌腱被动拉伸时（A），其螺旋状外周纤维束收紧，朝中心移动并强烈压缩中心纤维（外部箭），从而使其产生抗压性（内部箭）并返回初始体积 B，这解释为什么肌腱拥有弹性。简而言之，随着肌腱的拉伸（箭 T），肌腱的长度增加，而肌腱的直径减小，尤其是在中央，从而产生了吸收应力的弹性阻力。消除应力后，跟腱恢复正常直径并变短（箭 R）。人体中所有的弹性结构都具有相同的螺旋结构，它们的弹性取决于中央纤维的压缩程度。

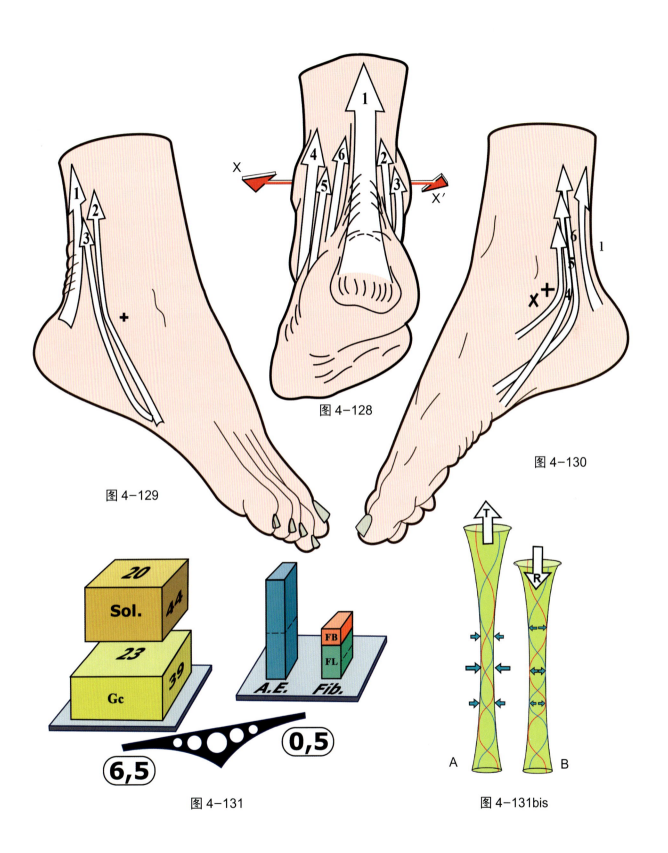

图 4-128

图 4-129

图 4-130

图 4-131

图 4-131bis

外展 – 旋前肌：腓骨肌肉

腓肠肌在横轴 xx′ 的后方延伸，并在 Henke 轴 uu′ 的外侧延伸（图 4-104，第 221 页），因此同时可以（图 4-132）做如下运动。

- 伸展（蓝箭）。
- 使 ZZ′ 轴横向移动外展（红箭）。
- 内旋（黄箭），使足底平面从横向转向侧面（橙色平面）。

插入到第五跖骨外侧结节的腓骨短肌（1）（图 4-133），本质上是足外展组件：根据 Duchenne de Boulogne 的说法，它实际上是足部的唯一直接外展组件（图 4-100，第 219 页）。当然，它是比腓骨长肌更有效的外展肌。它也通过第三腓骨肌（3）、趾长伸肌（此处未显示）、足踝屈肌（此处未显示）辅助抬起距骨外侧线（绿箭）来使前脚下垂（图 4-134，红箭）。因此，单纯的外展旋前动作一方面由三个腓骨肌肉的协同拮抗作用产生，另一方面则是由趾长伸肌的协同拮抗作用引起的。

腓骨长肌（2）（图 4-133 和图 4-135）在足部运动以及足弓的静态和动态过程中起着关键作用。

- 它是像腓骨短肌一样的外展组件，其挛缩导致前足向外侧弯曲（图 4-137），而内踝更加突出。
- 它直接或间接产生伸展：
  ➢ 直接降低第一跖骨的头部（图 4-134，蓝箭，图 4-135，绿箭）。
  ➢ 间接，更强烈地通过向外侧拖动第一跖骨（图 4-135，蓝箭）并将内外侧距骨锁定在一起（图 4-136）。另一方面，小腿三头肌（4）直接延伸至外侧距骨（以单束示意图显示），因此，通过"耦合"内外侧距骨，腓骨长肌允许小腿三头肌拉动所有足底线。当腓骨长肌麻痹时，只有三头肌伸展了足外侧弓，足产生旋后动作。因此，单纯的足伸展是由小腿三头肌和腓肠肌的协同拮抗收缩产生的：伸展协同和旋前旋后拮抗。
- 当脚离开地面时，它也降低了第一跖骨的头部（蓝箭）（图 4-134）。内旋（红箭）是足外侧弓（绿箭）升高而足内侧弓（蓝箭）凹陷的结果。

后面我们将看到（详见第 241 页）腓骨长肌如何体现三个足弓的弯曲并构成其主要的肌肉支撑。

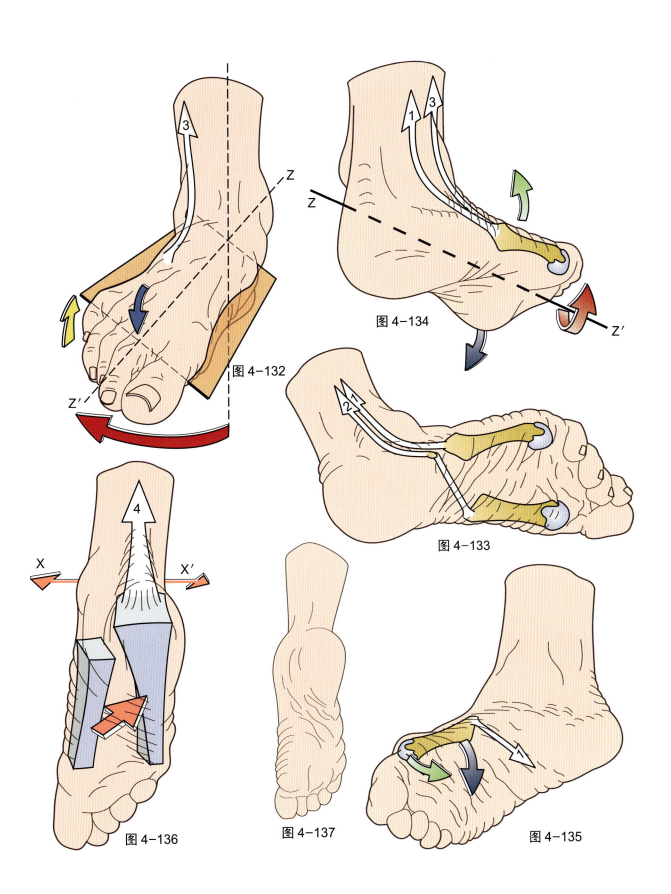

图 4-132

图 4-134

图 4-133

图 4-136

图 4-137

图 4-135

内收－旋后肌：胫骨肌肉

位于轴 xx′ 的后方和轴 uu′ 的内侧的三块肌肉（图 4-104，第 221 页）同时由（图 4-138）：

- 伸肌（蓝箭）。
- 内收（绿箭）使足长轴向内移动。
- 使足底平面向内的旋后肌（黄箭）。

被插入（图 4-139）到舟骨结节（黄色）中的胫骨后肌（1），是这三块肌肉中最重要的。因其穿过足踝，距下关节和跗横关节，它同时作用于这三个部位：

- 通过向内侧拉动舟骨（图 4-140），它是非常有力的内收肌，可旋转整体的后踝骨。（Duchenne de Boulogne 认为它更是内收肌，而不是旋后肌。）因此，它是腓骨短肌（2）的直接拮抗肌，它横向拉动第五跖骨向前（图 4-141），并产生后方踝骨的反向旋转。

- 它是旋后肌，因为它的足底扩张附着在距骨和跗骨上（参见图 4-100，第 219 页）。它在足底穹窿体的支撑和定位中起着至关重要的作用。先天性胫骨后肌缺乏被认为是扁平足的原因之一。旋后范围为 52° 伴随距下关节活动范围为 34°，跗横关节活动范围为 18°（Biesalski 和 Mayer）。

- 它通过降低舟骨成为踝关节（绿箭）和跗横关节（红箭）的伸肌（图 4-142）：踝关节运动持续到前足（参见第 161 页，图 4-5）。

作为伸肌和内收肌，它由踇长屈肌和趾长屈肌协助完成动作。

胫骨前肌（1）和伸踇趾长肌（图 4-142：仅显示胫骨前肌）在横轴 xx′ 前侧并在 Henke 轴 uu′ 的内侧（图 4-104），因此既是踝屈肌也是足内收肌和旋后肌。

胫骨前肌（图 4-138，3）比内收肌更像是旋后肌，并通过抬高内侧足弓结构起到作用（图 4-142）：

- 它将第一跖骨的底部升高到内侧楔骨（箭 a），导致第一跖骨的头部上升。
- 它将内侧楔骨抬高到舟骨上方（箭 b），并在弯曲踝关节之前抬高在距骨上的舟骨（箭 c）（箭 d）。
- 通过使内侧足弓变平让足底上翻，因此是腓骨长肌的直接拮抗肌。
- 它比胫骨后肌内收肌力更低。
- 它弯曲足踝，并与其协同增效剂（即胫骨后肌）结合，产生单纯的内收－抬高运动，而没有任何屈曲或伸展。
- 它的挛缩会导致足趾隆起，足趾弯曲变形（图 4-144），尤其是踇趾。

踇长伸肌（4）（图 4-143）在内收－旋后作用方面不如胫骨前肌强大。它可以代替后者作为踝屈肌，但是踇趾通常会残留一些爪形畸形。

旋后肌的力量（2.82kg）超过了旋前肌的力量（1.16kg）。当脚离地时，它会自发旋后。当脚支撑地面时，这种不平衡会被抵消（请参见第 242 页）。

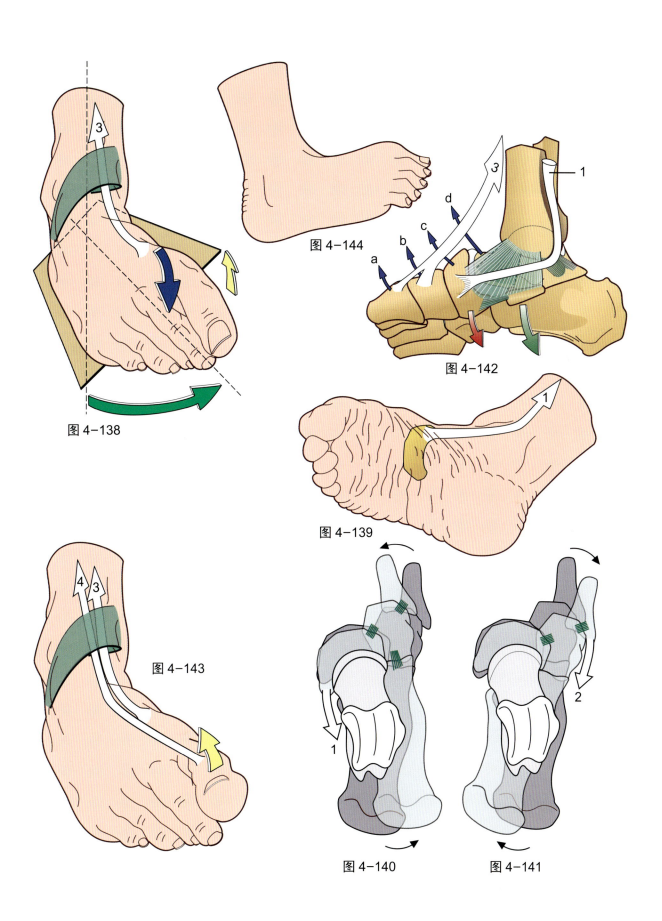

图 4-138

图 4-144

图 4-142

图 4-139

图 4-143

图 4-140

图 4-141

第5章 足底穹窿

Chapter 5 The Plantar Vault

曹　正　杨敏之 **译**

　　足底穹窿是一种将足所有骨关节，韧带和肌肉组件和谐地融合在一起的建筑综合体。

　　它在足上相当于手掌，但是在进化过程中，它承担了一种新的功能，与两足动物运动相一致，即在所有不规则性地面以最佳方式承受体以站立、行走、奔跑和跳跃。这是以牺牲爬树的能力为代价的（猴子必需的，可以是四手的）。

　　因其曲率和弹性的变化，足底穹窿可以适应地面的所有不规则性，并且可以在所有可能的条件下以最佳的机械形态将重力所施加的负荷和应力传递到地面。（有人可能会问，如果受到月球或木星的引力场的影响，足底穹窿会如何演变。）它起着减震器的作用，并对步态的弹性至关重要。任何方式对其造成的损伤都会严重影响身体在地面上的支撑方式，并不可避免地干扰步行、奔跑、跳跃和站立。

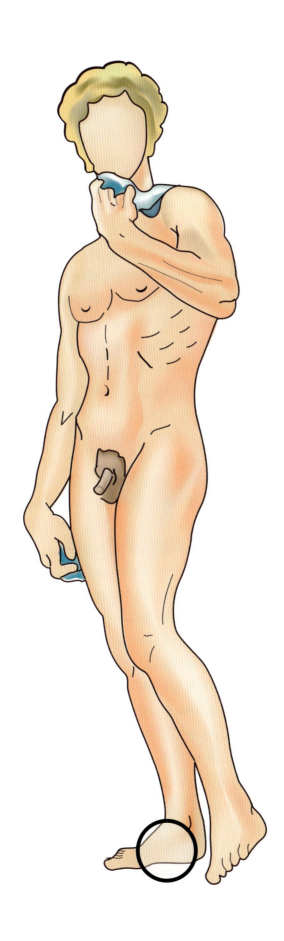

足弓穹窿概述

从整体上看，足底穹窿的体系结构可以定义为由三个拱形支撑的穹顶。类似这样的穹窿是由建筑师和工程师建造的（图 5-1，巴黎附近拉德芳斯的新兴产业和技术中心）：它支撑在地面上位于等边三角形的角上的 A、B 和 C 三个点（图 5-2，平面图）。在每个相邻的支撑 AB、BC 和 CA 之间，均有一个拱形部分构成了这一侧的穹窿。拱顶的重量（图 5-3，经典拱顶）被施加在顶部梯形（箭）处，然后由两个支柱传递到支撑点 A 和 B（也称为拱的桥墩）。

以 Lapidus 为首的，例如 De Doncker 和 Kowalski 等作者认为过于静态的足底穹窿观点是错误的，他们毫无疑问也认同内弓、外弓和前足弓假说。但他们更喜欢将足与由两个架子 SA 和 SB 组成的"桁架"（图 5-4，屋顶桁架）进行比较，SA 和 SB 在顶点 S 处连接并通过系杆 AB 固定在一起，由于牵引力的作用，它可以防止施加到屋顶的负荷使三角形结构塌陷。因此，足仅由具有系杆和桁架组成，系杆包含强大的足底韧带和肌肉，两个桁架即为内弓及外弓。

该概念更符合解剖学实际，尤其考虑到韧带和肌肉应力情况并可以与系梁进行比较。然而，术语穹窿和弓是如此的根深蒂固，因此最好与桁架和系梁一起继续使用它们。就像生物力学中经常发生的那样，最初看起来是矛盾的两个想法并不是相互排斥的，而是有助于解决问题的综合方法。因此，我们将继续使用足底穹窿和足弓的说法。

足底穹窿（图 5-5，内侧视图，显示透明结构）不形成等边三角形，但因其包含三个拱形和三个支撑点，尽管并不对称，其结构仍可与三角形相媲美。它的支撑点（图 5-6，俯视图，显示透明结构）位于与地面接触的区域内，即足印（绿色区域），并且对应于第一跖骨 A 的头部，第五跖骨的头部 B 和跟骨结节 C。每个支撑点由两个相邻的足弓共享。

前弓（最短和最低）在两个前支撑点 A 和 B 之间伸展。长度和高度中等的外侧弓在两个外侧支撑 B 和 C 之间伸展。最后，内侧弓（最长和最短）最高，在两个内侧支撑点 C 和 A 之间伸展，并且在足的静态力学和动态力学中也是最重要的。

因此，足底穹窿的形状（图 5-5，底面视图）类似于被风吹胀船帆的形状。它的顶部明显靠后，体重（绿箭）施加在其后部（红箭），位于足背中心的一个点（图 5-6，黑十字）。

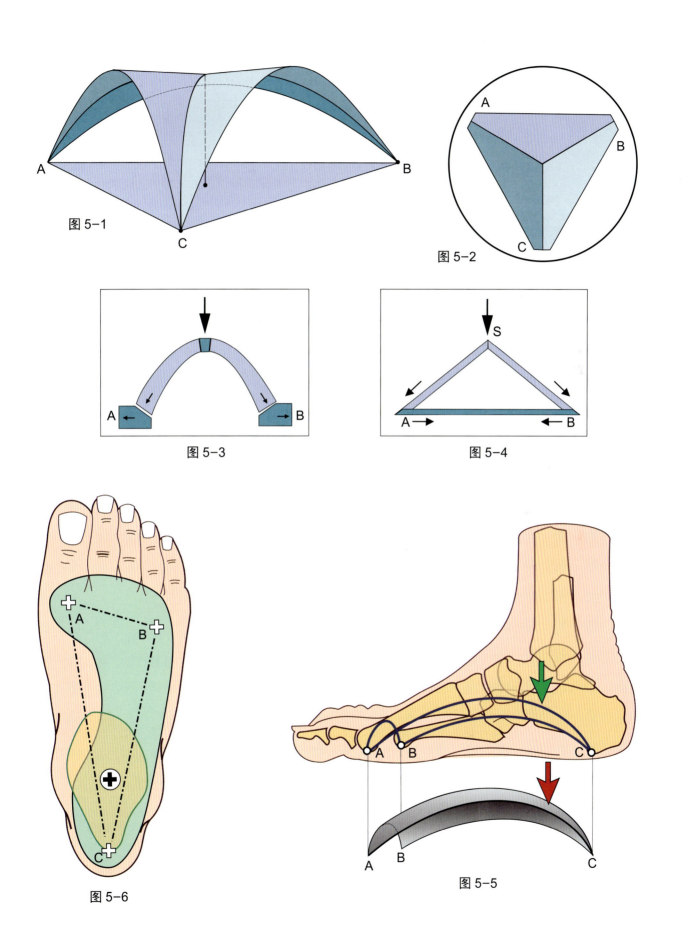

图 5-1

图 5-2

图 5-3

图 5-4

图 5-6

图 5-5

内侧弓

在前方支撑点 A 和后方支撑点 C 之间的前弓是由五块骨头前后排列组合而成（图 5-7）。

- 第一跖骨（M_1），其头部接触地面。
- 内侧楔骨（C_1），完全远离地面。
- 足舟骨（Nav），是足弓的重要组成（图中绿色梯形所示），在离地面 15～18mm 的位置。
- 距骨（Tal），接收腿部传递的应力并将其传递至足弓上（图 4-15，第 187 页）。
- 跟骨（Cal），其后方有部分与地面接触。

机械应力的传递（图 5-8）反映在骨小梁的分布上。

- 胫骨前皮质产生的小梁斜向下后方穿过足弓的后支撑。来自胫骨前部皮质的小梁斜向下方和后方穿过距骨体，由跟骨的后距骨面向跟骨与地面接触点和跟骨后下方扇形散开。
- 胫骨后皮质产生的小梁斜向前下方穿过距骨的颈部、头部和足舟骨，到达足弓的前支撑，即内侧楔骨和跖骨。

内侧弓在韧带和肌肉的帮助下保持其曲度（图 5-7）。众多足底韧带连接了这五块骨头，如楔跖骨间韧带、舟楔骨间韧带，尤其是跟舟足底韧带（1）和距跟前韧带（2）。与肌肉功能相反，这些韧带主要抵抗剧烈但短暂的压力，而肌肉则主要抵抗持续的应力。这些肌肉连接于足弓的不同位置，组成一个弓弦结构，是足底的张紧装置。

- 胫骨后肌（4）跨过足弓靠近拱顶的部分（图 5-10），具有重要作用。其强壮的肌腱（图 5-9，红箭）穿过距骨头（Tal）下方向下后拉动足舟骨（Nav）沿虚线绘制的圆圈位移。肌腱的这种看似微不足道的牵拉（e）可改变足舟骨的朝向，并降低足弓前支撑的位置。肌腱 3 在足底呈扇形散大（图 5-7）与足底韧带共同作用于三块楔骨以维持足弓张力。
- 腓骨长肌（5）也作用于内侧弓，并通过弯曲内侧楔骨（C_1）上的第一楔骨（M_1）和弯曲于足舟骨上（Nav）的第一跖骨（M_1）来增加足弓曲率（图 5-11）。（另请参见其对横弓的作用，第 240 页）。
- 跗长屈肌（6）跨过大部分的内侧足弓（图 5-12），是足弓形成的重要部件。跗长屈肌穿过趾长屈肌（7）的深面（图 5-13），并与其一起共同参与足弓曲率的形成与维持。它还可以稳定距骨和跟骨：在距骨后凸内外侧结节之间滑动时，可以防止距骨后移（图 5-14）（白箭）。当足舟骨后移时（白箭），距跟前韧带（2）首先收紧，然后肌腱会将距骨向前推，就像弓弦推动箭矢一样。当它在距骨结节下方作用时（图 5-15），跗长屈肌腱将产生类似的增强作用来抬高跟骨（蓝箭），以适应由距骨的头侧所传导的垂直力（白箭）。
- 跗展肌（8）横跨整个内侧弓（图 5-16），具有强大的加固作用：它牵拉内侧弓两端以增加内侧弓的曲率。

另一方面（图 5-17），弓凸面的两块肌肉，即跗长伸肌（9）和（或）胫骨前肌（10），起到减少内侧弓曲率的作用。

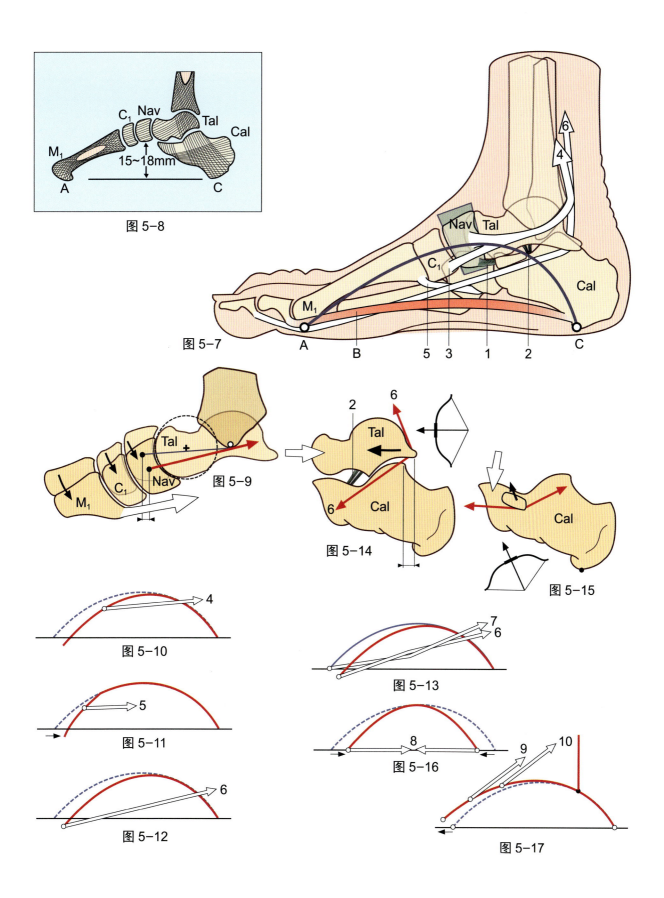

图 5-8

图 5-7

图 5-9

图 5-14

图 5-15

图 5-10

图 5-11

图 5-12

图 5-13

图 5-16

图 5-17

外侧弓

外侧弓仅包括三块骨头（图5-18：外侧观）。

- 第五跖骨（M_5），其头部是外侧弓的前支撑点（B）。
- 骰骨（Cub），完全不接触地面。
- 跟骨（Cal），其内侧和外侧过程充当足弓的后支撑点（C）。

与悬空的内侧足弓不同，外侧足弓仅略微离开地面（3～5mm），并且通过软组织与地面接触。

机械应力（图5-19）通过两个小梁系统向距骨和跟骨传递。

- 后小梁从胫骨前皮质产生，并呈扇形沿距骨向跟骨后方发散。
- 前小梁从胫骨后皮质产生，首先穿过距骨头部，然后向跟骨前突发散，然后穿过骰骨，到达第五跖骨和足弓的前支撑点。
- 除上述小梁外，跟骨还具有两个主要的小梁系统：
- 上足弓系统，向上拱起，在跗骨窦底汇聚成致密的薄片，并对抗压缩压力。
- 下足弓系统，向下收敛到跟骨的底侧皮层，并对伸张应力做出反应。

在两个系统之间，存在一个薄弱区域，图示十字（+）。

由于距骨在跟骨上的活动性，内侧足弓非常灵活，而外侧足弓则更加坚固，可以传递肱比目鱼肌的牵拉力（图4-127，第225页）。外侧弓的坚固得益于足底长韧带的强度，足底长韧带深层（4）和浅层（5）纤维可防止跟骨和跟骰关节（图5-20）在身体的重量作用下裂开（白箭）。足弓的关键足骨是跟骨前突D，这是后支撑CD和前支撑BD产生的对抗应力的汇合点。当过度猛烈的应力垂直跨过距骨施加到足弓上时，例如从高处摔落导致的两种类型的伤害。

- 足底长韧带可减轻打击，但仍避免不了足弓在其关键足骨处骨裂/折，造成跟骨前突的经过薄弱点的垂直骨裂/折。
- 跟骨的距骨面被推入跟骨内，而Boehler角由正常的钝角被拉直甚至倒置（图5-21，PT'D）。
- 在内侧，通常造成距骨结节在矢状位上呈弧形骨折（此处未显示）。

这样的跟骨骨折不容易复位，因为不仅必须重新抬高跟骨的距骨面，而且也必须重新矫正它的前突；否则内侧弓将仍然处于塌陷状态。

三块肌肉相当于外侧弓的主动紧张装置。

- 腓骨短肌（1）横跨部分外侧弓（图5-22），其作用与背部的跟骨韧带相似，可以防止足关节向下张开（图5-23）。
- 腓骨长肌（2）与前者平行，一直延伸到骰骨，起着类似的作用，但由于它通过腓骨滑车（6）与跟骨相连，它也通过自身的弹性支撑着跟骨的前端（图5-24，"悬吊"跟骨），就像蹈长屈肌以弓弦的方式在中部支撑它一样。
- 小趾展肌（3）横跨整个侧弓（图5-25），并具有与其对应的蹈展肌相似的动作。

同理，与上述肌肉对外侧弓曲率的作用原理相似（图5-26），第三腓骨肌（7）和趾长伸肌（8）以及比目鱼肌（9）在一定程度上减小了足弓曲率。

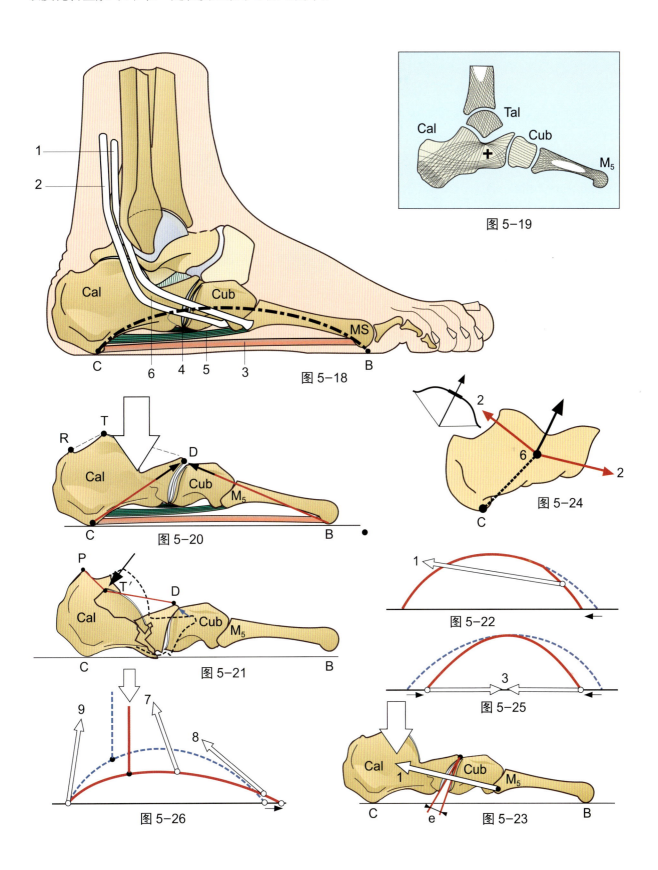

图 5-19

图 5-18

图 5-20

图 5-24

图 5-21

图 5-22

图 5-25

图 5-26

图 5-23

足底的前弓和横弓

前弓（图 5-27，横断面 I）从第一跖骨的头部延伸到第五跖骨 B 的头部，第一跖骨位于地面（A）上方 6mm 的两个籽骨上，第五跖骨的头部也位于地面（B）上方 6mm。前弓穿过所有跖骨的头部，第二跖骨的头部是弓的最高点（离地面 9mm），充当前弓的关键足骨。第三跖骨的头部（离地面 8.5mm）和第一跖骨的头部（离地面 7mm）占据中间位置。

前弓曲率相对较小，并以软组织为缓冲接触地面，这构成了一些作者所谓的足的"前足跟"。维持此横弓的主要肌肉是跨收肌横头，该肌部分纤维由第一跖骨肌头发出，分别止于第二至第五跖骨头。此外尚有跖骨横韧带支持。跨收肌是一块相对较弱且容易超负荷的肌肉，因此，前弓经常受压塌陷。

前弓最高点为五条跖骨延长线的顶点。第一条射线（图 5-29）是最高的，与地面成 18°～20° 夹角。跖骨和地面之间的角度有规律地减小，第二个（图 5-30）为 15°，第三个（图 5-31）为 10°，第四个（图 5-32）为 8°，第五个跖骨（图 5-33）仅为 5°，几乎与地面平行。

前弓向后在楔骨的水平上向后方延伸（图 5-27，横截面 II），由四块骨头组成楔骨平面横弓。其外侧即骰骨（Cub）与地面接触，内侧楔骨（C_1）完全离开地面；中间楔骨（C_2）为关键足骨（图中浅绿色），并与第二跖骨一起沿足部轴线形成拱脊线。腓骨长肌腱延续的腱纤维止于此弓各骨上，维系弓的紧张度，因此此处横弓较为强劲有力。

在足舟骨 – 骰骨对应的层面上（图 5-27，横截面 III），横弓外侧骰骨（Cub）与地面接触。足舟骨（Nav）毗邻于骰骨并悬于地面。此弓由胫骨后肌 3 的张力维持。

足底视图（左足，视为透明，图 5-28）展示了三块肌肉在维持横弓上的作用示意图，这三块肌肉从前到后依次如下。

- 跨收肌（1），横向走行。
- 腓骨长肌（2），在运动时最重要的肌肉，斜向内侧走行，作用于足部的三个足弓。
- 胫骨后肌（3），在静止时最重要的肌肉，斜向前外侧走行。

整个足弓的纵弓维系肌肉（腱）如下。

- 内侧：跨展肌（4）和跨长屈肌（图中未显示）。
- 外展：小趾展肌（5）。

在两个极端紧张的体系之间，趾长屈肌（未显示）及其相关肌群、趾短屈肌（6）仍然可以保持第三条射线和第五条射线的纵向曲率。

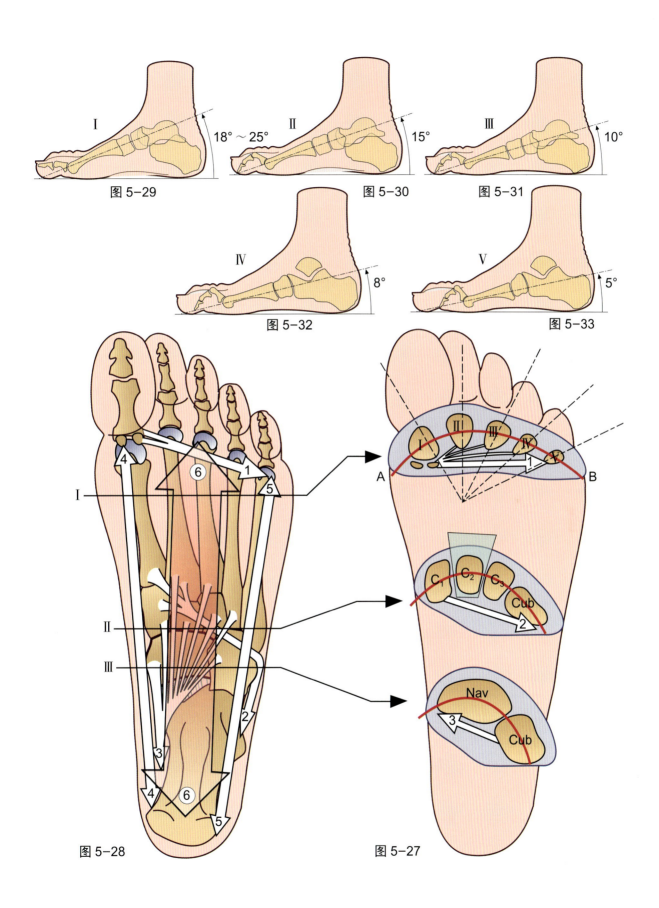

图 5-29

图 5-30

图 5-31

图 5-32

图 5-33

图 5-28

图 5-27

足弓应力分布和形变

体重经由下肢传递通过踝关节作用于距骨滑车（黑色十字）处的后跗骨（图5-34，足部骨骼的俯视图）。并进一步向三个方向上分散到足弓的三个支撑点（红色十字）（Seitz 1997）。

- 经距骨颈至内侧弓的前部的前内侧支撑点A。
- 经距骨头和跟骨前突至侧弓的前支撑处前外侧支撑点B。这两条传导路径呈35°～40°，且与距骨颈的轴线和距骨体的轴线之间的角度相近。
- 经距骨体至后支撑点C，距下关节和骨小梁位于跟骨的后距骨面下，位于内侧和外侧弓的共同后部支撑处。

载荷到每个支撑点的相对分布情况（图5-35）如下：如果对距骨施加6kg的重量，则将1kg分配给前外侧支撑点（B）；前内侧支撑点（A）2kg，后侧支撑点（C）3kg（Morton 1935）。在静止站立时，足跟承受负荷最大，达一半体重。当负重时，足部各弓将相应变扁拉伸。

- 内侧弓（图5-36，内侧视图），距地面7～10mm的跟骨结节的内侧和外侧突起降低1.5cm，距骨降低4mm；距骨在跟骨上后退；舟骨在距骨头上爬升，同时靠近地面；楔舟关节和楔距关节间隙向下张开；第一跖骨与地面之间的角度减小；足跟后退，踇趾籽骨略微向前推进。
- 外侧弓（图5-37），跟骨有类似的垂直位移；骰骨降低4mm，第五跖骨结节降低3.5mm；跟骰关节和楔距骨关节间隙向下；足跟后退，第五跖骨头部向前移动。在侧弓（图5-37）中，跟骨降低4mm，第五跖骨结节降低3.5mm；跟骨和楔距骨关节间隙向下张开；跟骨后退，第五跖骨头部向前移动。
- 前弓（图5-38，跖骨横截面），变扁平并以第二跖骨为界两侧张开；第一跖骨和第二跖骨之间的距离增加5mm；第二跖骨和第三跖骨之间的距离增加2mm；第三和第四跖骨之间的距离增加4mm；第四和第五跖骨之间距离增加1.5mm，前足总共扩大了12.5mm。在步态的足跟离地阶段，前弓受压曲率消失，所有跖骨头部接触地面。

足部横弓曲率也在楔骨（图5-39，楔骨的横截面）和足舟骨（图5-40，足舟骨，骰骨）的水平上降低，横弓向内侧倾斜一定角度（x），同时也造成内侧弓变扁。

除此之外，（图5-41，右足俯视图）在俯视图上距骨头部内侧移位2～6mm，跟骨前突内移2～4mm。这导致足在横向跗关节处分裂和扭曲：后足长轴向内转动，而前足长轴向外转动一定角度（y）。因此，后足成内收－旋前（箭1）和轻微的伸展，而前足经历了屈曲－外展－旋后的相对运动（箭2）。这种现象在扁平外翻足中尤其明显（见第255页）。

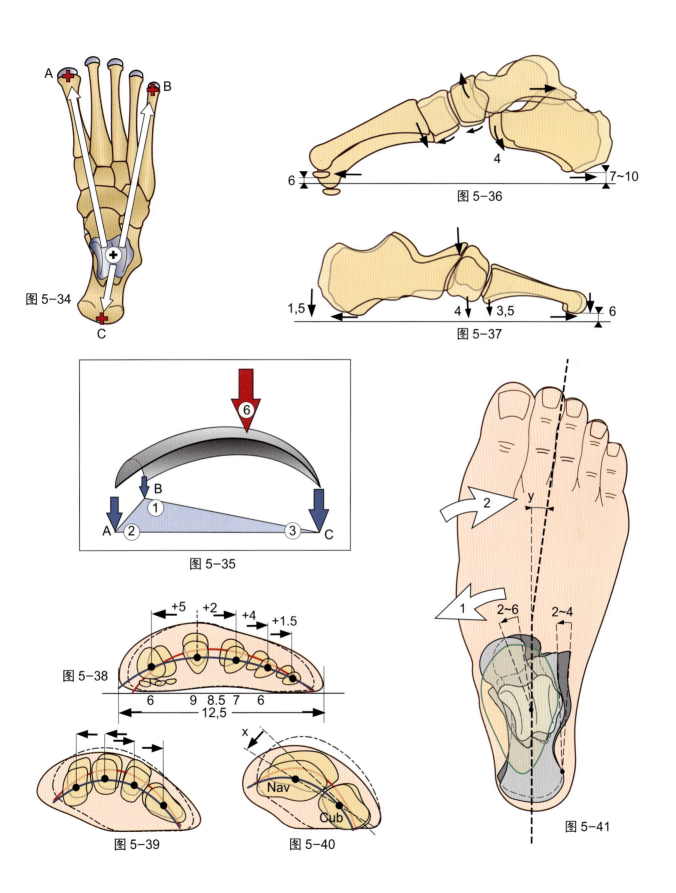

图 5-34

图 5-36

图 5-37

图 5-35

图 5-38

图 5-39

图 5-40

图 5-41

足部受力平衡结构

足是一个三角形结构（图 5-42）。

- 下表面 A，足弓基部，由肌肉和足底韧带包覆。
- 前上表面 B，包含踝关节屈肌和足趾伸肌。
- 后表面 C，包含踝关节伸肌和足趾伸肌。

足底的正常形态使足能正确适应着地。三根由踝关节及后跗骨处发出的骨性轴线组成的结构，使得沿三角形三条边作用的力趋于平衡（图 5-43）。

表现为足弓曲率增加的足弓足可能是由于足底韧带短缩和足底肌肉挛缩以及踝关节屈肌功能不足所致。

而足弓扁平的扁平足，可能是由于足底韧带或足底肌肉力量不足，以及足部前部或后部肌肉的高张力所致。

这是三边平衡概念的又一个实例（图 5-44），借由冲浪板解释。稳定性源于三个因素之间的连续动态平衡。

- 浮力或阿基米德推力引起的浮力。
- 风吹向船帆提供的推力。
- 冲浪者重力作用于船及船帆的瞬时调整。

我们的 "Cartesian" 思维习惯于双因素平衡，更难直观地把握三因素或多因素平衡。在某些情况下，多因素平衡是存在的，就像发现这些多因素平衡的画家和雕塑家亚历山大·考尔德（Alexander Calder）的活动模型一样。

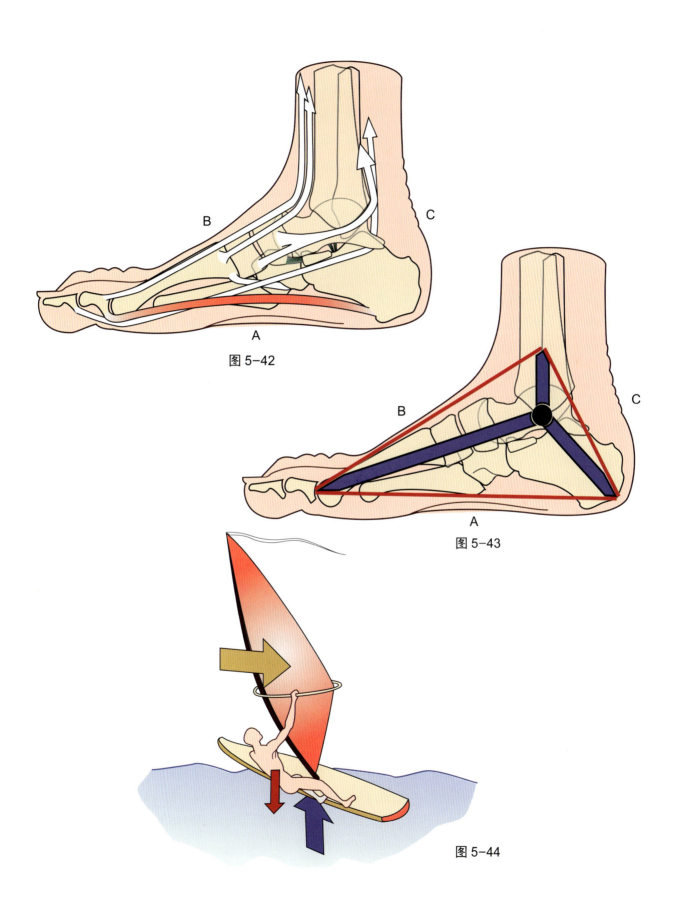

图 5-42

图 5-43

图 5-44

步行过程中足弓的动态变化

在行走过程中，足弓作为弹性减震器，承受应力并产生相应的形变。
共分为四个阶段：

第一阶段：足跟着地（图 5-45）

当摆动的肢体即将接触地面时，踝关节是直的或在踝关节屈肌作用下轻微屈曲（F）。然后，足跟即足弓的后部支撑点（C）先接触地面。足的其余部分在腿部的推力直接作用下（红箭），接触地面（箭 1），同时踝关节被动伸展。

第二阶段：足底放平，全足底着地（图 5-46）

全足底在地面放平（图 5-46），对应产生足印。然后身体重心转移至对侧：即单相支撑阶段。相应的，踝关节从被动伸展位变为被动屈曲位（箭 2）。同时，身体的重量（红箭）作用于足弓并使其伸展变平。同时，足底的紧张装置（P）收缩以拮抗足弓的扁平变化：即减震的第一阶段。当足弓变平时，它会略微拉长。在这一变化开始时，前支撑点 A 略微前进，但在运动结束时，前支撑点移动越来越小，后部支撑 C（即足跟）开始后退。穿高跟鞋的女士对这种变化会有较为明显的体会。当腿垂直通过足上方时，产生最大足底接触面。

第三阶段：主动推进的第一阶段（图 5-47）

现在身体的重心在所支撑肢体的前面。接着踝关节伸肌特别是比目鱼肌（T）收缩，足跟抬起（箭 3）。当踝关节伸展时，整个足弓围绕其前支撑 A 旋转。身体被抬起并向前推进：这是推进的第一个也是很重要的阶段，因为它需要强大的肌肉发挥作用。同时，足弓在地面支撑点、足后部的肌力和身体的重力之间以二级杠杆的形式发挥作用，这是减震的第二阶段，它允许比目鱼肌的一些力量被储存起来，以便在推进运动结束时释放。若缺少足底紧张装置（P）的限制，足弓会被压平。在身体前倾时，前弓着地变平（图 5-48），前足在地面上展开（图 5-49）。

第四阶段：主动推进的第二阶段（图 5-50）

足趾屈肌（F），特别是籽状肌和踇长屈肌的收缩产生第二推进力（箭 4）作为比目鱼肌提供的推力的延续。在支撑的最后阶段，足再次进一步向前抬起，失去前足跟的支撑，现在完全依靠前三个足趾（图 5-51），特别是大足趾来支撑。在第二个推进阶段，足弓的足底紧张装置以及足趾屈肌再次在防止足弓变扁平中发挥作用。在这一阶段结束时，由紧张装置存储的能量被释放。然后，足离开地面，而另一只足则经历其站立阶段。因此，两只足同时与地面接触时间很短，这段时期为双支撑相。在下一阶段，即下一个单支撑相，由于自身弹性的存在，抬离地面的足会恢复其原始状态。

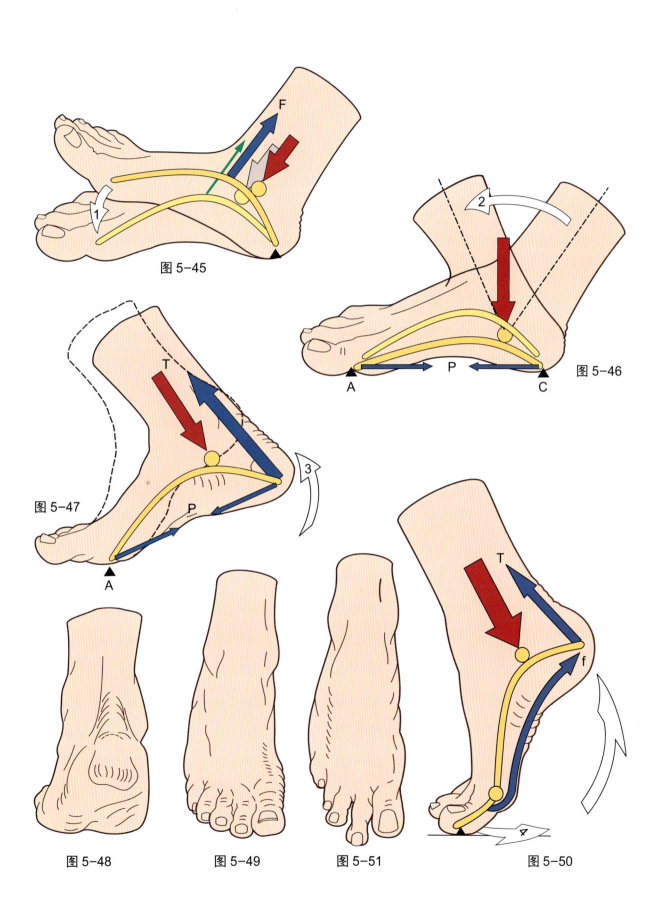

图 5-45

图 5-46

图 5-47

图 5-48

图 5-49

图 5-51

图 5-50

腿部倾斜对应足内翻时继发的动态足弓改变

前文中，我们已经描述了行走过程中，即腿在冠状面上倾斜时足弓的变化情况。

尽管如此，在沿着弯曲的路径或不平坦的地面行走或跑步时，腿必须能够在冠状平面上即相对于足迹的内侧或外侧倾斜。这种倾斜运动发生在距下关节和横距关节处，由距骨相对于其他跗骨移动引起，并进一步引起足弓态的变化。踝关节没有参与到其中。

腿相对于足内倾时，足弓态变化（图 5-52）如下。

● 腿相对于足外旋（箭 1）。只有当足牢固地固定在地面上时才发生。此时足垂直于腿，仅内侧边界接触地面，外踝相对于其位置的后方移位（图 5-53：足在其正常位置的正面图）。距骨头部卡在足舟骨的凹陷中，内外踝的这种侧向旋转导致距骨向外侧滑动。

● 后足的外展–旋后（图 5-54）。外展为外旋的一种补偿机制；旋后是由于跟骨的内侧移位引起。在与离地面的一只足的对比图（图 5-55，正常位置的足的后视图）中，这表现为足跟轴线和腿部轴线之间的成角（x）。跟骨的这种'内翻'移位是由跟腱内侧部分弯曲所致（图 5-54，足内翻休息位后外侧视图）。

● 前足内收–旋前（图 5-52）。前弓要接触地面，前足必须向内侧移位，穿过前足轴线即第二跖骨的矢状面 P，则向内旋转至 P'。P 和 P' 之间的角度 m 是内收运动的程度。这些内收旋前运动仅与后足的运动有关，且发生在跗横关节。

● 内弓悬空（图 5-52）。前足相对于后足运动本身即可导致内弓曲率的增加（箭 2）。表现为足舟骨相对于地面抬高。既可有距骨头部的侧方位移被动引起，也可由胫骨后肌的收缩主动引起。足弓悬空反映为足迹压痕的扩大，就像内翻足一样。

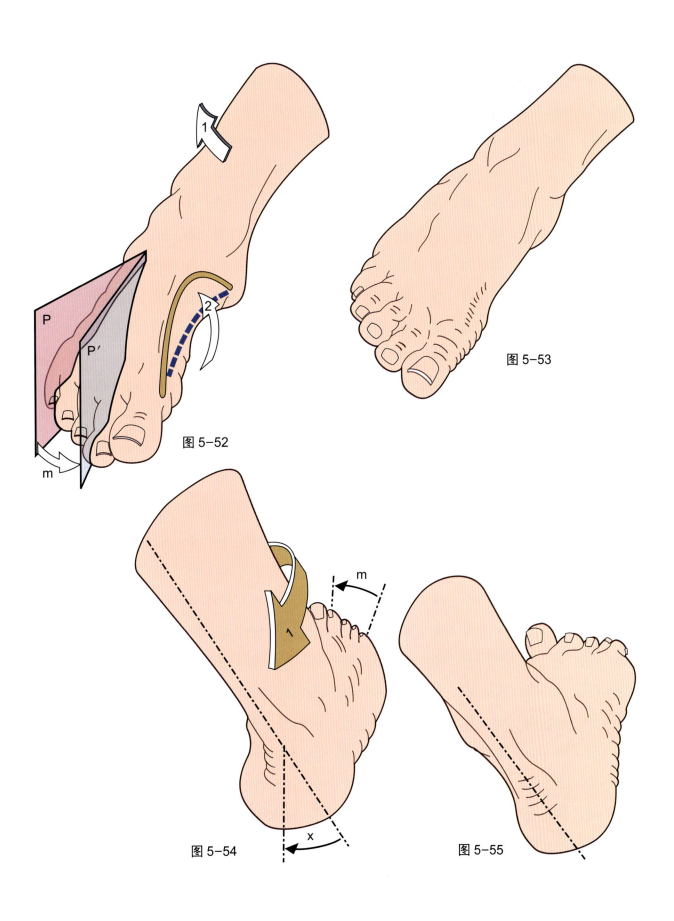

图 5-52

图 5-53

图 5-54

图 5-55

腿部倾斜对应足外翻时继发的动态足弓改变

当一个人沿着垂直于斜坡的路径行走在倾斜的地形上时（图5-62，第253页），一足外翻，另一足内翻，以使下肢和身体作为一个整体与地面垂直。图示右足内翻，左足外翻。当腿相对于静止在地面上的足向外侧倾斜时，足被迫处于外翻位置（图5-56：外翻足的前内侧视图），产生以下四种结果。

● 腿相对于足内旋（箭3），内踝后移，当足仅外侧边界上（图5-57）触地时，距骨内移，其头部投射在足的内侧边界上。

● 后足的内收－内旋（图5-58，外翻足的后内侧视图）后足通过跟骨的外翻移位而内旋，后足的轴线和腿的轴线之间形成了一个向外侧开放的角度y。内旋程度不足时出现代偿性内收（图5-59）。

● 前足的外展－外旋（图5-56），由两个平面P和P'之间的外展角度n反映。

● 内弓变扁（箭4）。足迹的表面积随着其内侧凹陷的减小而增加，如同扁平内翻足一样。

在适应倾斜地形或转弯时，足的这些位置取决于距下关节和横向跗关节的正常功能，这对于在崎岖的地面上正常行走是必不可少的。

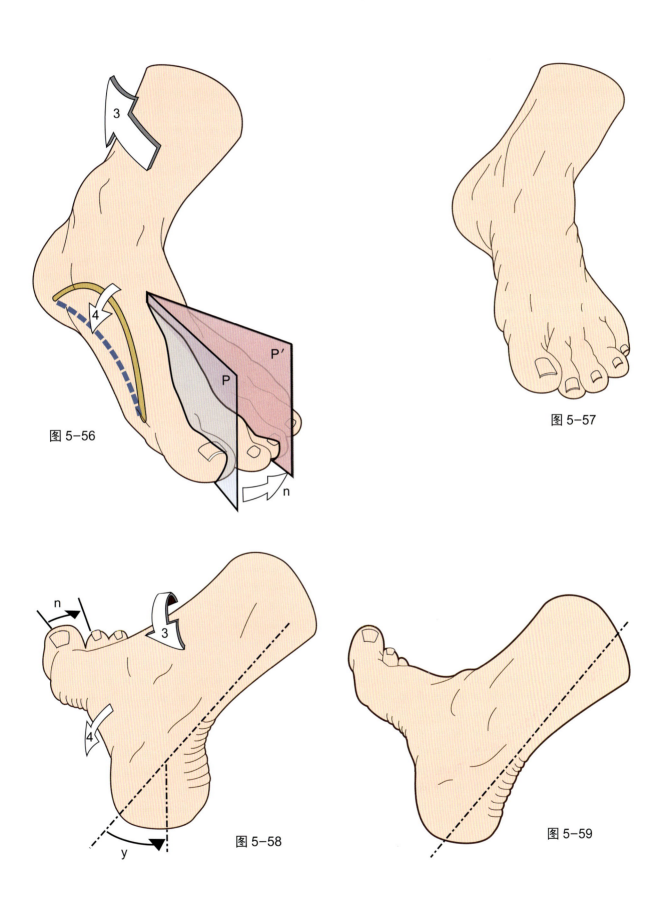

图 5-56

图 5-57

图 5-58

图 5-59

足弓在不同地形上的适应性变化

城市居民总是穿着鞋子走在平整而坚固的地面上。他们的足弓几乎没有适应性变化的机会，维持足弓的肌肉最终也逐渐萎缩：平足是为进步付出的代价，一些人类学家甚至说，有一天人类将会用树墩样的双腿行走。这一理论是基于目前人类足趾萎缩状态以及踇趾对抗趾缺失上（在猴子中仍然存在）。

但实际上城市居民仍然可以赤足在海滩或岩石上行走，因此这种退化性改变仅仅存在于理论之上。这种"偶尔的放纵"对维持正常足弓适应性变化的功能极为有利。

- 对不平坦地形的适应。由于足弓中空，因此足能够紧贴其上（图5-60）。
- 对倾斜地形的适应：

➢ 当地面侧面倾斜时，因为内侧跖骨线的长度减少，足的前支撑变得更宽（图5-61）。

➢ 在横向坡度上站立时（图5-62），更低位置的足起支撑作用，而较高位置的足被迫外翻（如前一页所述）。

➢ 在攀爬过程中（图5-63），下游足需要锚定在垂直于斜坡的地面上，就如扁平内翻足一样，而上游足则完全弯曲并沿着斜坡的轴线撞击地面。

➢ 在下坡时（图5-64），足部情况与攀爬时相反，以便最大限度地抓住地面。

因此，就像手掌通过改变其在空间中的曲度和方向来进行抓取一样（参见第一卷），足底可以在一定范围内适应地面上的凹凸变化，以确保最佳的附着。

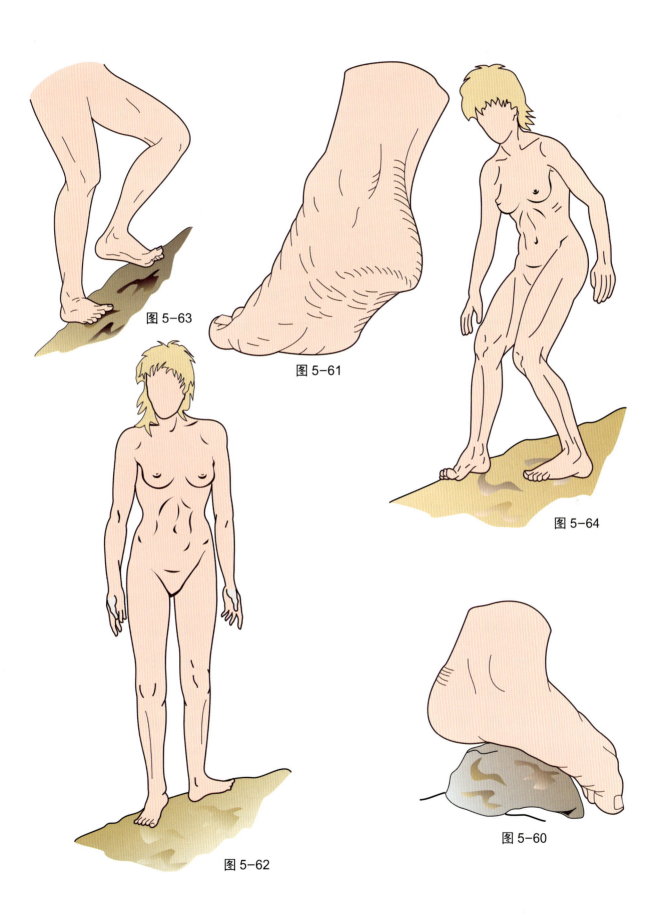

图 5-63

图 5-61

图 5-64

图 5-62

图 5-60

不同形态的高弓内翻足

足弓的曲率和方向取决于肌肉相互作用的极其微妙的平衡，这可以借助 OmbréDanne 的模型进行研究（图 5-65，足部骨骼和肌肉的示意图）。

• 足弓被身体重量（蓝箭）和其凸面肌肉［比目鱼肌（1），胫骨前肌和第三腓骨肌（2），趾长伸肌和蹋长伸肌（3），后两者只有在骨间肌（7）作用于近节趾骨时才起作用］作用下变平。

• 足弓在其凹面肌肉收缩作用下升高：胫骨后肌（4）、腓骨长肌和腓骨短肌（5）、足底肌（6）和趾屈肌（8）。它也可以因其凸面肌肉放松而变高。相反，凹面肌肉松弛会导致足弓变平。

其中任何一块肌肉的功能障碍或挛缩都会破坏整体平衡，从而导致某些畸形。根据 Duchenne de Boulogne 的说法：从这个观点来看，所有的肌肉瘫痪比只有一块肌肉要好，因为至少足会保持相对正常的形状和方向。

有三种类型的高弓足。

• "后部"型（图 5-66），因为病变涉及后部肌肉，即比目鱼肌功能不全（1）。足弓凹面上的肌肉占主导地位（6），足底进一步悬空；踝关节屈肌（2）使足倾斜成屈曲状态。由于外展肌挛缩（趾长伸肌和腓骨肌），因此经常合并外翻畸形（图 5-68），这进一步导致后凹畸形（图 5-67）。

• "中足"型（图 5-69），相对少见，是由于长期穿鞋底过硬的鞋或足底筋膜缩短（Ledderhose 病）引起的足底肌（6）挛缩所致。

• "前部"型，可以进一步细分为各亚型，各亚型均存在马蹄状畸形（图 5-70）：

➢ 由前支撑凹陷引起的前足（e）的马蹄畸形。

➢ 足跟和前跗骨（d）之间的失衡，当负重时，这一点可部分改善。

根据所涉及的机制，进一步分为以下几种类型的"前部"型高弓足：

• 胫骨后肌（4）和腓骨肌挛缩（5）致前足压低（图 5-71）。单独腓骨肌挛缩也可引起高弓足（图 5-72），并伴有外翻倾斜，即马蹄外翻畸形（PES Cavus Equinovalgus）。

• 跖趾关节不平衡（图 5-73）是高弓足的一个非常常见的原因：骨间肌（7）功能障碍使趾伸肌（3）占据优势，使近端趾骨过度伸展。接下来，跖骨头部 b 随着前足的降低而降低，因此形成了伴有爪形趾的高弓足。

• 胫骨前肌（2）功能障碍也可引起跖骨头部降低（图 5-74）：伸肌（3）代偿性收缩抬高近端指骨；失去抗衡的足底肌（6）进一步加重足弓的曲度；比目鱼肌（1）导致轻度的马蹄畸形；是趾长伸肌略微占优势时，引起外翻侧倾（图 5-75）。即高弓马蹄外翻足。

• 高弓足的另一个常见原因是穿的鞋子太短或穿高跟鞋（图 5-76）：足趾撞到鞋子的尖端，过度屈曲 a，跖骨头部压低 b。足在身体的重量作用下从鞋的坡度上滑下来（图 5-77），足弓被挤压从而曲率增加。

通过对足迹的检查，高弓足的诊断变得更容易（图 5-78）。与正常的足迹（Ⅰ）相比，高弓足（Ⅱ）的早期特征是在其外侧边界 m 上有一个凸起的投影，在其内侧边界 n 上有一个加深的凹痕。

在下一阶段（Ⅲ），凹痕的加深与外侧边界 p 混合，并将足迹分成两部分。最后，在高弓足（Ⅳ）的慢性病例中，继发性爪形趾的出现，使足迹有额外的足印 Q 的丢失。

必须注意的是，这种失去外侧支撑区的高弓足足迹也可以在儿童和青少年的扁平外翻足中见到：跟骨的外翻和内侧弓的降低可导致外侧弓略微上升，并在其中部与地面失去接触。稍加查体可以将其与高弓足区分开来：所有足趾放在地面上，当内侧弓抬起时，或者最好将腿向外侧倾斜，足着地时，足印的外侧边界重新出现，而内侧弓再一次悬空。

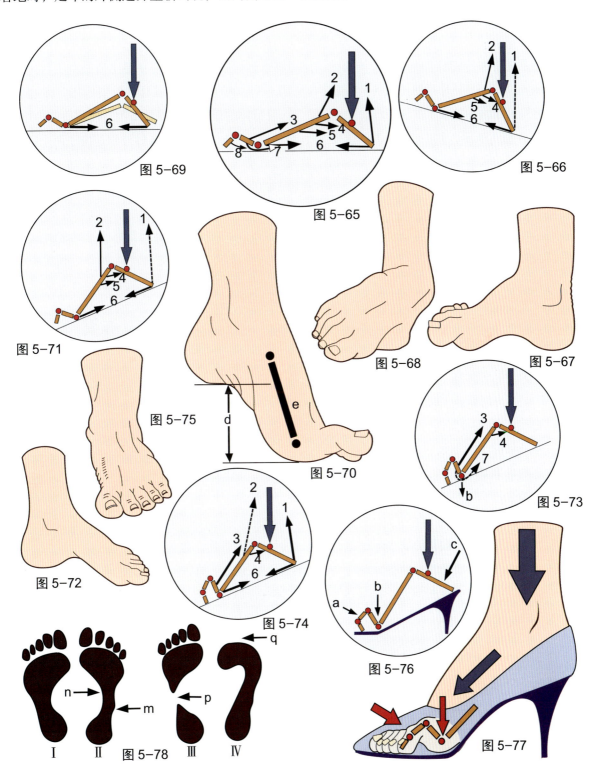

图 5-69

图 5-65

图 5-66

图 5-71

图 5-75

图 5-70

图 5-68

图 5-67

图 5-73

图 5-72

图 5-74

图 5-76

图 5-77

Ⅰ　　Ⅱ　图 5-78　Ⅲ　Ⅳ

不同形态的扁平足

足弓的塌陷源于其肌肉和韧带支持系统的功能障碍。除非韧带以前被切断过，下肢截断后一段时间足印是正常的，韧带本身可以在相当一段时间内保持足弓的曲率。然而，在现实生活中，如果肌肉支持系统缺失，韧带会逐渐被拉伸松弛，足弓将永远塌陷。因此，扁平足主要是由于肌肉力量不足（图5-79），即胫骨后肌不足（4）或腓骨长肌（5）。由于腓骨长肌具有外展作用，因此足离开地面时将处于内翻位置（图5-80）。另一方面，一旦身体的重量作用到足弓上，内侧弓就会塌陷，如图（图5-81）所示，其中红色示塌陷的足弓，足"旋转"成外翻位。这种外翻是由于两个因素。

- 由腓骨长肌腱（白箭）支撑（图5-82）的足弓的横弓变得扁平（图5-83）；同时，内侧弓降低。结果，足弓被拉长（3），前足在其长轴上旋转（e），使得足底整个接触地面，同时前足也横向偏离（d）。
- 跟骨在其长轴上旋前（图5-84），并依靠其内侧表面支撑地面。其外翻程度可通过足跟轴线和跟腱之间的角度（f）测量，一般超过5°的生理限制，在某些扁平足中达到20°。根据一些作者的说法，这种外翻主要是由于距下关节面的畸形和骨间韧带的异常松弛引起；其他作者认为这些损伤是继发性的。

无论是什么原因，外翻将压力中心移向足的内侧边界，距骨头部向下和内侧倾斜。然后，足内侧将可观察到数个不同的突出（图5-83）。

- 内踝，异常突出（a）。
- 距骨头内侧部分（b）。
- 足舟骨结节（c）。

由后足和前足的轴线形成钝角朝向外侧，突出的足舟骨结节为此钝角的顶点；后足的内收旋前被前足的外展旋后抵消，导致足弓曲率的丢失。这些变化背后的机制是由Hohmann、Boehler、Hauser和Soeur等学者提出的。

这种看似轻微的畸形组合在向足弓施加静态载荷时已经描述过（图5-41，第243页）。这是一种相对常见的情况，被称为青少年的痛性扁平外翻足或跗骨痛，很容易在足部后视图（图5-84）中鉴别出来，表现为跟骨的外翻移位（f）。通过足迹（图5-85）可以简便的对扁平足进行诊断。与正常足迹Ⅰ相比，扁平足的演变阶段显示出内侧凹陷逐渐减小（Ⅱ和Ⅲ），病情持久时，内侧边界甚至可能由凹陷变为凸出（Ⅳ）。

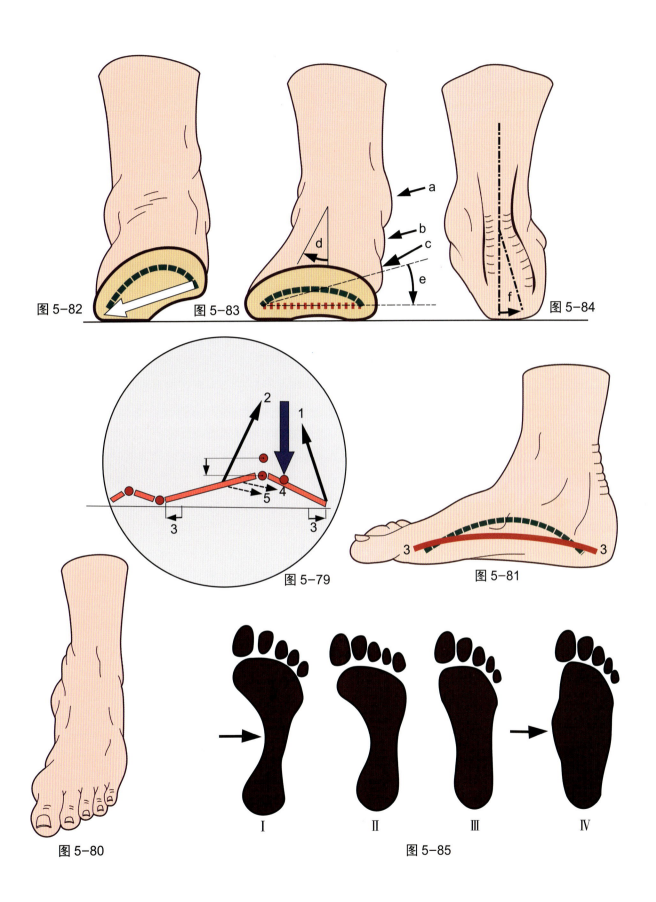

图 5-82

图 5-83

图 5-84

图 5-79

图 5-81

图 5-80

Ⅰ   Ⅱ   Ⅲ   Ⅳ

图 5-85

前弓失衡

每当足弓弯曲时，前弓可能在其支撑点处出现不平衡或弯曲变形。

这种不平衡通常继发于前足型高弓足，因为前足的马蹄畸形在以下三个方面增加了施加在前弓上的应力。

- 前足型马蹄畸形是对称的（图 5-86，距骨水平的横截面），没有任何旋前或旋后，并且弓曲率保持不变。在这种情况下，两个支撑点都是过载的，并且在第一和第五跖骨（箭）的头部下形成胼胝体 *。

- 由于胫骨后肌挛缩或腓骨长肌挛缩导致内线明显下降时，前足型马蹄畸形伴有旋前（图 5-87）。由于弓的曲率存在，它的内侧支撑点处于超负荷状态，在第一跖骨的头部下形成了胼胝体（箭）。

- 前足型马蹄畸形伴有旋后（图 5-88）：由于弓的曲率存在，其外侧支撑点处于超负荷，在第五跖骨头下形成胼胝体（箭）。

在与一些前部型高弓足相关的足弓变形中，足弓的曲率可以消失或反转：

- 曲率简单地减小或消失：图示扁平前足（图 5-89）；超载分布到所有跖骨头，每个跖骨头下形成胼胝（箭）。

- 当曲率完全反转时（图 5-90），这种情况被称为圆形前足或前凸足；超负荷作用于三个中间跖骨的头部，导致相应部位形成胼胝。

这些胼胝是局部施加过度压力引起的皮肤角化增厚（皮肤的表面细胞称为角质形成细胞）。他们经常延伸到皮肤深处，并且在最轻微的压力下即可引起强烈的痛感。这些胼胝为足病医生提供了一个有利可图的生意，他们用特殊的手术刀或刮刀去除它们。但患者满意度常不高，因为削掉胼胝并不能去除原因，即超负荷。因此，永久去除它们的唯一方法就是在特殊鞋垫的帮助下恢复前弓的正常解剖和足弓上载荷的正确分布。

---

* 胼胝或钉胼的存在反映了由于足弓变形而导致的异常压力点。

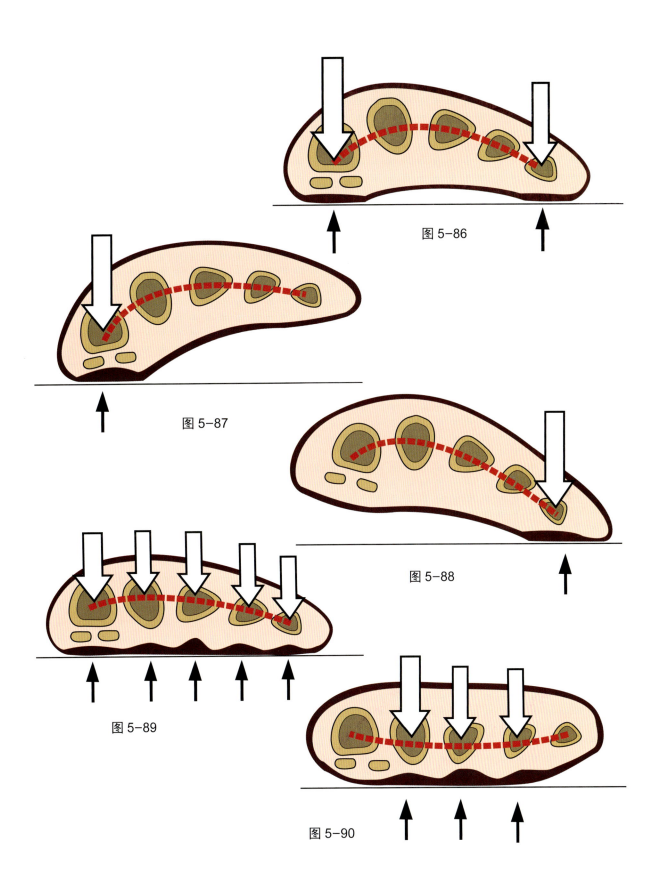

图 5-86

图 5-87

图 5-88

图 5-89

图 5-90

足的类型

  足当然是人类身体中从主人那里得到最差待遇的部位，尤其是从女人那里。在自然状态下，人类的足可以不受限制自由而快乐地伸展开来。

  祖先的足，也被称为古猿的足（图5-91：足部骨骼的视图），由于其广泛分离的跖骨和足趾，可以与地面有广泛的接触。

  在文明社会中，当足被封闭鞋子里时，或多或少会受到限制，发生对应改变；但对于女人的尖鞋，这些限制产生了灾难性的影响（图5-92：尖鞋内的足骨架），导致了"踇外翻"的出现。

- 第一跖骨与第二跖骨广泛分离，即跖骨内翻或内收，并且偏离中线，导致踇趾倾斜、前移和侧移 a。
- 结果致使第一跖骨头异常突出，与鞋的持续摩擦导致外生骨疣 b 和胼胝，或称为踇囊炎，并可能继发出现感染的情况。
- 第二跖骨明显超过其他跖骨，因此成为踏步结束时的支撑点；这种过载导致跗跖关节疼痛，有时还会导致疲劳骨折。
- 第五跖骨也从中线移位（跖骨外翻或外展），并将第五足趾推至内侧 c。
- 很快，由于关节囊的回缩和籽骨（d）和屈肌腱（e）的外侧脱位，不平衡情况加剧变成永久性的。
- 倾斜的踇趾推开中间的足趾，甚至可能停留在第二足趾下（图5-93）。
- 在足的外侧，第五足趾畸形情况与踇趾相反，即第五足趾内翻。中趾的空间被占据，并被迫形成锤趾畸形（图5-94）；在近侧指间关节的背面形成胼胝，也称为"鸡眼"。
- 中间足趾的末端向下压在跖骨头部并向下压它们，导致前弓变得凸起，即前足前凸。

  总体而言，这种不起眼的畸形：踇外翻，锤形足趾和前凸前足组合在一起，使穿鞋非常尴尬，只能通过手术矫正。

  足的形态学在这些畸形的发展中起着重要的作用。参照图形和造型艺术，识别出三种类型的足。

- 在古典希腊雕像中观察到的希腊足（图5-95）：第二足趾是最长的（x），其次是踇趾和长度几乎相等的第三足趾，第四足趾，最后是第五足趾。这种类型的足，最常见的，有利于前足负荷的分布。
- 在法老雕像上看到的埃及足（图5-96），其特点是最长的踇趾（y），其他足趾的长度依次减少。这种类型的足是最容易出现问题的。相对较长的踇趾在鞋内移动（踇外翻），在最后站姿或足跟脱离阶段过度超载，导致跖趾关节骨性关节炎，即踇僵直。
- 波利尼西亚人的足（图5-97）或"方形足"，在高更的画中可以见到，足趾长度几乎相等，至少前三个是这样。这种足型没有特殊的利弊之处。

总之，人们必须避免穿太小的鞋子和太高的高跟鞋——尤其是女性——因为会造成足趾相互碰撞或重叠（图 5-93）。所有这些因素结合在一起会引起踇外翻。

如果一个人想从这些观察中吸取教训，一句著名的谚语可以解释，即"只可量足制鞋，不可削足适履"。

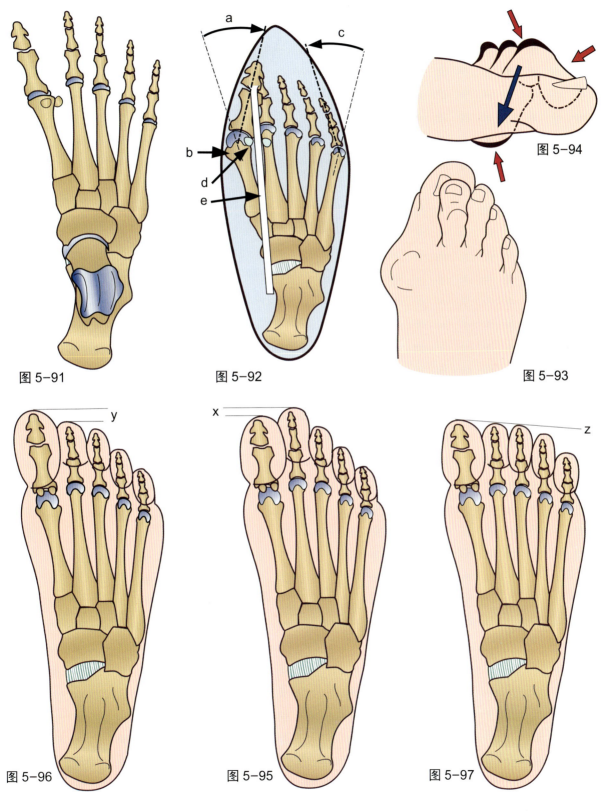

图 5-91

图 5-92

图 5-94

图 5-93

图 5-96

图 5-95

图 5-97

第6章 行 走

Chapter 6 Walking

杨敏之 译

就像演讲和写作一样，双足行走也是人类的一种特征（米开朗基罗最初画的是左手拿着弹弓走路的大卫）。其他动物可以用它们的后腿站立起来，并以直立的姿势走几步，但这不是它们的正常姿势，即使猿猴也是如此。

得益于双足走路，人类已经统治了这个星球，并且挣脱了祖先的环境，而猿没有做到这一点。

与新生的羚羊不同的是，新生的羚羊一出生就能够追赶母亲（生存的必要条件），而人类新生儿必须经过长期而艰苦的站立和行走训练，并不时地跌倒，幸运的是，这些都是无关紧要的。他必须用两只脚控制自己不稳定的平衡，然后每一步伴随的向前跌落。步行意味着从已经不稳定的双脚站姿转向动态甚至更不稳定的位置，即连续向前跌倒但是在最后一刻都会被抵消。这就像一个不断重复的奇迹，依赖于神经系统控制的运动协调。

对人类来说，两只脚走路是个人自由的要求和保证；没有走路的能力，他们就失去了自主性，变得依赖他人。步行使人类能够征服一切环境，包括最高的山峰。由于他们的智慧，他们能够发明轮子，这在自然界是未知的，并且在陆地上，在水上或在水中创造了更多的移动模式，甚至模仿鸟类在空中移动。他们甚至渴望征服太空，但他们最喜欢的和不可或缺的移动方式仍然是步行。这就解释了狮身人面像给俄狄浦斯的谜语的意义："什么东西早上四条腿，中午两条腿，晚上三条腿？"（答案见后文）

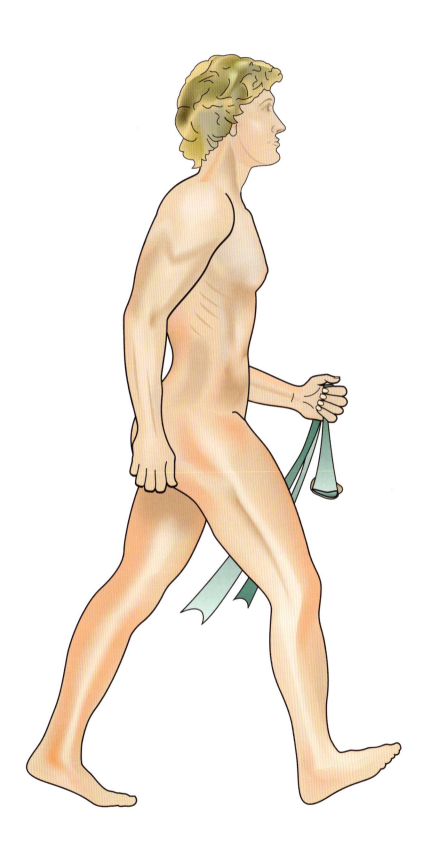

向直立行走的转变

当我们遥远的祖先在 3 亿年前离开海洋时，还只是四足动物。所有的脊椎动物都是起源于同一物种；它们有四条腿，并且用四条脚行走。较高等级的猿猴在地面上也是以四足动物的形式移动，但由于它们生活在树上，它们必须使用前肢攀爬，这是向两足动物过渡的必经之路。

过渡是漫长而艰难的，需要对整个身体的结构进行深刻的改变。从四足动物的位置（图 6-1）开始，当脊柱整体向上凸起时，身体的抬高（图 6-2 和图 6-3）与腰椎的伸直（箭 1）和骶骨的垂直化（箭 2）相关联。同时，头部方向的改变以保持水平凝视，导致枕大孔向前移动（箭 3）。骶骨的垂直化需要骨盆的后旋（图 6-4 和图 6-5），然后导致髋关节的被迫伸展，前方韧带紧缩和关节面产生适应性改变。最终，股骨头在前方变得"暴露"（图 6-71，第 31 页）。

如果髋关节前韧带（1）没有充分伸长（图 6-4），使骨盆后旋不充分（蓝箭），骶骨（2）将保持与垂直方向成 45° 角，进一步导致腰椎前凸（3），其他脊柱曲率也发生继发性改变。另一方面，如果前韧带充分拉长（图 6-5），骨盆后倾（蓝箭）和骶骨垂直化（5），导致腰椎前凸（6）扁平，其次，其他脊柱弯曲也产生相应改变。

这种转变已经由 A.Delmas 进行了广泛的研究（见第三卷，图 6-16，第 15 页），并且可以借助三个图（图 6-6）总结如下。

- 骨盆后倾不完全 a，骶骨水平：这突出了三个脊椎曲率，即腰椎前凸，胸椎后凸和颈椎后凸。
- 在另一极端，骨盆后倾过度，骶骨垂直化，脊柱曲率降低。
- 在中立位值（最常见），骶骨成 45° 角，脊柱曲率适中。

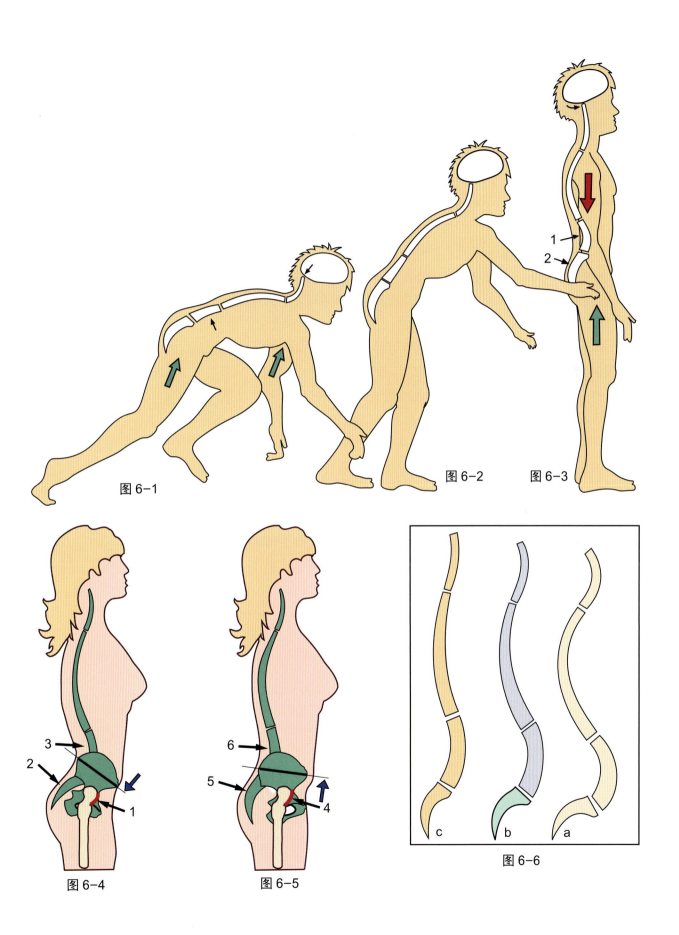

图 6-1

图 6-2

图 6-3

图 6-4

图 6-5

图 6-6

两足行走的奇迹

从机械的角度讲，两足动物的姿态是完全不正常的，这简直是个奇迹。事实上，具有双腿支撑的直立姿势的人体（图6-7，Kouros的绘图，取自希腊艺术）是一个非常不稳定的结构，原因如下。

- 与其总高度相比，其支撑底座的表面积非常小。
- 结构的上部比其下部更长，体积更大，就像一个倒置的截形金字塔。
- 它的地基没有锚定在地面上（图6-8）：没有建筑师会建造这样的建筑，因为它肯定会倒塌。当一座像摩天大楼一样的非常高的塔建成时，它的地基就会深深地挖进地下（图6-9）。而人类的结构并非如此。

只有当从其重心绘制的垂直线落在身体支撑区域内时人体才是一个稳定的结构（图6-10），图中表示为包含足迹的绿色矩形。

具有质量的物体的重心是物体总质量集中的理论点。例如，在图表（图6-10bis）上很容易计算三个重量分别为P_1、P_2和P_3的物体A、B和C的公共重心。首先找到B和C的公共重心，它位于点O处连接两个中心的线上，该点将分段以与重量P_3/P_2成反比的方式划分。在这一点上，应用两个权重P_2和P_3之和的O。然后以相同的方式对权重A和B进行查找点O′，这是A和B的重心。最后，在O和O′之间找到三个权重A、B和C的公共重心，其中M应用三个权重A、B和C的总和。

人体的每个部分都有一个重心，就好像它与身体的其他部分是分开的。例如，上肢的重心（绿点）位于肘部以下，下肢的重心（紫点）略高于膝盖，躯干的重心（蓝点）位于上腹部水平。重心的位置取决于包含质量的体积的几何形状，如果上肢弯曲，其重心将位于肘部前面的外部。在站立的位置，身体的整体重心（红点）取决于分段重心的机械组成，并且位于S_2-S_3水平的骨盆中，即在身体高度的55%左右。但根据不同的身体姿势，例如在撑竿跳中，这个中心可以明显移位，但通常在骨盆的平均位置附近；例外情况下，它可以位于身体之外。当背部呈拱形时（图6-9bis），四肢的向后投影使其重心向后移位（绿箭），因此它们的部分重心（白箭）也向后移位，导致身体的重心移位。重心的这种位置非常重要，特别是对女性（图6-11，女性侧貌），因为胎儿是在重心周围的骨盆中发育的，因此可以受到尽可能多的保护，以免受到冲击。事实上（图6-11bis），怀孕子宫的重心（黑星）只是使身体的新重心向前上移（蓝星），与非怀孕妇女的重心（红星）相比。怀孕期间重心向前移位导致腰椎前凸，但仍保持在骨盆边界以上。

该图还说明了直立姿势中体位肌（也称为反重力肌肉）的张力的重要性。事实上，身体的每一部分在重力的作用下会崩塌，而体位肌可以避免这种情况发生，即臀大肌（1）、腰肌（2）和胸椎旁肌（3）、颈后肌（4）、股四头肌（5）和比目鱼肌（6）。

这些肌肉的收缩和紧张性活动不断地由神经系统控制，神经系统综合了从脚到头反馈的大量信息，各个身体段相对于整个身体的位置，以及由内耳中的耳蜗提供的头部的位置，以及当它们定位地平线时来自眼睛的位置。这些肌肉在所有位置和所有动态情况下不断调整是维持双足姿势的基本要求：没有神经系统的调节，身体就会倒下，两足行走是不可能的。因此中枢神经系统疾病和肌病患者站立不能。

当走钢丝的人（图6-8bis）在高空伸展的钢丝上行走时，他使用向下弯曲的平衡杆（黄箭），这样他的总重心（红箭）也会降低，为他提供了更大的稳定性，并提高了他控制和纠正自己重心移动的能力。

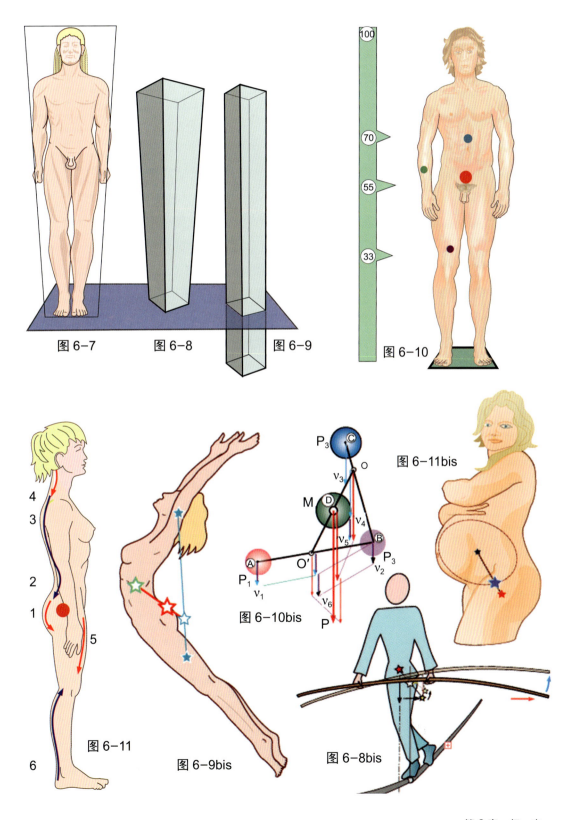

图6-7　　图6-8　　图6-9

图6-10

图6-11bis

图6-10bis

图6-11

图6-9bis

图6-8bis

人生第一步

最初的一步或称初始步是整个家庭都应该庆祝的，这不应与幼儿的第一步相混淆，因为它意味着两足生命的整个阶段的开始。直到疾病或死亡使人重新倒下。

事实上，当身体对称直立时（图 6-12），身体重量均匀分布在两只脚上，使得不可能抬起一只脚同时迈出另一只脚。因此，想迈出第一步，必须解决脚上负载分配的问题：身体重量必须转移到一只脚上，另一只脚才能抬起来！

一般来说，右利脚的人先用右脚前进，就像右利脚的足球运动员用右脚踢球一样。在这些条件下，初始步的准备阶段（图 6-12，正视图）包括骨盆向支撑肢体的侧向倾斜，即本例中的左脚。左侧内收肌（红箭）收缩使骨盆向左倾斜（蓝箭），同时臀小肌和臀中肌收缩（小红箭）抬起骨盆的右半部分（黑箭）。因此身体的重心向左移动（白箭），同时身体重量从右脚上抬起。这标志着这一步第一阶段的开始（图 6-12bis，见轮廓），当左腿腘绳肌的收缩（蓝箭）推动骨盆向前并导致前向不平衡引起向前跌倒时，检查这一点的比目鱼肌（黑箭）收缩以限制左脚踝的弯曲。同时，右髋屈肌推动右膝向前（黑色小箭），右脚踝屈肌进一步抬高已经抬起的右脚的足趾尖端。足趾尖端的抬高是非常重要的，因为它可以防止足趾撞击地面干扰脚的前进。由于踝关节屈肌麻痹而导致的任何这种运动的丧失都会引起一种被称为跨域步态或垂足步态的情况。

前进的第一阶段（图 6-13）开始于比目鱼肌和腘绳肌同时收缩，引起靠后的一只脚脚尖抬高，从而推动骨盆向前（蓝箭）。同时，靠前的腿的大腿弯曲，通过股四头肌收缩和踝关节弯曲来推动下肢向前伸展膝盖，以确保足跟与地面接触。

然后是过渡站姿（图 6-13bis），靠前下肢的足跟先接触地面（A），然后脚底在地面上放平；同时，支撑的肢体向前旋转，靠后的肢体在髋屈肌的作用下使膝盖和踝关节都弯曲，随后在重力作用下再次落下，此时即向前迈出一步（B）。然后按照前面已经描述循环前进（图 6-13）。这对应于在前进的第一阶段之前的非常短暂的双支撑相。

总而言之，正常的行走只是一系列的向前跌落，恰好被前足与地面的接触所打断。

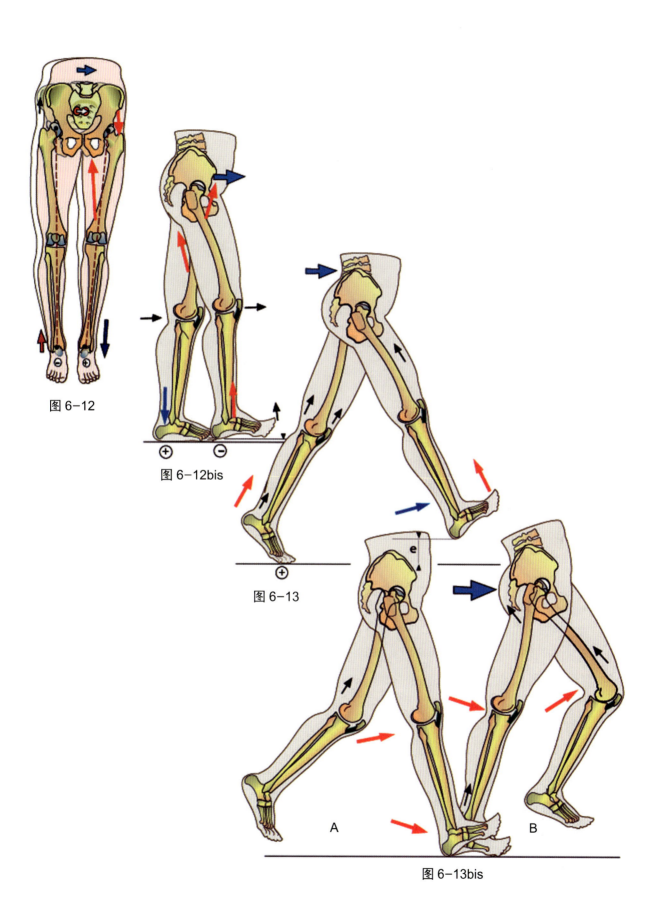

图 6-12

图 6-12bis

图 6-13

图 6-13bis

步态周期 – 摆动相

步态周期的第一步所引起的向前跌倒标志着单支撑相的开始，此时，为了防止跌倒的发生，靠后的肢体向前摆动反超靠前的肢体。因此，摆动相意味着一步一步地向前移动。

法国生理学家 Etienne Jules Marey 在 19 世纪末第一个将步态周期细分为不同时期，并借助于他发明的"照相枪"记录它们（图 6-14，基于 Marey 的计时摄影实验的图表），这是他发明的并成为照相机的前身。因此，他也是电影和计时照相术（也称为闪光测频法）的先驱之一。该图非常清楚地显示了步态周期的两个阶段。

- 站立阶段（A）的单支撑相：通常指一侧下肢足跟着地到同侧足尖离地的过程，领先的肢体足跟首先接触地面，然后由于踝关节和足趾的延伸，特别是踇趾的延伸，上身向前倾斜，从而产生在推进运动。

- 摆动相（B）：非承重肢体由于髋关节弯曲而前进，足离开地面向前迈步到再次落地之间的时间。

- 双支撑相相当短，在一个步行周期中，当一侧下肢完成足跟抬起到足尖向下蹬踏离开地面的时期内，另一侧下肢同时进行足跟着地和全足底着地动作，所以产生了双足同时着地的阶段。

- 下肢可以被视为两个半径可变的车轮的半径。

- 先迈出的肢体（图 6-15，前肢示意图）对应的半径：在脚放平或负载响应阶段旋转时先变长，然后缩短，最后在推进阶段再变长。

- 摆动的肢体对应的半径：随着"车轮"向前移动而缩短，随后成为承重肢体。

如图，臀部、肩膀和头部由三条不同颜色的彩色圆圈表示。

- 站立阶段的第一阶段（点 1-2），当支撑肢体向前推进时围绕着与地面接触的点旋转。髋部变得垂直并达到其运动弧线的第一个顶点。

- 站姿阶段的第二阶段，当负重肢体稍微弯曲（点 3）时，然后再伸展膝盖（点 4）和踝关节（点 5）的阶段。髋部的运动弧度达到最高点。

因此，步态周期只不过是避免和控制的一系列向前跌倒。

虽然这两个轮子与地面接触有限，但距下关节允许脚适应地形中的任何坡度。所以这两个轮子不需要像道路一样光滑的表面才能移动。从而人类可以在最颠簸的地方移动，甚至爬到山顶！

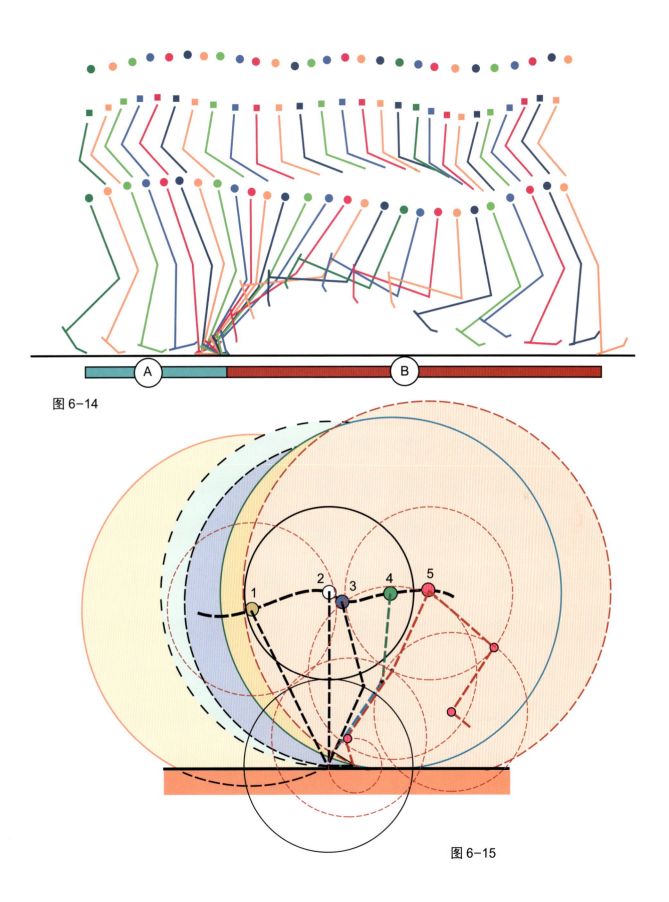

图 6-14

图 6-15

步态周期的支撑相

当支撑在地面上时，前肢的脚部会经历传统上被称为支撑相。

后文图表（图6-16）中总结了该进程的所有阶段，并归纳了三个要点如下。

- 足跟首次触地点，足跟在身体动能的冲击下接触地面的地方（红箭）。
- 当足底整个靠在地面上时，第一跖骨头部水平的内侧弓的前支撑点开始起作用（绿箭），接受脚踝伸展产生的推动力（蓝箭）。
- 最前面的支撑点，这是蹈趾弯曲产生的推进力的施加点（黄箭）。

图中还显示了圆的三条弧线，其中心位于每个支撑点上。

- 落地前第一跖骨头部划出的弧线。
- 足跟抬离地面时划出的弧线。
- 抬离地面时跖骨头部划出的弧线。

通常情况下，重力和地面提供摩擦力可以保证这些支撑点相对地面保持静止，但是，如果摩擦力减小，足跟便不能锚定在地面上并产生滑动，如在冰面上摔倒。重力在维持这种支撑方面起着基础性的作用；因此，如果重力的减少，行走将受到严重干扰。在零重力状态下行走变得不可能，比如在航天器中。

对这四个时期的更详细分析如下。

- 足跟触地（图6-17），然后脚踝伸展，足底接触地面。这种运动是通过踝关节屈肌的收缩来完成的，特别是胫骨前肌。
- 全足底着地（图6-18）（足部放平阶段），足弓在身体的全部重量作用下的塌陷。屈肌帮助弯曲踝关节，是通过足底肌的收缩抵抗内侧弓的扁平。
- 第一推动力（1）（图6-19）（足跟离地）由比目鱼肌（蓝箭）收缩产生以对抗足底肌肉阻力。
- 第二推动力（2）（图6-20）（摆动前阶段）由足趾屈肌的收缩产生，特别是蹈趾的两个屈肌（F），同时比目鱼肌（T）仍持续收缩。

第二推进力2的有效性再次取决于重力和摩擦力。当地面光滑时，第二推进力2的有效性被减小甚至消失。可以说，重力在行走中起着至关重要的作用，同样在鸟类的飞行中也是如此。

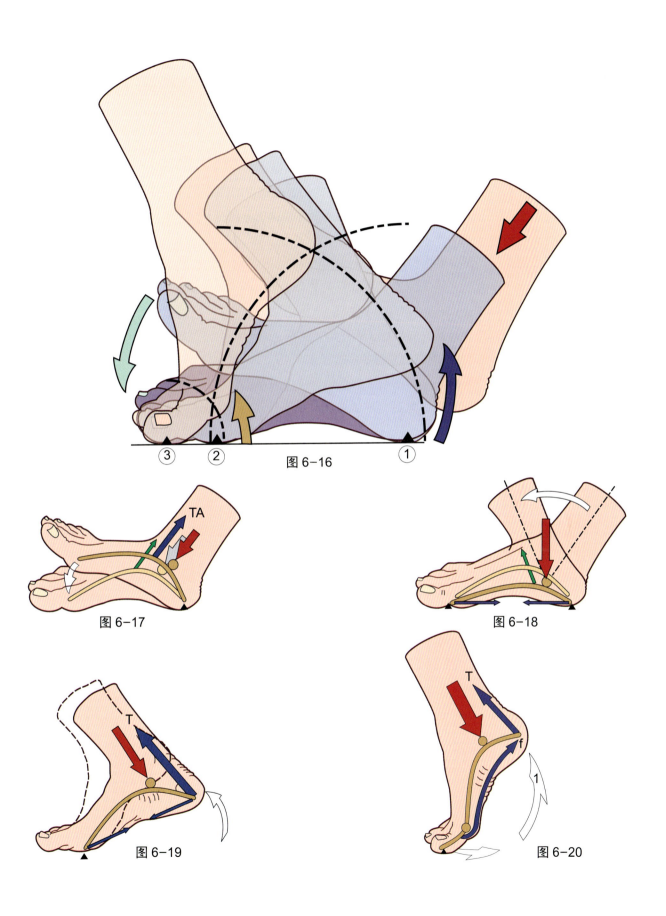

图 6-16

图 6-17

图 6-18

图 6-19

图 6-20

足迹

当有人湿着脚走在干燥地面或海滩上时，很容易看到足迹。在后一种情况下，足迹的深度反映了主体的重量。更深的前后凹陷也反映了足跟着地的力或推进力的存在。

足迹序列（图 6–21）可以帮助人们定义步态周期并挑选出其特征。

在直线行走过程中（SL）：

- 步幅 S 指同一侧足跟前后连续两次着地点间的纵向直线距离（粉红色）。
- 步长（半步）（r 和 l）行走时双足足跟或足尖先后着地时两点间的纵向直线距离称为步长。

因此，步幅包括右步长 r 和左步长 l。

这些足迹的轴线相对于运动方向形成 15° 夹角，这是正常行走的典型特征。然而，有些人有一种"内八字步态"，特别是在处于成长期间的小孩子中常见。

当沿着弯曲的路径行走时（C），两条下肢整体都围绕臀部旋转。在图中，右侧路径的弯曲是由右侧髋部外侧肌群的收缩开始的，然后是右侧脚的外侧旋转（绿色足迹）。如果向右路径的这种弯曲持续下去，那么左髋关节的内侧旋转肌群收缩引起左脚的内旋。在两个步骤中，右脚的外旋和左脚的内旋程度相加即总旋转 r。

步幅的特征具有个体特异性。步长取决于个人体格的大小，也取决于他的个性：每个人走路方式不同，通过走路的声音可以辨别出来。同样，相比看其走路情况，听其走路的声音更容易发现由于肢体不等长而产生的跛行。

足迹相对于运动方向轴线垂直的距离通常为 10～15cm（步宽），但有些有平衡问题或处于醉酒状态的人会加宽足迹之间的距离，以便于增加身体的支撑区域。而有些是人工走道的，如时装秀上的 T 台，下一个台阶就在移动方向上的正前方，行走时步宽自然减小。

下图足迹示支撑相的各个阶段（图 6–22，每一列对应于进程中的一个阶段）。

- 位于后方 a 的圆形区域对应足跟接触地面的区域。
- 然后区域 b 示整个足底，甚至足趾也会留下印记。
- 第一推进力 c 时期对应前足和足趾的支撑区域。
- 第二推动力 d 对应前足内侧及内侧足趾区域。
- 最后阶段对应踇趾（e）。

这种足迹分析在揭示异常步态的肌肉缺陷方面非常有用。

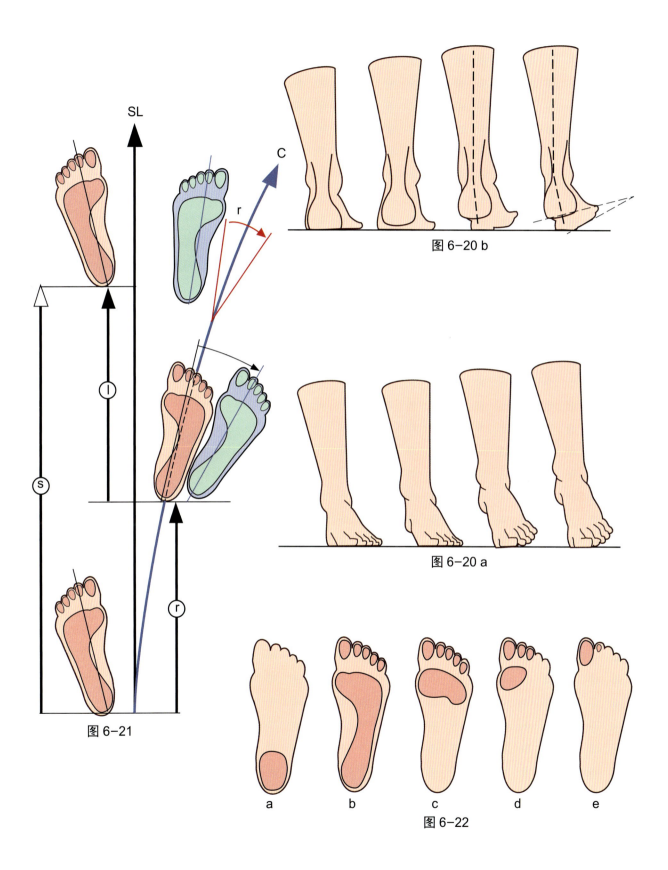

图 6-20 b

图 6-20 a

图 6-21

图 6-22

骨盆摆动

行走时下肢的运动必然伴随骨盆的摆动。在遥测技术的帮助下，现在有可能非常准确地知道行走过程中身体的位移情况，特别是骨盆和身体整体平衡中心的位移情况。

骨盆在两个平面中摆动（图6-23，3D图示），曲线反映重心移动的组成部分。

- 水平面中的水平摆动（蓝色曲线）。
- 矢状面中的垂直摆动（红色曲线）。

为了提供直观的表示，这些曲线是在包含两个参考轴的平行六面体中绘制的，分为水平轴（淡黄色）和垂直轴（浅蓝色）：

- 在水平面中，在每一步中，骨盆向每个支撑侧移动2～2.5 cm，这些振动在跨步过程中累计达4～5cm（蓝色曲线）。
- 在垂直平面中，当承重肢体变直时，骨盆处于最高点，而在摆动相，骨盆处于最低点。因此，每一步都有一个最大值（h）和一个最小值（lo）。垂直平面中的振动频率是在水平面中的两倍。该曲线的垂直振幅约为5cm。

如果试图通过组合水平和垂直分量来获得重心移动的真实曲线（图6-24），则可以获得位于同一平行六面体中的结果（深蓝色曲线）。

骨盆摆动在空间中可以表示如下。

- 垂直平面（图6-25）：图的左半部分包含跨步期间骨盆摆动的曲线；图的右半部分中可以更清晰地看到最大值（h）和最小值（lo）。
- 水平面（图6-26）：因为摆动频率小，图像更加容易观察。三个不同位置的骨盆分别示：右跨距（r），左跨距（le），右跨距（r）。

这些图并不表示骨盆运动的总和，因为它经历水平和垂直平移以及两种类型的旋转，一种绕垂直轴，另一种绕前后轴，后文将详述。

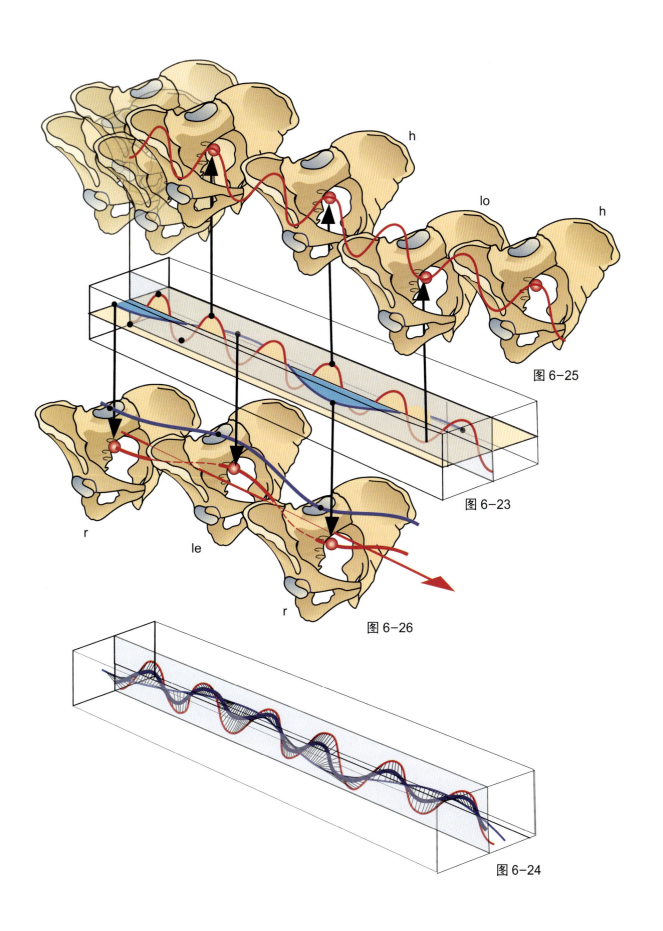

h

lo

h

图 6-25

图 6-23

r

le

r

图 6-26

图 6-24

骨盆倾斜

骨盆的侧向和垂直平移是与绕垂直轴及绕前后轴旋转相结合的。

围绕前后轴的旋转使骨盆倾斜，类似于船的波动（图 6-27，从后面观察的步态序列）。

在单支撑相间，尽管支撑侧的臀小肌和臀中肌有牵拉作用，骨盆的另一侧仍会降低。这种波动运动由连接两个骶骨关节面并对应于 Michaelis 菱形的短轴的线的倾斜度来指示（见第三卷，第 83 页，图 2-76 和图 2-78）。骶骨朝向非支撑肢体的这种倾斜导致腰椎在同一侧弯曲，并以肩胛带向相反方向弯曲的方式冲击胸椎甚至颈椎，从肩间线向支撑侧的降低就可以证明这一点。

总之，肩间线和骨盆线在直立位置是平行的，因此，单支撑相彼此反向倾斜，并会聚在支撑肢体的一侧。

在正常的一系列步骤中，骨盆线和肩间线与脊柱的正弦运动一起经历反向位移。这一现象在图（图 6-28）中被重新捕获，它说明了骨盆线在空间上的运动，呈波浪状的带状，由骨盆的连续倾斜形成。类似地，肩间线在空间中产生类似的波浪状运动，但运动方向相反。

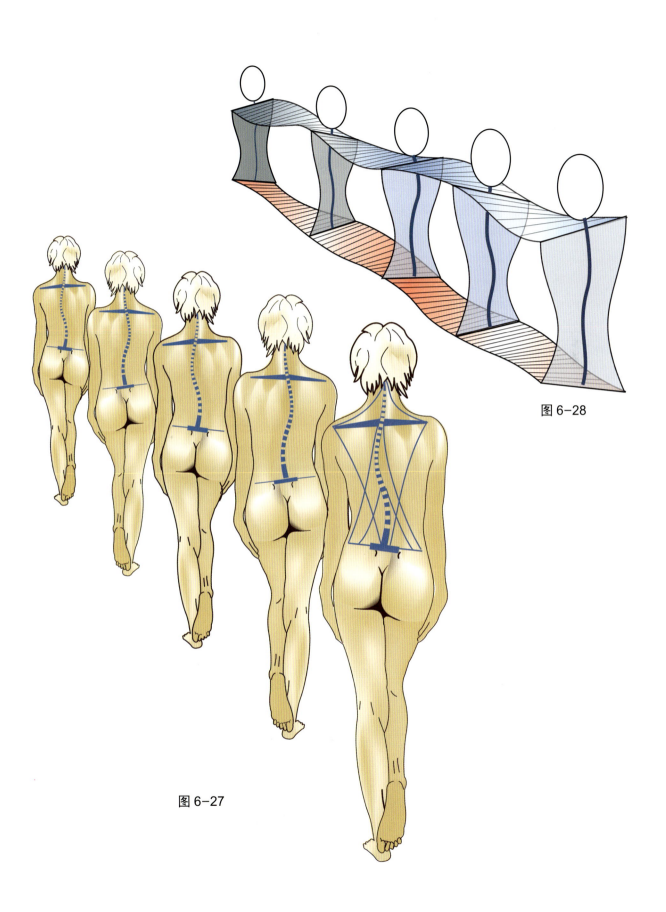

图 6-28

图 6-27

躯干旋转

骨盆围绕前后轴的倾斜与由摆动肢体向前运动引起的围绕垂直轴的旋转相关。当摆动肢体向前移动时，它会将骨盆向前拉动。这种旋转发生在支撑肢体（图6-29）的股骨头上，如下所示：

- 起始位置是对称的直立位置 I，其中髋部的公共轴线（红色）垂直于运动方向的轴线。
- 如果前进的肢体是右侧，骨盆（Ii）在股骨头上在左侧股骨头的左侧髋关节的内侧旋转，在右侧股骨头的外侧旋转。
- 当走下一步时（Iii），发生相反的情况：骨盆在右侧及下一个支撑肢体的股骨头上横向旋转，而摆动的左肢使骨盆在左侧股骨头上横向旋转。

同时，由于上肢的自动摆动（见下一页），与摆动的下肢相对的上肢的前进（图6-30）导致肩胛带和肩间线斜向相反的方向运动：

- 在位置A，肩间线在空间中斜交于髋间线，因为左上肢处于向前位置，而右下肢是摆动肢体。
- 在接下来的位置B、C和D，这两条线以交替的倾角互相交叉。

躯干的这种扭转如船帆旋转＊一样，如图6-31所示，它连接着肩间线和髋间线。

因此，行走需要整个身体起作用。只有头部保持稳定，凝视于目标的方向，有颈椎的代偿性旋转来协调。头部仅进行与骨盆相同的垂直摆动，但此类摆动有所减弱。当然在前行过程中还不够稳定。

＊船帆由一个帆布挂在水平杆上组成的，水平杆可以视为肩胛带。它的下边缘由另一个水平结构，即吊臂保持伸展，该臂连接到桅杆的底部并对应于骨盆（图6-30和图6-31）。

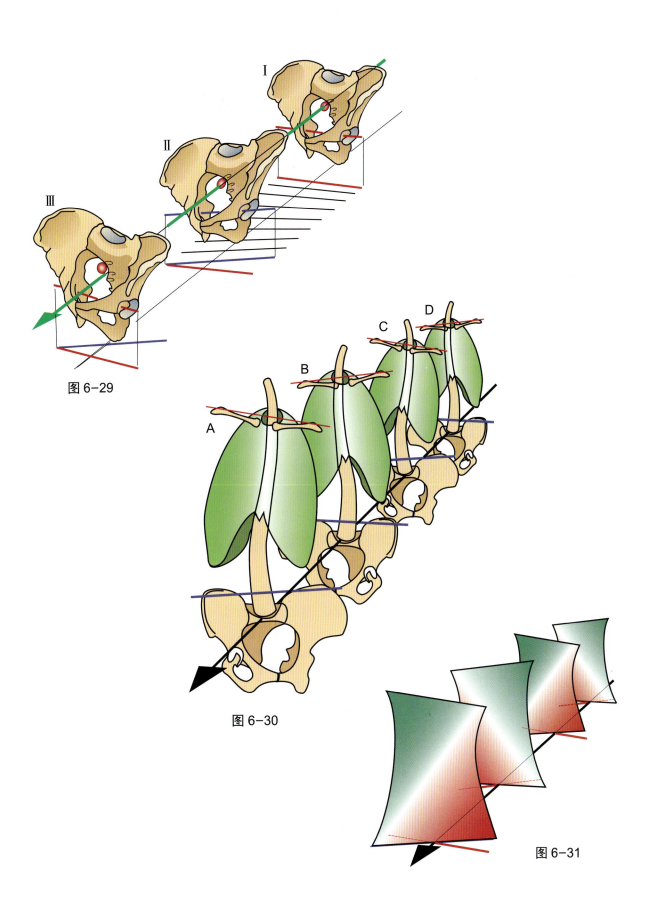

图 6-29

图 6-30

图 6-31

上肢摆动

作为遗传遗产的一部分，人类保留了其四足祖先的对角序列步态。在陆栖动物中（图6-30），只有爬行动物，如蜥蜴或鳄鱼，像我们的四足动物祖先一样移动，即保持它们的四肢在横向平面a中横向展开，并通过向前和向后推它们的肩膀和臀部来移动。哺乳动物在矢状面上移动它们的四肢，即平行于身体b的长轴。所有四足动物，如马，（图6-32bis）同时移动它们对角线相对的脚，以为它们的身体提供了更大的稳定性b。长颈鹿（图6-33），骆驼，大象，熊和霍加皮是例外，它们向前移动时同时迈出它们的同侧脚。马也可以这样，但只在盛装舞步时才以这种步态行走。人的步态（图6-34）也包括摆动下肢对侧的上肢的弯曲，如图包括三个动作：左上肢与右腿同步移动，反之，右上肢与左腿同步移动。

这种运动是自动发生的，无须思考，通常肘部在肩部伸展过程中会更加弯曲。在一些神经系统疾病中，如帕金森，肢体的自动摆动功能丧失。军事游行将在稍后讨论。

人们或许会质疑这种摇摆运动的价值。

上肢的向前推进时（图6-36 a和b），上肢的公共重心（蓝圈），随着（见插图）下肢的公共重心的位移（红圈）而移动，依次为躯干提供额外的推动力，将其重心从粉红五角星表示的位置向前突出到红五角星的位置。在上视图中可以很好地看到躯干在第一步中的前向扭转（图6-35）：在第一步a的开始，右臂向前推进，而左腿向后拖曳，而在中间站姿c期间，四肢处于相反的位置。

在快速行走过程中，比如比赛，上肢的摆动靠肘部弯曲完成。上肢的这种运动提供了更大的推动力，如绘制的从上方观察的重心变化图所示（图6-36）：

- 在计算出局部重心c的位置之后（图a）。
- "肘部略微弯曲"使上肢部分重心移动到C′的位置（图b），这为身体的重心提供了更大的推动力。
- 因此，简单地弯曲肘部可以显著提高上肢摆动的效率。
- 因此，当两个上肢不使用且不能摇摆时，行走就不那么容易了，这就是为什么囚犯的手会被铐在背后的原因，这让他们更难逃跑。抱着孩子也是一样，这也许可以解释为什么某些种族的母亲更喜欢把孩子背在背上。

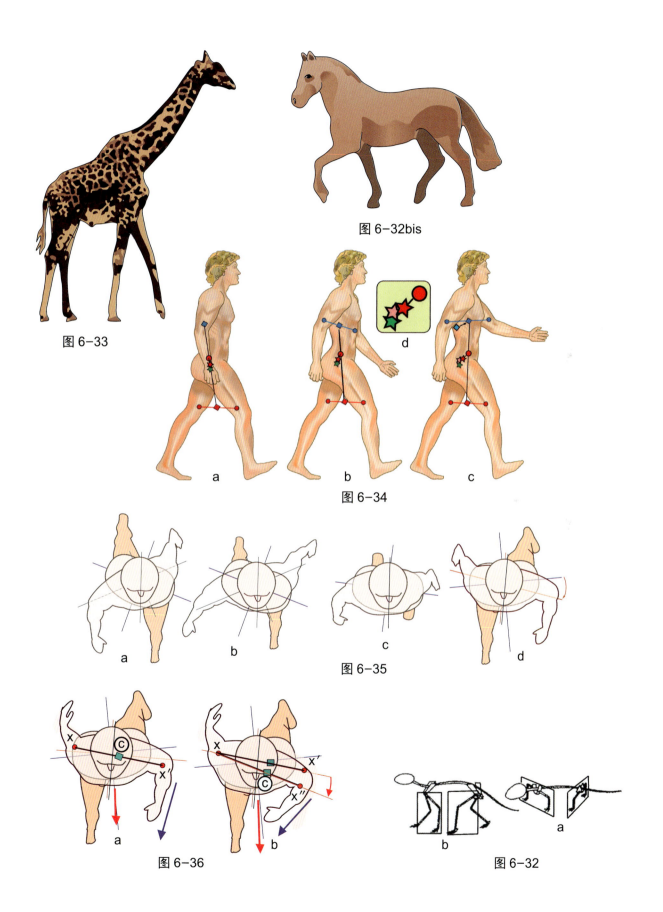

图 6-32bis

图 6-33

图 6-34

图 6-35

图 6-36

图 6-32

参与行走的肌肉

在行走过程中，下肢的所有肌肉都很重要，因此缺乏一块肌肉或多或少都会干扰到行走。下一页的九个图说明了右下肢肌肉的作用。他们展示了一个完整的步态周期。

迈出第一条腿（图6-37）
➢ 髂腰肌使髋部弯曲（1）。
➢ 腘绳肌和股二头肌使膝关节弯曲（2）。
➢ 踝关节屈肌使踝关节屈曲（3），即胫骨前肌，第三腓骨肌。
➢ 趾长伸肌、趾短伸肌和拇伸肌使足趾伸展（4）。

足跟与地面接触（图6-38）
➢ 结束髂腰肌形成的髋关节屈曲（1）。
➢ 股四头肌伸展膝关节（5）。
➢ 结束踝关节屈肌（3）和趾伸肌（4）形成的踝关节屈曲。

单足支撑（全足底着地或承重反应期，图6-39）
➢ 股四头肌的持续用力（5）。
➢ 臀大肌开始收缩（6）。

站立中期（图6-40）
➢ 在腘绳肌（7）的帮助下，臀大肌（6）通过伸展髋部，与股四头肌（5）产生拮抗－协同作用。
➢ 屈肌（3）与臀大肌（6）协同作用使踝关节屈曲。

站立末期，第一次推进运动（双支撑相结束之前的足跟离地阶段，图6-41）
➢ 持续伸展髋关节（6和7）。
➢ 持续伸展膝关节（5）。
➢ 比目鱼肌（8）和趾屈肌（9）伸展踝关节。

第二次推进运动（摆动前期，图6-42）
➢ 当摆动肢体即将落地时，支撑肢体完全伸直。
➢ 开始作用（5、6、7、8和9），尤其是蹈长屈肌（9）。

另一只脚迈步前期（图6-43）
➢ 通过收缩腘绳肌（7）和踝关节屈肌（3）的摆动腿后移位。
➢ 由髂腰肌（1）屈髋。

迈步中期（图6-44）

➢ 收缩（1和5），松弛（3）。

➢ 股四头肌（5）收缩引起的膝关节伸展。

➢ 趾伸肌收缩抬高足趾（10）。

迈步末期（图6-45）

➢ 开始新的循环（1、5和3）。

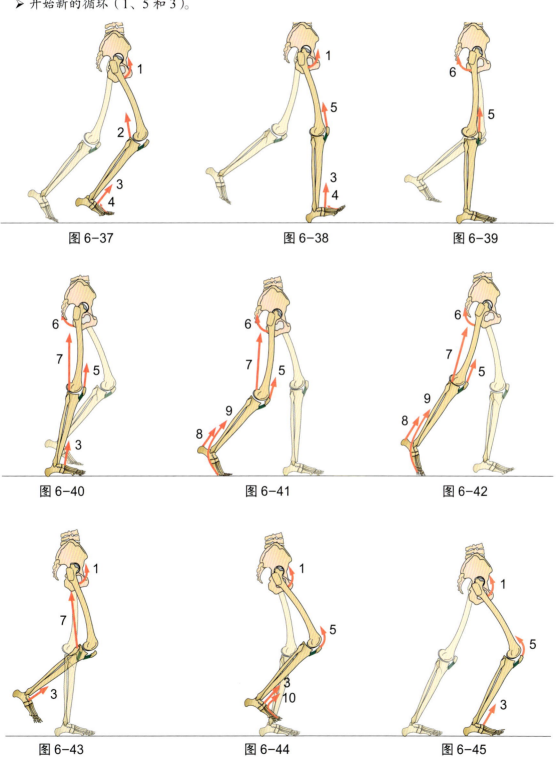

图6-37　　　　　　　　图6-38　　　　　　　　图6-39

图6-40　　　　　　　　图6-41　　　　　　　　图6-42

图6-43　　　　　　　　图6-44　　　　　　　　图6-45

跑步时肌肉的协调运动

认为所有这些肌肉都是自己工作而没有协调的想法是错误的。事实上，他们按照非常精确的运动蓝图工作，这些蓝图是在神经系统的控制下，特别是小脑（协调中心）的控制下，结合了对抗 – 协同作用和协同作用形成了肌肉链。

这些肌肉链在功能上非常重要，例如，在推进阶段控制下肢的延伸（图 6-46，比赛开始）。这个链条突出了双关节肌肉的用途，即股直肌 R 和比目鱼肌 T。它们对远端关节的作用取决于近端关节的位置，这决定了它们的预张力状态。在这里所示的情况下，当臀大肌 G 伸展髋关节时，股直肌同时收缩，从而增强伸膝作用。反过来，当股直肌伸展膝盖时，腓肠肌收缩，从而增强比目鱼肌在伸展踝关节和最大化推动力方面的力量。

总而言之，臀大肌的部分力量首先转移到股直肌，然后通过股直肌转移到比目鱼肌。这个系统具有很高的机械优势，因为根据肌肉力量受肌肉重量决定的原则，臀大肌，身体中最有力的肌肉，位于肢体的根部，即接近身体的重心。这样好处是使其局部重心更接近根部，降低了下肢的整体力矩，从而提高肌肉的效率。

行走并不总是像上一页所描述的那样，在一些军队的阅兵中使用了特殊的或刻意的行走模式，例如正步（图 6-47）。它需要非常强壮的髋关节屈肌和相当大的精力，因此不能长时间使用。

最后，还有跑步（图 6-48），它是步行的衍生动作；它的特点是失去步态周期中的双支撑相（注意影子与肢体间是分离的），并用双足腾空期代替，这也是跳跃的初始阶段。由于篇幅限制，本章没有完全涵盖步行及其衍生动作的特征。这将在接下来的几页中介绍。

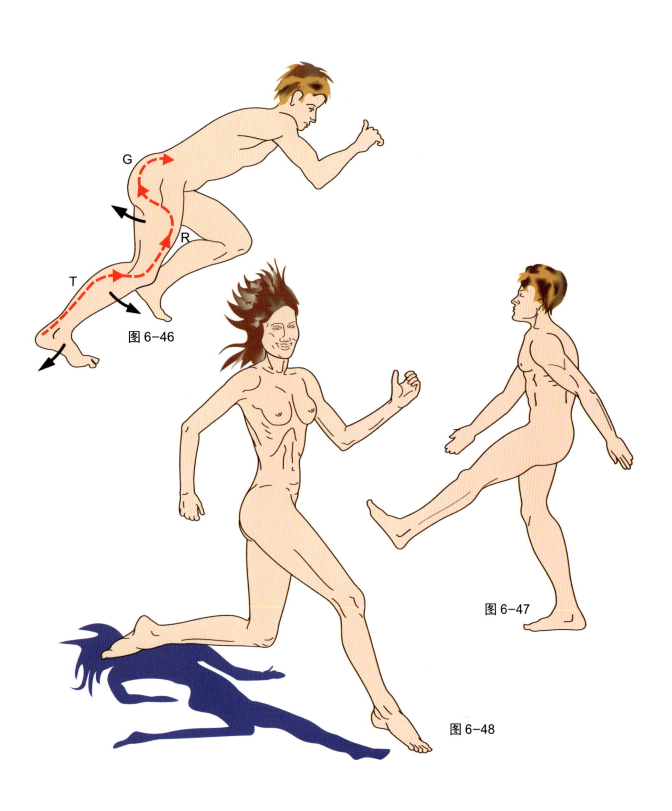

图 6-46

图 6-47

图 6-48

不同类型的步行和跳跃

走路的方式有很多，以至可以通过步态辨认出来。上肢的对角摆动对正常行走是一种无价的帮助，但是，除了神经系统疾病（如帕金森病）外，有时上肢不能参与到行走中，例如，当一个人每只手都拿着一个手提箱时（图6-49）。由于要承载的重量和失去上肢摆动，行走变得加倍困难。男人和女人在走路时设法找到了许多方法来恢复他们的手的使用：例如，通过把他们的东西放在他们的头上（图6-50）——这在非洲非常常见——这需要很强的平衡感，同时也赋予了她们女王的风度。而且也锻炼出了非常强健颈部肌肉组织。

一个人可以把一个包裹顶在头上，但是肯定不能把一个孩子顶在头上。为了避免抱孩子，小孩子的母亲可以把孩子放在胸前的背带上（图6-51）；这可以让上肢自由摆动，但这仍会妨碍工作。在工作时，母亲可以在不同类型的背带的帮助下背着孩子，甚至可以使用一块布灵巧的包裹起来（图6-52），就像非洲妇女，她们可以在田里工作，而她们的婴儿也可以享受母亲身体的摇摆运动。

正常的步行可以变成竞走（图6-53，长距离竞走）。它必须保持双支撑相，以避免失去资格，因为双支撑相的缺失意味着你在跑步而不是竞走。当一个人跑步时（图6-54），双支撑相消失，取而代之的是一段时间的双足腾空期。这在图片中看得很清楚，在图中可以看到一个跑步者在他摆动的肢体上着地。

在跳跃过程中需要这种无支撑的运动，图片（图6-55）显示了使用Forsbury翻转的跳高运动员，这已成为标准技术，因为它可以使身体的重心移动到横杆上方，同时需要及时抬起双脚以避免勾到横杆。为了跳过撑竿跳中过高的横杆（图6-58），运动员不仅必须持着竿快速奔跑以获得动力，而且还必须用上肢将自己倒立在杆子上，以便使重心抬起到横杆上方。

上肢在跳远中也很有用（图6-56）。当它们迅速上升时，它们的动量会增加向上的推力，向上的推力与向前的推力相结合，以产生可能最长的抛物线轨迹（图5-59）。在着陆时，当四肢向前推以降低跳跃运动员的重心（图6-57），身体向前弯曲，臀部着地，着地位置即为跳跃的长度。因此，双手不能拖在运动员的后面，以免影响成绩。

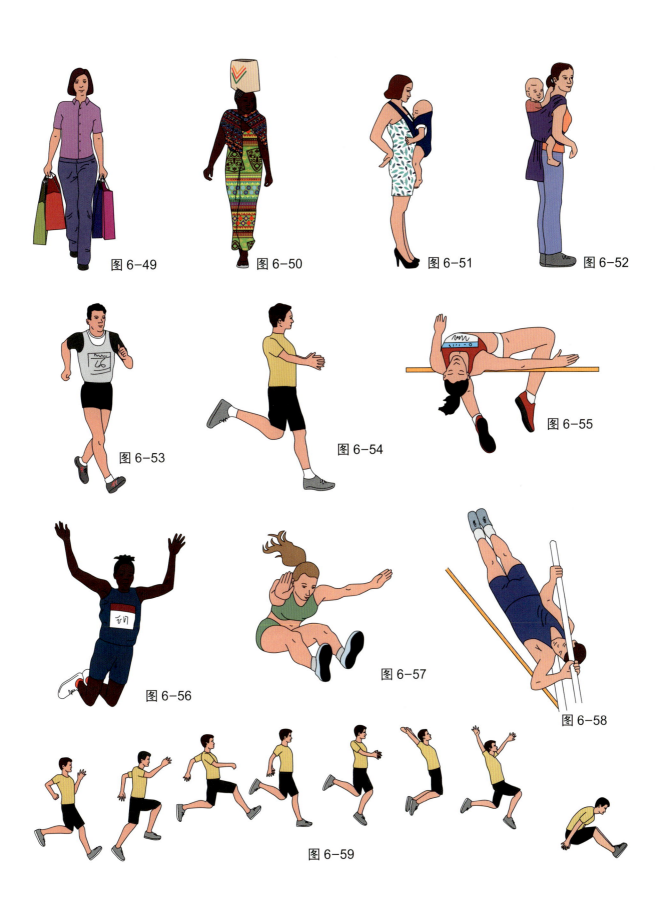

图 6-49

图 6-50

图 6-51

图 6-52

图 6-53

图 6-54

图 6-55

图 6-56

图 6-57

图 6-58

图 6-59

军事行进和舞蹈

普通公民走路的方式和士兵在公共场合走路的方式有很大的不同。这许多步行方式首先取决于两个因素。

● 节奏，不同部队节奏不同，例如，"山地步兵"的快行军或慢行军，就像拿破仑卫队的"领事进行曲"或在旧奥斯曼帝国非常流行的贾尼萨里人的"极其缓慢"的进行曲一样。

● 阅兵式中所有士兵基本动作的同步。为了一个完美的表演，每一排的动作必须是同步的，这样任何观看一排的人都必须看到那一排的所有士兵在第一个士兵之后"消失"。队列中的每排士兵必须同步。一些国家以精准和协调的阅兵式而闻名。

必须认识到，军事音乐使完成这两项任务变得容易得多，它激动人心的双倍节奏就像一个节拍器。

正常的行走（图6-60），与通常的上肢摆动，当然是最常用的前进方式，也是最不累的。执行巡逻任务的士兵可以使用这种方式（图6-61），尽管如此，士兵还是用手持枪。在一些更具战斗性的行进中（图6-62），需要随时拿着枪，这就阻碍了手臂的摆动，从而使行走更加疲惫。在步入战场的士兵列队中（图6-63），每个士兵都将装备放在背包里，把枪挂在肩上，这样就可以让他的上臂自由摆动，使行走变得容易得多。

也有某些地方的正式阅兵（图6-64），其中枪由右手携带在躯干前面，只有左臂能够摆动。在一些国家，手臂的摆动动作被加强（图6-65，非常优雅的中国女兵），甚至需要"强调"（图6-66，非洲士兵）。最后，在所谓的"独裁主义"国家，军队行走中必须保持正步（图6-67），即迈步时屈髋80°并伸直下肢。这种行走需要士兵付出很大的努力。

与动物形成对比的是，除了语言、诗歌、数学和音乐（根据Rabelais的说法，笑不能包括在内），人类是唯一能够用脚做除走路以外的事情的物种，即跳舞。所谓的文明人都熟悉社交舞蹈（图6-68），它以一种好玩的方式，实际上是一种诱惑的展示。古典舞蹈与众不同（图6-69），它以其复杂而优美的动作和态度，被描述为人类生物力学的诗歌或身体表达出的心语。这确实是"伟大的主"（用基督教的话来说）给予我们的一种极大的特权。

但是，为了结束这个故事，让我们以所谓的正常行走的方式回到地球，对于我们中的一些人来说，还需要退化到四足行走状态，就像在北欧行走一样（图6-70）。它来自于越野滑雪，使用提供额外推力的长杆进行行走。这种行走，仍然是一种对角序列的步态，现在非常时尚，根据它的粉丝们的说法，由于使用了肩带，它代表了最完整的运动形式。它唯一的缺点是使狮身人面像之谜过时，在这个谜语中，神话中的动物晚上用"三只脚"行走。

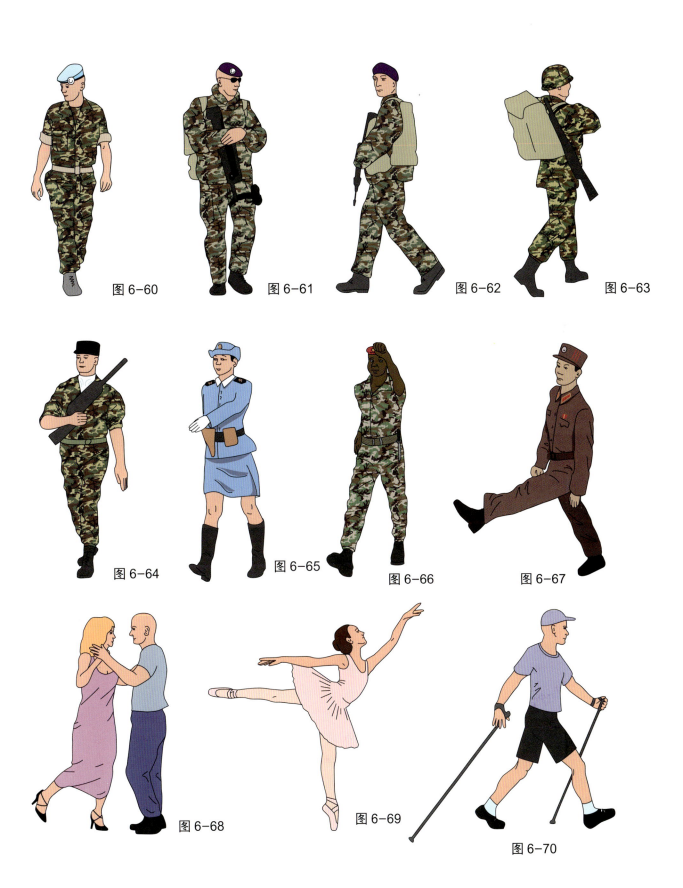

图 6-60　　　　　　　　图 6-61　　　　　　　　图 6-62　　　　　　　　图 6-63

图 6-64　　　　　　　　图 6-65　　　　　　　　图 6-66　　　　　　　　图 6-67

图 6-68　　　　　　　　图 6-69　　　　　　　　图 6-70

行走即自由

　　行走是我们的第一项自由，也是我们独立的必要条件：这样我们就可以逃脱危险，去找给我们食物和饮料的人，爬山，穿越浩瀚的世界，接近其他人。

　　这种以高昂的代价获得的自由，可能在一生中因神经系统损伤、基本协调运动丧失、神经传导中断、脊髓损伤、肌病性肌功能不足、炎症或退行性关节炎或只是在严重创伤后导致关节活动度下降或丧失而丧失。

　　有时经过漫长而艰难的康复后，我们可以再次学习如何走路。在某些情况下，损伤是不可恢复的，但我们可以以某种方式如使用拐杖行走，这是一种可以使人暂时恢复行走平衡的外部假肢，即第三条腿（见狮身人面像之谜，第 262 页）。然而，通常情况下，这根拐杖意味着我们的自主性的丧失。

　　一旦行走的自由受到损害，一个人可能会被判坐在扶手椅上，轮椅上，甚至更糟糕的是，在床上结束一生。

　　走路没有困难的人至少应该意识到这种自由，让他们奔跑、跳跃、跳舞的那种自由——简而言之，尽情享受生活！

　　右侧展示的为米开朗基罗的绘图（图 6-71）。

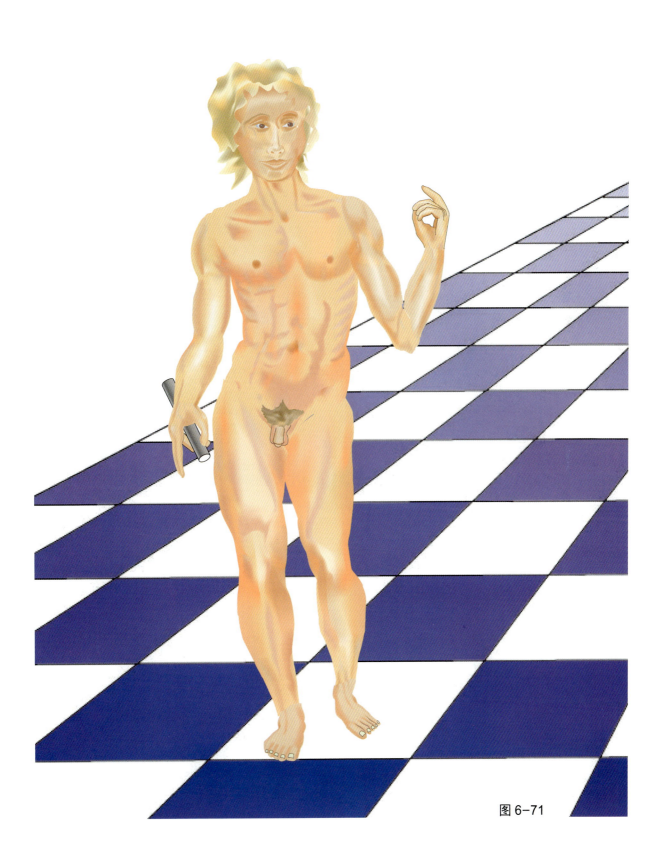

图 6-71

附　录

Appendices

杨敏之　郭人文　译

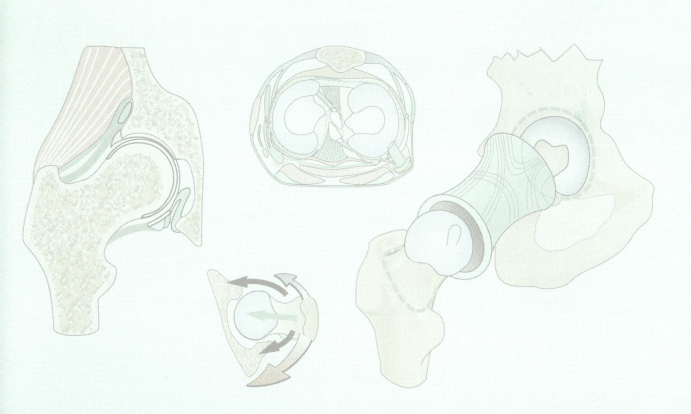

下肢神经

腰骶神经丛及其分支延生下肢的神经详细显示在"下肢神经的汇总"（附图 A-1）中，该表易于阅读。每一块肌肉都是根据国际解剖学术语命名的。这些神经的来源和它们间的交汇情况很多，但总的来说，很容易识别每一条主要神经干的功能和支配区域。

腰丛

它为下肢根部的肌肉提供运动神经。它的三个根（L_2-L_4）产生两个主要的神经干：股神经和闭孔神经。

股神经

支配几乎所有的骨盆肌肉，特别是大腿前的肌肉，即股四头肌，缝匠肌和其中一个内收肌，即长收肌。因此，它是伸膝的神经。它还产生了一个非常长的感觉神经，即隐神经，它支配下肢的前内表面直到足部。

闭孔神经

它支配一块骨盆肌肉，即闭孔外肌，但它是内收肌的主要运动神经，因此它是用于内收的神经。它还包含大腿内侧表面的感觉神经。

骶神经丛

它由三个上层骶神经根和腰丛腰骶干（由 L_4 和 L_5 的根形成）组成。它把运动神经送到骨盆肌肉，特别是臀肌。它在大腿后表面形成两条大神经干：股后侧皮神经和坐骨神经：

股后侧皮神经

它是支配骨盆肌肉的运动神经，特别是臀大肌；因此它是大腿伸展的神经。它还包含来自大腿后表面和腿上半部分的感觉纤维。

坐骨神经

它支配大腿后表面的肌肉，因此它是膝关节屈曲的神经。它还将神经发送到大腿的前侧，使其成为内收的贡献者。它在远端分成两大分支，胫神经和腓总神经。

- 胫神经向腿部后部的肌肉发出运动支，因此是踝关节伸展和足趾屈曲的神经。然后它分为两个终末分支，即足底内侧神经和足底外侧神经，这两个分支共同支配足趾的足底屈肌和内收外展肌，并携带来自足底的感觉神经。它还产生腓肠神经，它为腿部后方和脚底的感觉纤维提供支持。

- 腓总神经发出运动支至小腿前和外侧的肌肉，即第三腓骨肌。因此，它支配踝关节的屈曲和外展运动，也支配足趾的伸展。它终止于趾短伸肌，这是足背的唯一肌肉。它支配来自腿部前侧表面和足背的感觉神经。

下肢神经概要表

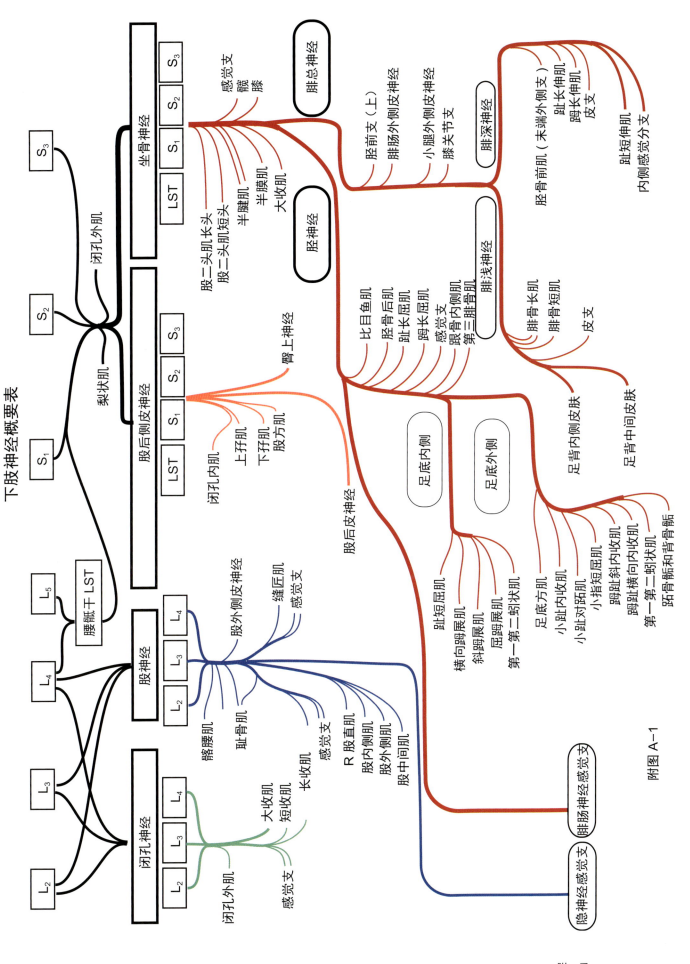

附图 A-1

下肢感觉器

感觉器形成不规则的斑块，沿着整个下肢分布，见前视图（附图 B-1）和后视图（附图 B-2）。

大腿外侧皮神经是股神经的分支，支配大腿外侧表面。

髂腹下神经是腰丛（L_1）的侧支，向髂前上棘附近的一小块皮肤（2）发出感觉神经；髂腹股沟神经支配大腿内侧靠近生殖器官的上部的感觉。

臀部（3）由大腿后皮神经的下皮神经分支支配。

大腿（4）的前表面由股中间皮神经支配。

生殖股神经（5）支配股三角。

大腿的内侧表面（6）由大腿的内侧皮神经支配，它是股神经的分支。

大腿的外侧表面（1）由股外侧皮神经支配，它是腰丛的一个分支。

膝关节的内侧表面（7）接收来自闭孔神经和隐神经的髌下支（股神经的一个分支）的感觉纤维。腿的外侧表面（8）接收来自腓肠外侧皮神经和腓肠神经的感觉纤维，腓肠神经是腓神经的分支。

大腿和膝盖的前内侧表面和腿部的内侧表面（9）由隐神经支配，隐神经是股神经的一个分支。

脚的背表面（10）接收来自肌皮神经（腓神经的分支）的感觉纤维；其外侧边界（11）来自腓肠神经的终支和足底，以及足趾的远端指骨（12）来自足底神经（胫神经的终支）（足底神经的末梢分支）；这是一个非常有趣的临床观察，跗趾和第二足趾（1）之间间隙的背侧是由腓深神经末梢纤维的末端纤维支配的，因此在这个非常有限的区域内的感觉丧失表明该神经的损伤，例如，由于大腿前方受到压迫。

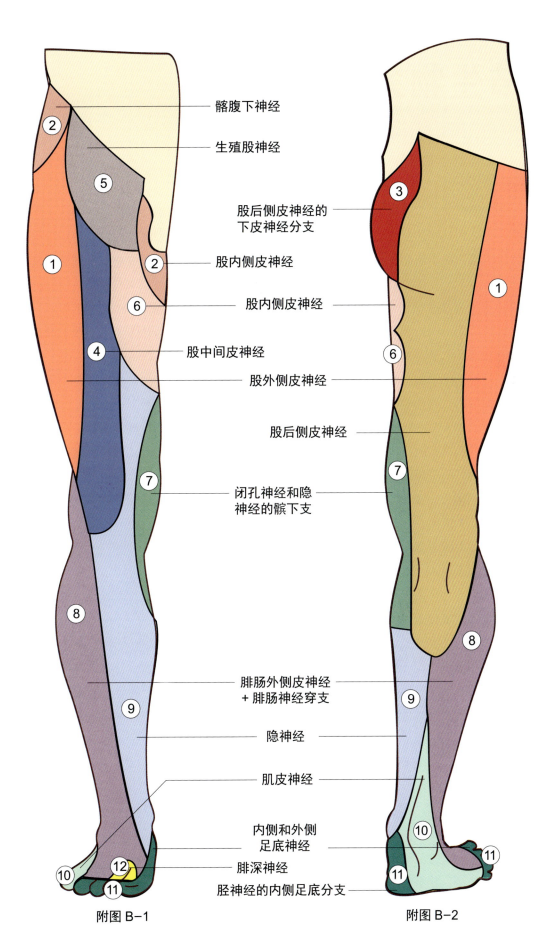

髂腹下神经

生殖股神经

股后侧皮神经的
下皮神经分支

股内侧皮神经

股内侧皮神经

股中间皮神经

股外侧皮神经

股后侧皮神经

闭孔神经和隐
神经的髌下支

腓肠外侧皮神经
+ 腓肠神经穿支

隐神经

肌皮神经

内侧和外侧
足底神经

腓深神经

胫神经的内侧足底分支

附图 B-1

附图 B-2

关节生物力学模型

推荐

为什么我们需要关节生物力学模型？这是因为这些需要有足够耐心的读者的仔细关注的手工制作的模型，是名副其实的三维图解，提供了对关节如何工作的直观理解。此外，它们是可以用于教学的装置，可以让学生组装，也可以用于演示。它们这些致力于运动系统功能解剖学的著作的原创性贡献。

如果你想组装这些模型中的一个，你必须首先把图纸转绘到一张 1mm 厚的纸板上，否则，转移到一个厚的（用于印刷和绘画的）优质纸板上。最简单的解决方法是将从书上取下的模型的每一页直接粘在纸板上，但这应该避免这么做，因为这样毁了你的书，如果你犯了错误，你将无法弥补。因此，最好是在纸板上粘上一份有需要的那一页的复印件。最好的解决办法是用复写纸在纸板上画出一张图解的，这样做的好处是避免了以后使用胶粘贴纸张。最后，一个有用的解决方案是做一个放大的复印件（A3 格式），它允许你制作更大的模型。如果您严格遵循图解上提供的说明和安装说明，组装这些模型就很容易。在阅读所有说明之前，不要开始剪纸。如果你犯了一个错误，你可以把它转移到另一张相同厚度的纸板上，然后重新开始。

当首先用剃须刀、工艺刀或手术刀将硬纸板在折痕的外部轻轻切到纸板厚度的 1/4，使折痕清晰而规则。因此，请谨慎注意纸板的折叠方式，如下所示。

- 虚线标记的折叠线必须在纸板的正面切割，并在背面折叠（比如，正面是印刷纸张的一面，背面是空白的一面）。

- 由点线交替标记的折叠线必须在背面切割，并向正面折叠。要在正面标记这些线，在折叠线的两端各标记一根细针是很有用的。

用一种速粘的纤维素胶水将纸片黏合在一起。阴影面由虚线（不要与表示折叠的线混淆）界定，对应于纸板正面的点，用于黏合。只要有可能，要黏合在一起的两个表面都标有相同的字母。一个接一个地黏合，等到同一片上的两个黏合点完全干燥后，再在同一片上黏合其他点。

与此同时，继续粘其他部件上的斑点。当胶水变干时，用松紧带把碎片绑在木板上，或者用针在折叠处做标记来固定纸片。

在模型 5 中，代表关节铰链的褶皱必须没有任何切口（或只有浅切口），以防止使用中的磨损。

您还需要以下材料：

- 厚纸板（1mm 厚），用于加固某些部件或用作底座（适用于模型 1 和模型 3）。
- 最小的纸质紧固件（适用于模型 3），可从文具店购买。
- 用于袜子贴边的细弹性线；这些可以从小百货获得。
- 粗线或细绳，甚至更好的编织绳来代表肌腱。

建造模型

模型 1：说明膝盖的交叉和副韧带的作用

这个模型让你明白交叉韧带和侧副韧带在某些运动中是如何被选择性地拉伸的（第 125 页），并特别解释股骨髁在屈曲－伸展运动中是如何在胫骨关节面上被"拉回"的。

组件（钢板 1）

在你切下任何一片之前，最好将模型的两片（附图 C–1），即股骨横截面 A 和胫骨横截面 B，转移到厚纸板（1mm 厚）上。然后按照装配说明，放置不同颜色的松紧带，如果可能的话，与两个交叉韧带和内侧副韧带相对应。要做到这一点，拿三根橡皮筋，每根都剪成一股。在这些线的一端打一个结，然后从后向前穿过胫骨横截面上的孔，这样结就在后面了。接下来，将胫骨横截面黏合到一张结实的矩形纸板上（见组装说明，附图 C–2）。如果那些结妨碍黏合，稍微给纸板挖孔来容纳它们。

然后将每个橡皮筋从股骨的横截面的相应孔从前到后穿过：

- 前交叉韧带从 a 穿到 b。
- 后交叉韧带从 c 穿到 d。
- 内侧副韧带从 e 穿至 f。

活动

前交叉韧带在屈曲过程中伸长（红箭），在橡皮筋上感觉到张力。为了使韧带保持相同的长度，必须将髁向前拉回。这种运动对应于前交叉韧带对股骨髁的拉回。

同样，从屈曲位置开始，后交叉韧带在伸直过程中伸长（蓝箭）。为了恢复其初始长度，股骨髁必须向后拉。这相当于后交叉韧带的后拉运动。通过使股骨髁在胫骨关节面上滚动和滑动，你可以看到韧带在伸直时比弯曲时拉伸得更远。

模型 2：显示膝关节前后稳定性的关节面板

（图 4–185，第 125 页）

这个模型（附图 C–3）让你了解交叉韧带如何阻止任何前后滑动，而不阻止膝关节的屈曲伸直。

组装（板 1）

- 切出两个矩形 A 和 B（板 I）。
- 从一块较硬的纸板上切出另外两个矩形，它们的尺寸与 A 和 B 完全相同。
- 从一张普通纸上，沿纸的全长切成 1cm 宽的三小条（A4 格式）。
- 按照组装说明（附图 C–4），将每个纸带的一端粘在阴影区域 a、b 和 c 上，确保纸带严格平行于矩形的较长边（步骤 a）。
- 在矩形 A 的顶部和已经胶合的三个纸条的末端上，从坚固的硬纸板上粘贴一个矩形，硬纸板必须准确覆盖矩形 A。
- 将此组合放到桌子上（步骤 b），底部为硬纸板矩形，然后将其折叠在矩形 A 上，确保三个纸条彼此平行且与矩形 A 的长边保持平行。
- 然后将矩形 B 放在顶部，正面朝上，阴影区域 a′ 覆盖在中间纸条的自由端。
- 将三个纸带的自由端折叠在矩形 B 上，以便它们可以粘到区域 a′、b′ 和 c′ 上。这三个矩形必须相互压在一起。

● 在矩形 B 的顶部，粘上第二个矩形厚纸板（步骤 c），用力拉三个纸带，在这个组件的顶部放置一个重物，等待胶水完全干透。

● 最后，切断（步骤 d）任何伸出的纸条。在该组件中，与交叉韧带相对应，交叉韧带相对应的纸带在空间中相互交叉，这样，由于这些纸带中产生的张力，矩形不能被垂直拉开。

活动

使用该模型，您可以验证（附图 C-5）不可能使任何一个矩形在长度方向上滑过另一个矩形（a）。另一方面，如果您只拿起上面的矩形并将其摆动到一边或另一边，它将围绕位于组件（b）的一个短边以及组件（c）的另一个短边的铰链旋转。这两块矩形看起来并没有粘在一起，但是它们的末端是相互连接的。

股骨髁和胫骨关节表面类似地布置，除了对应于交叉韧带的纸带长度不相等并且没有固定到长度接近的基底部。因此，旋转不仅发生在两个轴周围，还发生在沿着股骨髁的曲线排列的一系列轴周围，如下一个模型的所示。

模型 3：滑车沟和股骨髁轮廓的决定因素的实验演示

利用这个模型（第 87 页，图 2-54 和图 2-55），你可以自己描绘股骨髁和滑车的轮廓，从而说明韧带在决定关节面形状中的作用。

组件（板 2）

● 剪下这个模型的不同部分：

➢ 胫骨平台。

➢ 被称为股骨基部 B 的部分，它将位于甲板 C 的顶部。

➢ 将在其上绘制轮廓的矩形平台。已经画出了两条粗线，对应于关节轮廓和股骨干之间的连接部位，这将在后面画出。

➢ 髌骨通过髌骨韧带向下延伸。

➢ 髌骨支持带（PR）。

➢ 前交叉韧带（ACL）。

➢ 后交叉韧带（PCL）。

➢ 用于装配所需的三个厚圆盘的三个厚纸带。

● 手风琴式折叠这些纸条带，制成"垫圈"，然后一步钻孔穿过所有六层（不容易！）。

● 在 PCL 的每一端，在刺穿孔 3 和 4 之前，制作两条折叠线。

● 在其他零件上的指定位置钻孔。

组件（板 3）

使用文具店提供的最小的纸铆钉来组装模型（附图 C-6）。

每个零件上的孔都被编号为相互对应。按照数字顺序匹配这些孔，重新调整以在孔 5、6 和 7 之间插入垫圈。最后，在孔 8 和孔 9 处，将股骨基座 B 固定到阴影盖板 C 上。你将会注意到，为了使模型正常工作，您必须在垫圈 4 上刻出一个凹痕（箭头 p），但不使 PCL 本身凹陷。

活动

这个模型现在可以使用了（附图 C-7）。

从延伸位置开始，由于孔 4 垫圈上的凹痕，胫骨平台被尽可能向左拉，逐渐向右移动（红色箭头），在每个位置，用铅笔标出髌骨的后轮廓和胫骨平台的上轮廓。

当胫骨平台向右移动时，你可以看到它的上表面跟随股骨髁的曲率，同时髌骨的后表面和后上角跟随着滑车的轮廓（附图 C-8）。如果模型已经组装完好，这两条曲线将已经在纸板上画出的两条粗线连接起来，滑车的曲线与髁的曲线也是连着的。

该实验还证明，在由交叉韧带的相对长度和排列以及髌骨的韧带连接所限定的机械系统内，股骨髁和滑车的轮廓分别对应于胫骨平台和髌骨的连续位置的包络曲线。通过改变这个机械组件的一个或多个部件，可以很容易地生成其他轮廓。

模型 4：脚的模型

这个模型是本书第一版中模型的简化版本。它更容易构建，并且允许你进行几乎相同的实验。

建造模型 4（板 4）

● 剪下模型的以下部分：

➢ 腿 A，其铰接段在底端对应于脚踝的万向接口；你必须用手术刀或手工刀小心地切开两个口子。

➢ 中间件 B 对应于前跗骨。

➢ C 对应于跟骨。

➢ D 对应于跟骨稳定器。

➢ 脚的五线，编号为 I～V。

● 为增加 A 形支腿部件的刚度，你可以沿着它的两个边缘粘贴两个彼此平行的类似的纸板带。

组件（板 5）

放大视图（附图 C-9）显示了各种零件的布置和相互锁定：

● 脚部件 A 具有三个折叠，分别沿 x，y 和 z 方向（附图 C-10）；在组装好的模型中，这些折痕在组装后的模型中将与脚踝的 x 轴和 Henke 的 z 轴一起对应于脚踝的"异动力万向接头"。

● 通过插入跟骨片 C，即通过将两个舌状突起滑入适当的狭缝中，并用穿过突起孔的开口销固定它们，使组件变得坚硬。对于开口销，你可以用牙签或火柴棍。

● 用跟骨稳定器 D 完成跟骨片 C，使其切口滑入相应的跟骨切口中，使 D 边缘与 C 的边缘齐平。

● 在脚的顶侧切一小段切口，将折翼朝彼此折叠并将其粘在一起，以形成脚的五条线（附图 C-11）。等到胶水牢固后再继续。

● 将每条线粘到代表前跗骨的中间块 B 的相应投影上，确保它们有适当的间距和适当的倾斜度，如块 B 所示。该块的前面已经在每个投影的底部有一个切口，以对应距骨的屈曲 - 伸展轴。

● 当由块 B 和五条线组成的组件是实心的时候，你可以将它黏合到腿部块 T 部分的上表面，以将跗骨连接到距骨。

该模型现已完成，但是您尚未借助拉紧器来稳定装配，这对于确保至少将脚放在水平面上时是稳定的至关重要。

弹性拉紧器最好以缝制中使用的弹性线为代表。你可以使用手术刀或手工刀将其卡在纸板上形成的细缝中，从而轻松地将其固定在纸板上。

在模型上（附图 C-9），这五个狭缝用红色小箭头标出。

在前内侧视图（附图 C-12）、内侧视图（附图 C-13）或外侧视图（附图 C-14）中，你可以看到这些弹性线是如何排列以模拟肌肉的平衡张力的：

- 第一条线和跟骨之间的蓝线模拟形成足前弓的肌肉。你可以很容易地控制它附着在跟骨上的张力。

- 红线从跗骨通过腿部延伸至跟骨结节，形成三角形。它模拟脚踝屈肌和伸肌之间的平衡。你可以控制这条线的张力平衡，在腿部的缝隙处。

在耐心地反复尝试为这些线找到合适的张力后，你会得到一个在水平面上保持平衡的模型；这是期待已久的奇迹！然后，你可以使模型占据脚相对于腿的所有位置，特别是脚掌的外翻（附图 C-15）和内翻（附图 C-16），由于踝关节具有万向关节异动特性，很容易看出它们优先出现在某些方向。你可以通过垂直跟骨来模拟高足弓（附图 C-17），也可以通过引起内侧足弓塌陷和跟骨外翻来模拟扁平足（附图 C-18）。

板 1

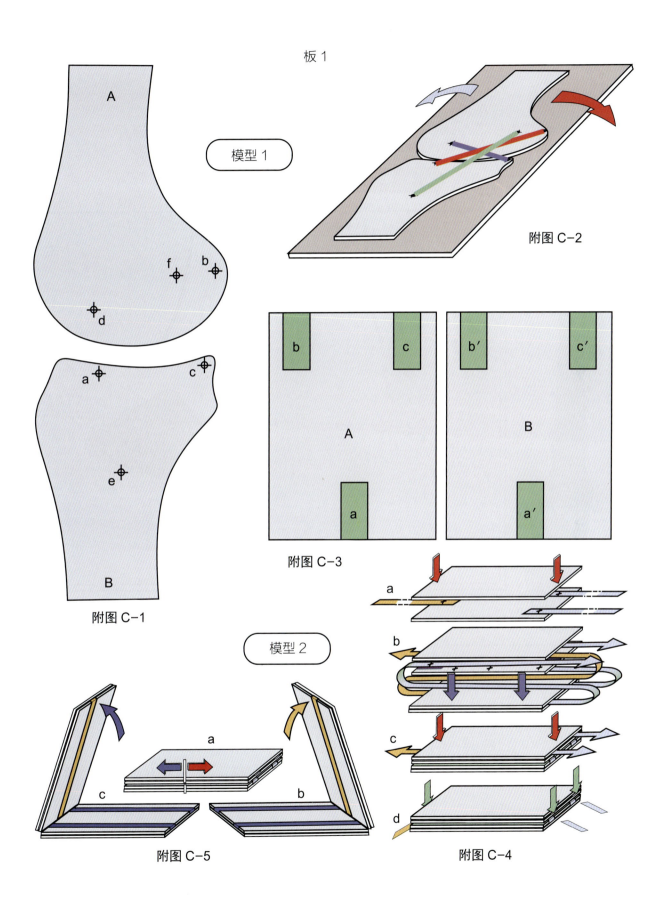

模型 1

附图 C-2

附图 C-3

附图 C-1

模型 2

附图 C-5

附图 C-4

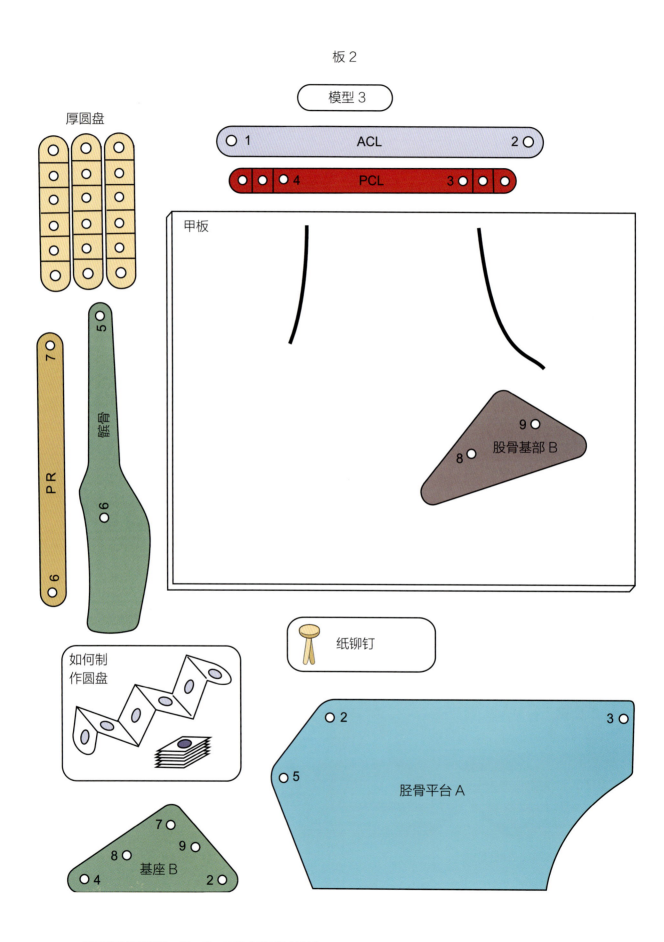

板 2

模型 3

厚圆盘

1 ACL 2

4 PCL 3

甲板

股骨基部 B
9
8

5

7
PR

髌骨

6

6

纸铆钉

如何制
作圆盘

胫骨平台 A
2 3
5

基座 B
7
8 9
4 2

板 3

模型 3

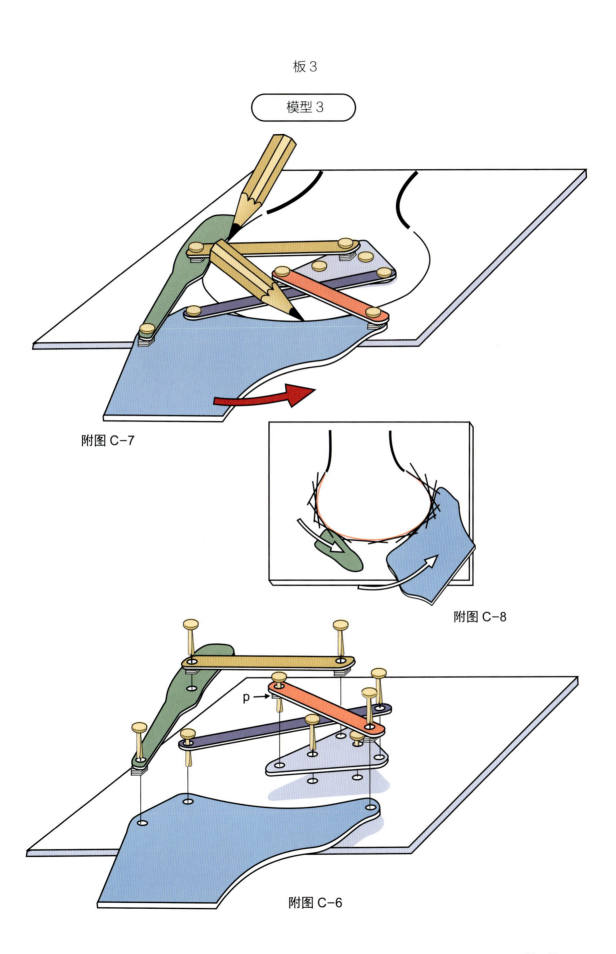

附图 C-7

附图 C-8

p →

附图 C-6

模型 4

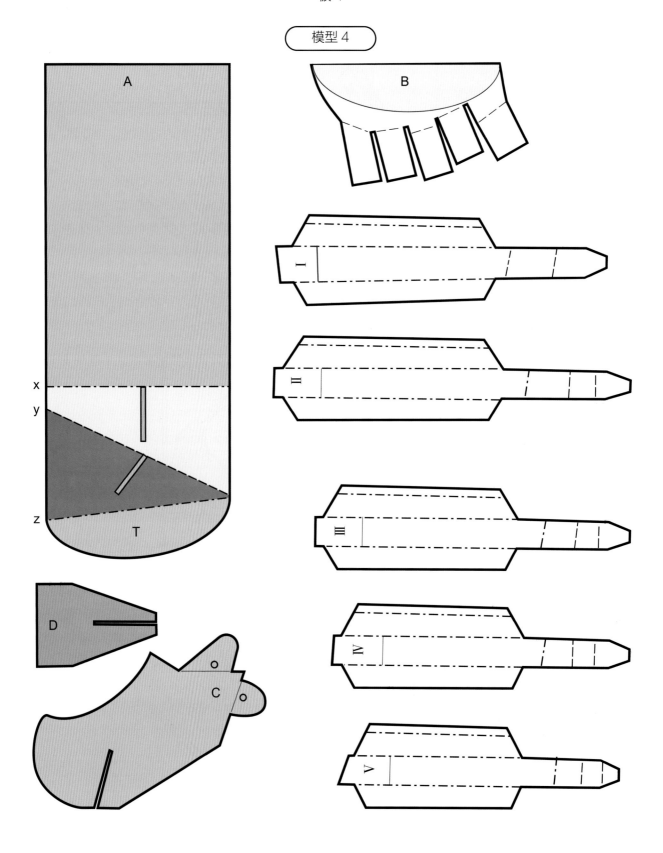

板 5

模型 4

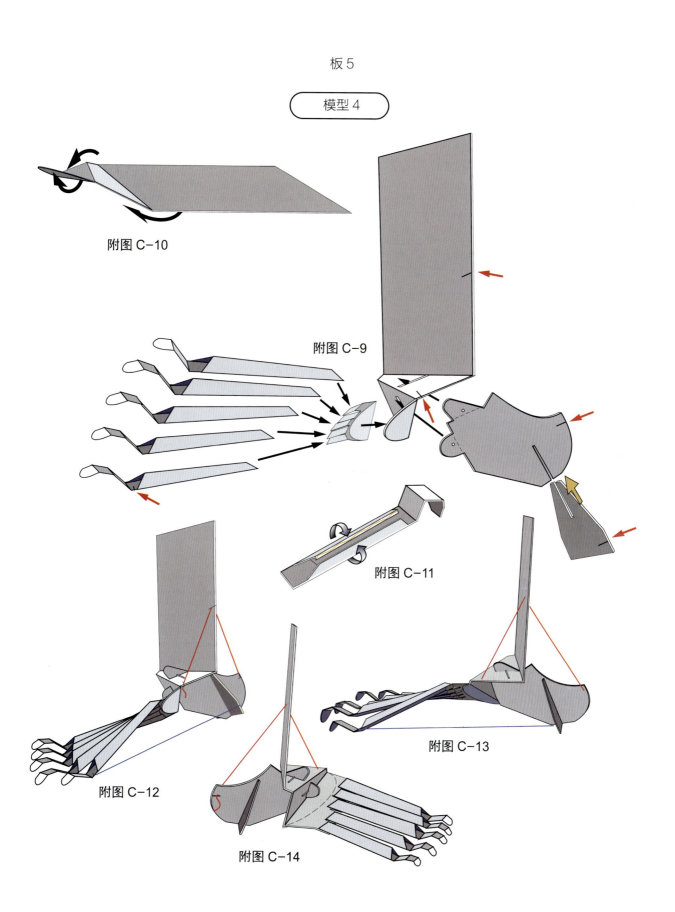

附图 C-10

附图 C-9

附图 C-11

附图 C-12

附图 C-14

附图 C-13

板 6

模型 4

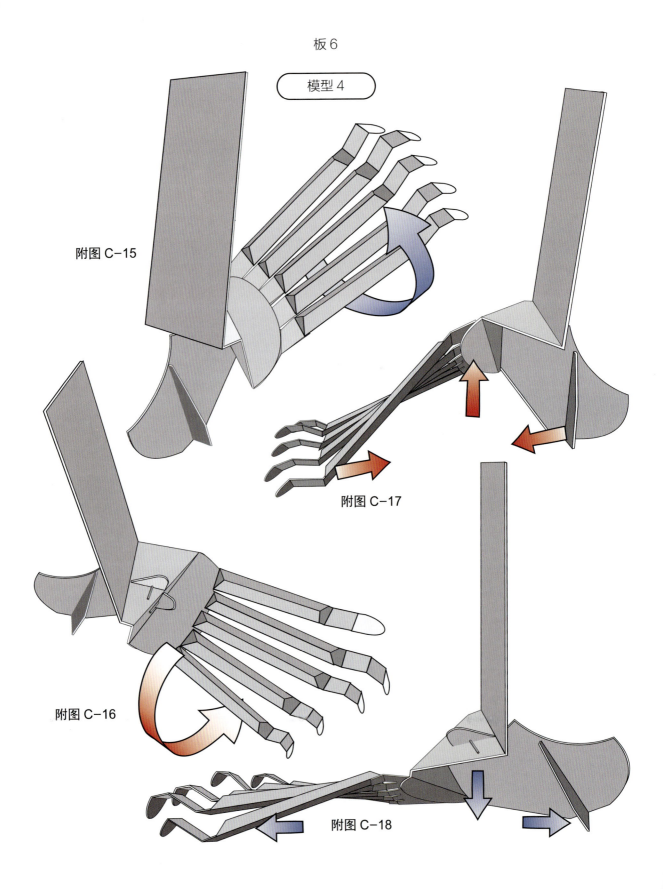

附图 C-15

附图 C-17

附图 C-16

附图 C-18